中国科学院教材建设专家委员会规划教材
全国医学高等专科教育案例版规划教材

供高职高专护理类专业使用

# 儿科护理学

主　编　李素玲　谢玲莉

副主编　李跃成　林　慧

编　者　（按姓氏汉语拼音排序）

陈　丽（南昌大学抚州医学分院）

桂小华（南昌大学第五附属医院）

何晓秋（惠州卫生职业技术学院）

花响玲（南昌大学第五附属医院）

李素玲（南昌大学抚州医学分院）

李彦丽（滨州职业学院）

李跃成（运城护理职业学院）

林　慧（江西医学高等专科学校）

曲桂玉（潍坊医学院）

谢玲莉（长沙卫生职业学院）

薛格艳（运城护理职业学院）

U0234809

科学出版社

北　京

## 内 容 简 介

儿科护理学是护理专业的核心课程,也是全国护士执业资格考试的重点科目之一。全书共18章,内容包括儿科护理的特征和研究范围、小儿生长发育、儿童保健、疾病预防、疾病护理及常用儿科护理技术操作等。每章尾有要点总结与考点提示及复习思考题。章节后的要点总结与考点提示将护士执业资格考试的知识点进行提炼,便于学生掌握知识要点,提高学习效率;边学边练,每一章节后的复习思考题紧扣护士执业考试大纲,较为全面地覆盖知识点与考点,并与护士执业考试题型相一致,学、练互动,提高学生护士执业资格考试的应试能力。

本教材适于高专、高职护理、涉外护理、助产等专业使用,也可作为儿科临床护理人员、社区育婴早教中心、幼托机构卫生保健人员的培训、参考书。

**图书在版编目(CIP)数据**

---

儿科护理学/李素玲,谢玲莉主编. —北京:科学出版社,2013.5
中国科学院教材建设专家委员会规划教材·全国医学高等专科教育案例版规划教材
ISBN 978-7-03-037142-3

Ⅰ.儿… Ⅱ.①李… ②谢… Ⅲ.儿科学-护理学-医学院校-教材
Ⅳ.R473.72
中国版本图书馆 CIP 数据核字(2013)第 049769 号

---

责任编辑:邱　波　张　艳/责任校对:刘亚琦
责任印制:赵　博/封面设计:范璧合

科　学　出　版　社 出版
北京东黄城根北街 16 号
邮政编码:100717
http://www.sciencep.com

保定市中画美凯印刷有限公司 印刷
科学出版社发行　各地新华书店经销
*
2013 年 5 月第一版　　开本:787×1092　1/16
2016 年 6 月第七次印刷　　印张:17
字数:403 000
定价:42.00 元
(如有印装质量问题,我社负责调换)

# 前　言

为了贯彻教育部高职高专的教学改革精神,适应护士执业资格考试新大纲的要求,科学出版社组织编写了这套供高职高专学生使用的护理教材,《儿科护理学》为其中之一。本教材继续坚持"三基五性"的原则,以培养适应市场需要的技能型高素质的儿科护理专门人才为目的,本着"必需、够用、精简、保质"的基本要求,从整体出发,重点突出核心内容,对一些与临床关系不大或与其他科目相互重复的知识进行了必要的调整,增补新技术、新内容,适当反映学科的新进展,目的是在提高学生综合素质和临床实践能力的同时,便于通过全国统一的护士执业资格考试。

本书的编写采用科学出版社案例版全新教材编写模式,以个案情景导入课程内容,对重点疾病采用典型案例引入,提出问题,引导学生建立临床思维,培养学生的临床观察、分析、判断问题和解决问题的能力,寓实践于课堂理论教学,全面提高学生临床思维能力与实践能力,弥补传统教学之缺憾,致力于培养实用型、技能型护理人才。

为利于学生复习、自学,每章尾有要点总结与考点提示及复习思考题。学、练互动,力求实现学历证书和执业资格证书的双证通融。

为了使教学与临床实践相结合,在编写队伍中增加了医院护士长及临床一线儿科护理工作者,使教材与临床零距离对接。

本书编写过程中得到科学出版社、各参编院校领导和同仁的帮助与支持,在此致以诚挚的感谢!

由于编者水平有限,错误、疏漏和不足之处在所难免,恳请兄弟院校同仁及使用本教材的师生予以批评指正。

编　者
2013 年 1 月

# 目　　录

# 第1章

# 绪　　论

儿科护理学是研究小儿生长发育规律及其影响因素、儿童保健、疾病预防和护理,以促进小儿身心健康的一门专科护理学。

## 第1节　儿科护理学的任务与范围

### 一、儿科护理学的任务

儿科护理学的任务是通过研究小儿生长发育特点、小儿疾病防治特征及小儿保健规律,充分利用现代护理理论和技术,对小儿提供综合性、广泛性的护理,以促进小儿体格、智能、行为和心理等各方面的健康发展,增强小儿体质,降低发病率和死亡率,提高疾病治愈率,保障和促进小儿身心健康,提高人类整体健康素质。

### 二、儿科护理学的范围

一切涉及小儿时期健康和卫生的问题都属于儿科护理学的范围,包括正常小儿身心的保健、疾病的防治与护理。从年龄范围来说,应包括从生命开始(胎儿期)到发育成熟(青春期),即18岁以下的任何人。根据我国卫生部规定,在临床上以出生至满14周岁作为儿科临床的就诊范围。近年来,我国许多城市和地区的儿科医院开设了青春期门诊。

随着医学模式和护理模式的转变,儿科护理学的任务、范围也在不断更新和扩展。儿科护理已从单纯的疾病护理向促进小儿身心健康全面成长的方向发展;从单纯的患儿护理发展为以儿童及家庭为中心的身心整体护理;由单纯的医疗保健机构承担其任务逐渐发展为全社会都来承担儿童的预防、保健和护理工作,并与产科学、儿童心理学、社会学、教育学等多门学科有着广泛的联系。因此,儿科护理工作者应树立整体护理的理念,不断学习新理论、新知识、新技术,以适应儿科护理学的飞速发展。

## 第2节　儿科护理学的特点

儿科护理与成人护理有很多不同之处,其根本差别是儿科护理学的对象是处于不断生长发育中的小儿,在解剖、生理、病理、免疫、疾病诊治、社会心理等方面均与成人不同,且各年龄期小儿也存在差异,在学习儿科护理时绝不可将小儿视为成人的缩影。

**1. 解剖方面**　小儿体格发育处于不断变化的过程中,外观上,小儿身材大小、身体各部分的比例等与成人明显不同;组织结构上也与成人有较大差别,而且在不断变化中。判断小儿生长发育是否正常,护理人员应遵循其发展规律,正确对待小儿生长发育过程中的特殊现象,鉴别正常与病态,并将小儿生长发育规律渗透在护理工作中,如新生儿和小婴儿头相对较重,颈部肌肉和颈椎发育相对滞后,抱婴儿时应注意保护头部;小儿骨骼比较柔软并富于弹性,故长期受外力影响时容易变形,应避免肢体长期负重和受压;小儿髋关节附近的韧带较松,臼窝较浅,易脱臼及损伤,护理中动作应轻柔,避免过度牵拉;小儿的皮肤、黏膜表层薄而柔嫩,容易损伤和感染,故应注意皮肤和口腔护理。

**2. 生理生化方面**　小儿年龄越小,生长发育越快,所需营养物质和液体总量相对越多,但消化系统功能尚未成熟,易出现腹泻、呕吐、营养缺乏等健康问题。婴儿代谢旺盛,液体总量占机体的比例相对较大,而肾功能尚未成熟,故比成人容易发生水、电解质紊乱。此外,不同年龄的小儿有不同的生理、生化正常值,如心率、血压、呼吸、周围血常规、体液成分等。熟悉这些生理生化特点,才能作出正确的判断和处理。

**3. 病理方面**　小儿对致病因素的反应往往与成人不同,相同致病因素在不同的年龄引起不同的病理改变。如肺炎链球菌所致的肺部感染,婴儿常发生支气管肺炎,而年长儿与成人则发生大叶性肺炎;又如维生素 D 缺乏时,婴儿易患佝偻病,而成人则患的是骨软化症。

**4. 免疫方面**　小儿皮肤、黏膜柔嫩,淋巴系统发育未成熟,体液免疫及细胞免疫都不如成人健全,防御能力差。母体 IgM 不能透过胎盘,故新生儿的 IgM 含量低,易受革兰阴性细菌感染;新生儿虽可通过胎盘从母体获得 IgG,但 6 个月后逐渐消失,其主动免疫 IgG 一般要到 6~7 岁时才能达到成人水平;婴幼儿期局部分泌型 IgA(SIgA)缺乏,易患呼吸道及胃肠道感染。

**5. 护理方面**　健康与患病小儿所需护理项目和时间都比成人多,任务重,操作要求高,在护理工作中必须针对小儿的特点采取相应的护理措施。儿童好动,住院后活动受到限制,再加上陌生的环境、各种检查与治疗带来的痛苦和不良刺激,均给患儿增加精神负担,使患儿产生不安与恐惧心理,需要护士主动关怀、多接触患儿,建立良好关系。此外,对小儿家长进行合理喂养和日常护理方面的指导,亦是儿科护理工作的一项重要内容。保证患儿安全,是儿科护理工作的一项重要原则。应根据小儿年龄特点采取一些必要的预防措施,如设床栏,防止坠床;管理好电源,避免触电意外;保管好药物,防止误饮、误食等。必要时可选用适当的约束法。另外,护士应定期、短时间地搂抱和抚摸患儿,满足其"皮肤饥饿"的需要。

**6. 疾病预后方面**　小儿患病时虽起病急、来势猛、变化多,但如诊治及时、措施得当,往往好转恢复也快。由于小儿各脏器组织修复及再生能力较强,后遗症一般较成人为少。但年幼、体弱或治疗不及时,则病情恶化快,死亡率较高,应重点守护,严密观察,积极抢救。

**7. 疾病预防方面**　绝大多数小儿疾病是可以预防的。我国开展计划免疫和加强传染病管理,已使麻疹、脊髓灰质炎、白喉、破伤风、乙型脑炎等许多小儿传染病的发病率和病死率明显下降。加强儿童保健,做好胎儿、围生期和新生儿保健,定期健康检查,科学育儿,增强小儿体质,也使营养不良、肺炎、腹泻等多发病、常见病的发病率和病死率大大下降;及早筛查和发现先天性、遗传性疾病以及视觉、听觉障碍和智力异常,并加以干预和矫治,可防止发展为严重伤残。因此,小儿的健康促进和疾病的预防已成为儿科护理的重点。

**8. 心理行为方面**　小儿时期是心理行为和个性发展的重要时期,且每个年龄阶段都有其心理发展任务,工作中,应根据不同年龄阶段小儿的心理发展特征,采用相应的护理措施,对小儿多给予良性刺激,避免恶性刺激,以促进小儿心理行为健康发展。

# 第 3 节　小儿年龄分期及各期特点

根据解剖、生理和心理特点,一般将小儿年龄分为 7 个时期。但由于小儿生长发育为一连续过程,各期之间既有区别,又有联系,因而不能截然分开,了解各年龄期特点,有利于做好小儿保健及疾病的防治,并采取相应的护理措施。

**1. 胎儿期**　从受精卵形成至胎儿娩出止为胎儿期,共 40 周。胎儿周龄称胎龄。此期的前 8 周为胚胎期,是受精卵细胞不断分裂、机体各组织器官迅速分化形成的关键时期;从第 9 周开始到出生为胎儿期,以组织与器官迅速生长和功能渐趋成熟为主要特征。胎儿期的特点是:胎儿完全依赖母体生存,孕母的健康状况、生活工作条件、营养和卫生环境以及疾病、用药等因素都直接影响胎儿的生长发育,尤其是前 8 周,若母体遭受感染或其他不利因素的作用,往往会影响到胎儿各器官的正常分化,导致各种畸形或早产,甚至流产和死胎。故此期应重视和加强孕期保健,包括:孕妇咨询、孕母营养、孕母感染性疾病的防治、高危妊娠的监测及早期处理、胎儿生长监测及一些遗传性疾病的筛查等。

**2. 新生儿期** 自出生后脐带结扎至生后足 28 天称新生儿期。此期小儿脱离母体开始独立生活,内、外环境发生了巨大变化,由于新生儿机体发育尚未成熟,对外界环境的适应能力较差,容易出现各种疾病如体温低于正常、出血、溶血、窒息、感染等,新生儿不仅发病率高,死亡率也高。故此期应加强新生儿保健,如注意保暖,合理喂养,预防感染等。

胎龄满 28 周至出生后足 7 天称围生期,又称围产期。此期包括了妊娠后期、分娩过程和新生儿早期 3 个阶段,是小儿经历巨大变化和生命受到威胁的重要时期,死亡率最高。因此,儿科和妇产科工作者必须重视优生优育,切实做好围生期保健。

**3. 婴儿期** 出生后到满 1 周岁之前为婴儿期,又称乳儿期,其中包括新生儿期。此期为小儿生长发育最迅速的时期,因而需要较高的能量和各类营养素,但其消化功能尚未完善,易发生消化功能紊乱和营养缺乏症。此外,婴儿 5～6 个月后从母体获得的抗体日渐消失,而自身免疫系统尚未完全成熟,对疾病的抵抗力较低,故易患传染病和感染性疾病。此期保健重点在提倡母乳喂养、指导合理喂养及及时添加辅食、实施计划免疫和预防各种感染。同时,良好生活习惯和心理卫生的培养可从此期开始。

**4. 幼儿期** 1 周岁后到满 3 周岁前为幼儿期。此期小儿体格生长较婴儿期减慢,而中枢神经系统发育加快,特别是活动能力增强,与周围环境接触增多,促进了语言和思维的发育。但由于活动范围扩大而生活经验不足,对各种危险的识别能力差,故应防止意外创伤和中毒。由于乳牙萌出和断奶后食物种类的转换,应加强断奶后的营养和喂养指导。又由于自身免疫力较低,而与外界接触日益增多,故仍应重视传染病等预防工作。此期小儿的可塑性较大,应着手进行生活习惯和卫生习惯的训练。

**5. 学龄前期** 3 周岁后到 6～7 岁入小学前为学龄前期。此期小儿体格发育仍缓慢增长,而智力发育加快,求知欲强,好奇、好问、好模仿,因此应重视学前的科学知识和思想品行教育,以开发智力,增强良好的道德品质。此期机体抗病能力逐渐增强,传染病的发病率渐减,而免疫性疾病如肾炎、风湿热等发病率开始增多,应根据这些特点,做好预防保健工作。

**6. 学龄期** 从入小学(6～7 岁)到进入青春期前为学龄期。此期小儿体格发育稳步增长,除生殖系统外,各系统器官外形已接近成人水平,智能发育进一步成熟,求知能力增强,理解、分析、综合能力逐步完善,是增长知识、接受科学文化教育的重要时期,也是小儿心理发展的重大转折时期。此期感染性疾病的发病率显著降低,但因学习负担较重,易出现视力、姿势及精神行为等问题,故应注意保证充足的营养和睡眠,安排有规律的学习、生活和锻炼,合理用眼,注意口腔卫生及坐、立、行的姿势,预防近视、龋齿和脊柱弯曲,防止发生精神、情绪和行为等方面的问题。

**7. 青春期** 从第二性征出现到生殖功能基本发育成熟,身高停止增长的时期称青春期。一般女孩从 11～12 岁到 17～18 岁,男孩从 13～14 岁到 18～20 岁。此期体格发育再度加速,为婴儿期后的第二个生长高峰期,生殖系统发育增快并渐趋成熟,第二性征发育日益明显。由于神经内分泌调节不够稳定,有时易出现心理和精神行为方面的变化,故在这一时期,除供给足够的营养,加强体育锻炼和道德品质教育外,应重视和加强青春期保健,进行青春期生理卫生和心理卫生知识的宣传教育,促使青少年的身、心得以健康成长。

# 第 4 节　儿科护士的角色与素质要求

新的医学模式的不断深入和护理科学的发展,护士的角色表现得更为重要,也更加突出。儿科护士的角色和素质要求更具独特性,在工作中,儿科护士充当多种角色,应有强烈的责任感,爱护及尊重患儿,具有丰富的知识和熟练的技术及操作能力,同时还必须掌握良好的与患儿及家长沟通技巧。

# 一、儿科护士的角色

**1. 直接护理者** 对患儿提供直接护理是儿科护士的主要角色。以小儿的身心需求为基础,并根据生长发育不同阶段的特点,通过进行一系列的护理活动,用自己的知识和技能为小儿提供最佳的护理,其目的就是满足小儿及其家属的生理、心理及社会需要,在帮助小儿保持或恢复健康的过程中,采取有效的护理措施,提供科学的全程照护。

**2. 患儿的代言人** 儿科护士是小儿权益的维护者,在小儿不会表达或表达不清自己的要求时,护理人员有责任解释并维护小儿的权益不受侵犯或损害。护理人员还需评估有碍小儿健康的问题和事件,向有关行政部门提出改进的意见和建议。

**3. 患儿与家长的教育者** 在护理小儿的过程中,护士应依据不同年龄、不同理解能力的小儿智力发展水平,用有效的方法进行健康教育,帮助他们建立自我保健意识,培养良好的生活习惯,纠正不良行为。同时还应向家长宣传科学育儿的知识,促使他们采取健康的态度和行为,以达到预防疾病,促进健康的目的。

**4. 康复与预防的指导者** 促进患儿恢复健康是护理人员的基本任务。康复不仅包括治疗疾病,矫正残疾,还包括预防疾病和维持健康,因此需要儿科护理人员制订出维护生长发育的护理计划。进行全面性预防工作,必须对患儿的营养、免疫、安全、发育及教育等问题进行评估,在发现问题之后,采取相应的护理措施。预防性护理的常用方法是做好卫生教育指导和咨询工作,指导父母有关孩子教育的方法,以预防可能遇到的或潜在的问题,同时还要注意促进孩子心理健康发展。

**5. 合作与协调者** 为促进健康,儿科护理人员应与其他专业人员合作与协调,维持一个有效的治疗和护理网络,使诊断、治疗、营养、康复等工作互相协调和配合,从而保证小儿获得最适宜的全方位照顾。同时还应与小儿及其家庭进行有效地互动和相互合作,让家庭共同参与小儿护理过程,以保证护理措施的贯彻执行。

**6. 护理研究者** 儿科护士应积极开展护理研究工作,扩展护理理论和知识,发展护理新技术,指导、改进护理工作,提高儿科护理质量,促进专业发展,提高护理工作水平。

# 二、儿科护士的素质要求

**1. 强烈的责任感** 儿科护理工作具有一定复杂性,如小儿身体娇嫩,又处于无知或知识贫乏、自理能力差等状态中,儿科护士必须要有强烈的责任感,高度的责任心,不但要照顾他们的生活,还要启发他们的思维、与他们进行有效地沟通,以取得他们的信任,建立良好的护患关系。护理人员是小儿学习的榜样之一,必须以身作则,加强自身的修养。

**2. 爱护并尊重小儿** 小儿的健康成长,不但需要物质营养,也需要精神哺育,"爱"是重要的精神营养要素之一。护理人员要发自内心地热爱及爱护小儿,一视同仁,尊重小儿,做到言而有信,与小儿建立平等友好的关系,以便顺利地开展护理工作。

**3. 丰富的学识及熟练的操作技巧** 能熟知小儿生长发育过程中的变化及生理、心理和社会的需要而给以全面的护理;掌握各年龄组儿童对疾病的心理及情绪的不同反应,注意身心两方面客观征象及主观症状;具备健康教育的知识及能力;能深入了解儿科常用药物的剂量、作用及用法。随着医学科学的发展,儿科护理技术已发展到具有比较复杂的临床护理技术,抢救技术及先进的检查、监测技术,儿科护士必须熟练地掌握这些相关的技术,同时还要掌握儿童心理学、儿童教育学以及一些基本的自然科学、社会科学、文学及美学等方面的知识,这样才能胜任儿科护理工作。

**4. 有效的沟通能力** 婴幼儿不能或不完全能用言语与成人交流,他们的痛苦和需要大多通过表情、哭声、手势及动作来表示,因此,儿科护士必须善于观察,运用各种语言和非语言的交流技能去与患儿及家长沟通,全面了解患儿的生理、心理情况及不同需求的反应,以便满足小儿的身心需要,增加小儿及家长对护士的信任感和安全感,取得他们对护理工作的理解、支持与配合,从而有利于促进小儿的康复。

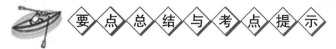

　要　点　总　结　与　考　点　提　示

　　1.儿科护理对象的年龄。
　　2.小儿解剖、生理、病理、免疫、护理等方面的特点。
　　3.小儿年龄分期中7个时期的名称、时间及主要特点。
　　4.儿科护士的素质要求。

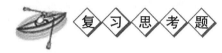

　复　习　思　考　题

**【A₁型题】**

1. 从事儿科护理工作的护士应具备的素质中,下列哪项不妥(　　)
　A. 高尚的道德品质　　　　　B. 丰富的知识
　C. 不断与家长交流信息
　D. 了解患儿的社会、心理和健康状况
　E. 对患儿态度要严肃认真,使其合作

2. 儿科护理学范围应除外(　　)
　A. 健康、亚健康和患病儿童的护理
　B. 儿童保健　　　　　　　C.疾病预防
　D. 社会学、心理学、教育学等学科
　E. 精神病学

3. 新生儿期是指(　　)
　A. 从孕期28周到生后1周
　B. 从孕期28周到生后2周
　C. 从出生到生后满2周
　D. 从出生到生后满28天
　E. 从出生到生后满30天

4. 婴儿期是指(　　)
　A. 出生至28天　　　　　B. 出生至12个月
　C. 生后13个月至2岁　　D. 出生至2岁
　E. 1～3岁

5. 唯一能通过胎盘的免疫球蛋白是(　　)
　A. IgA　　　　B. IgD　　　　C. IgG
　D. IgE　　　　E. IgM

6. 小儿生长发育最迅速的时期是(　　)
　A. 新生儿期　　　B. 婴儿期　　　C.幼儿期
　D. 学龄期　　　　E. 青春期

7. 发病率及死亡率最高的时期是(　　)
　A. 新生儿期　　　B. 围生期　　　C. 婴儿期
　D. 幼儿期　　　　E. 学龄前期

8. 关于儿科特点的描述,错误的是(　　)
　A. 随着体格发育,小儿外观不断变化
　B. 不同年龄小儿生理、生化正常值基本相同
　C. 小儿疾病种类、临床表现往往与年龄有关
　D. 小儿体液免疫、细胞免疫不如成人健全
　E. 小儿患病时起病急、变化快

9. 小儿最易发生意外事故的时期是(　　)
　A. 新生儿期　　　B. 婴儿期　　　C.幼儿期
　D. 学龄期　　　　E. 青春期

10. 女孩一般从几岁开始进入青春期(　　)
　A. 9～11岁　　　B. 11～12岁
　C. 12～13岁　　D. 13～14岁
　E. 14～15岁

11. 易发生变态反应性疾病的时期是(　　)
　A. 新生儿期　　　B. 婴儿期　　　C.幼儿期
　D. 学龄前期　　　E. 学龄期

(李素玲)

# 第2章

# 生长发育

生长发育是指从受精卵到成人的成熟过程,是儿童区别于成人的最重要特点。生长(growth)一般是指小儿各器官、系统的长大和形态变化,可测出其量的改变;发育(development)指细胞、组织、器官的分化完善和功能上的成熟,为质的改变。生长和发育两者紧密相关,不能截然分开,生长是发育的物质基础,而发育成熟状况又反映在生长的量的变化上。

## 第1节 生长发育的规律及影响因素

### 一、生长发育规律

生长发育遵循一定的规律,认识这些规律对评价小儿生长发育状况有十分重要的意义。

**1. 生长发育的连续性和阶段性** 生长发育在整个小儿时期不断进行,呈一连续的过程,但各年龄阶段生长发育的速度不同。一般年龄越小,体格增长越快。出生后以最初6个月生长最快,尤其是头3个月,出现生后第一个生长高峰;后半年生长速度逐渐减慢,至青春期又猛然加快,出现第二个生长高峰。

**2. 各系统器官发育的不平衡性** 人体各系统的发育顺序遵循一定规律,有各自的生长特点。如神经系统发育先快后慢,脑的发育在2岁内最快,8岁时已接近成人;生殖系统发育先慢后快,青春期迅速发育;淋巴系统则先快而后回缩,儿童期迅速生长,青春期前达顶峰;皮下脂肪在年幼时较发达,而肌肉组织须到学龄期才发育加速;其他如心、肝、肾等系统的增长基本与体格生长平行(图2-1)。

**3. 生长发育的顺序性** 小儿生长发育一般遵循由上到下,由近至远,由粗到细,由低级到高级,由简单到复杂的顺序或规律。

(1)由上到下:先抬头,后抬胸,再会坐、立和行走。

(2)由近至远:先抬肩、伸臂,再双手握物;先控制腿,再控制脚的活动。

(3)由粗到细:先会用全手握物,再发展到能以手指端捏取。

(4)由低级到高级:先会看、听和感觉事物、认识事物,再发展到记忆、思维、分析和判断。

(5)由简单到复杂:先会画直线,进而能画圆、画复杂的图形。

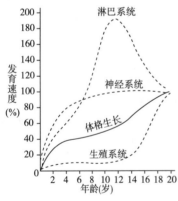

图2-1 各系统发育的不平衡性

**4. 生长发育的个体差异** 小儿生长发育虽按上述一般规律发展,但在一定范围内受遗传、营养、环境、教养等因素的影响而存在着较大的个体差异。体格上的个体差异一般随年龄增长而越来越显著,青春期差异更大。因此,所谓正常值不是绝对的,必须考虑各种因素对个体的影响,并应作连续动态的观察,才能做出正确的判断。

## 二、影响生长发育的因素

遗传和环境因素是影响小儿生长发育的两个最基本因素。遗传决定了生长发育的潜力,这种潜力又受到众多外界因素的作用和调节,两方面相互作用,决定了每个小儿的生长发育水平。

**1. 遗传因素** 遗传是指子代和亲代之间在形态结构及生理功能上的相似。小儿的生长发育由父母双方的遗传因素共同决定。不同种族、家族差异影响着如皮肤、头发颜色、面型特征、身材高矮、性成熟早晚等体格特征。同时也决定小儿性格、气质、智力、心理素质等方面的特点。遗传性疾病对儿童生长发育有显著影响。

男女性别不同也可造成生长发育的差异。一般女孩平均身高、体重较同年男孩为低。女孩青春期开始较男孩早约2年,此时其身高、体重可超过男孩,但至青春期末,男孩体格生长最终超过女孩。在评价小儿生长发育时应分别按男、女标准进行。

**2. 环境因素**

(1)营养:合理的营养是小儿生长发育的物质基础,年龄越小受营养的影响越大。在生长发育的过程中,当供给的各种营养素比例恰当,生活环境适宜,生长潜能就可能得到最好的发挥。宫内营养不良的胎儿不仅体格生长落后,严重时还影响脑的发育,使小儿智能先天不足;生后长期营养不良,不仅影响小儿体格的增长,还可使身体免疫、内分泌、神经调节等功能低下,最终影响小儿智能、心理和社会适应能力的发展。而小儿摄入过多能量所致的肥胖也会对其生长发育造成严重影响,使成年后患糖尿病、高血压、动脉粥样硬化的概率增加。

(2)孕母情况:胎儿在宫内的发育受孕母生活环境、营养、情绪、健康状况等各种因素的影响。如妊娠早期感染风疹、带状疱疹、巨细胞病毒等,易致胎儿先天畸形;孕母患严重营养不良可引起流产、早产和胎儿体格生长以及脑的发育迟缓;孕母接受药物、放射性辐射、环境毒物污染和精神创伤等,可使胎儿发育受阻。

(3)生活环境:儿童的生活环境不仅包括物理环境,还包括家庭的经济、社会、文化状况和背景。经济水平较高的家庭可为儿童提供安全、良好的居住环境、卫生条件、充足的营养以及健康保健措施以促进小儿生长发育。反之,将有不良影响。家庭的文化习俗对儿童的教育和护理方式有较大的影响。合理的生活制度、体格锻炼和教养对小儿成长起重要保护作用。和谐的家庭气氛、父母的爱抚以及良好的学校和社会环境对儿童身、心各方面的生长发育有深远的影响。如果在生长发育的某一关键时期,儿童失去父母的爱,将严重影响儿童的生长发育。

(4)疾病:疾病对小儿生长发育的影响十分明显。通常2岁以内的小儿疾病痊愈后,如营养充足,会出现"追赶生长"现象,即小儿身高、体重等短期内加快增长,以弥补患病期间造成的损失。但持续的生长延迟或发生在关键时期的不良事件所造成的影响却是无法弥补的。如脑组织的生长损害发生在其生长发育的关键时期,则会产生永久性的障碍。

---

**案例 2-1**

一小儿,3岁,体格检查:身高95cm,体重15kg。请判断该小儿体格发育是否正常?

---

# 第2节　体格发育及评价

## 一、体格发育常用指标及测量方法

**1. 体重** 体重为各器官、组织和体液的总重量。因体脂和体液变化较大,体重在体格生长指标中最易波动,是反映小儿体格生长,尤其是营养状况的最易获得的敏感指标,也是儿科临床计算药量、输液量等的重要依据。

新生儿出生体重与胎次、胎龄、性别及宫内营养状况有关。2005年,我国九市城区调查结果显示男孩出生体重平均为3.3±0.4kg,女孩出生体重平均为3.2±0.4kg,与世界卫生组织的参考值一致。出生后体重增长应为胎儿宫内体重增长的延续。出生后第1周内由于摄入不足、水分丧失及排出胎粪,体重可暂时性下降3%～9%,在生后3～4日达到最低点,以后逐渐回升,常于第7～10日恢复到出生时的水平,这一过程称为生理性体重下降。如体重下降超过10%或至第10日体重未恢复到出生时水平,则为病理状态,应寻找原因。生后如及早合理喂哺可减轻或避免生理性体重下降的发生。

小儿年龄越小,体重增长越快。正常足月儿生后第1个月体重可增长1～1.5kg;生后3个月时体重约为出生时的2倍(6kg)。第1年内小儿前3个月体重的增长值约等于后9个月体重的增长值,即1岁时小儿体重约为出生时的3倍(9kg),呈现第1个生长高峰。生后第2年体重增加2.5～3.5kg,2岁时体重约为出生时的4倍(12kg);2岁后到青春前期体重增长减慢,每年增长约为2kg。进入青春后期体格生长再次加快,呈现第2个生长高峰。

小儿体重增长为非等速增长,且同年龄、同性别正常小儿的体重存在着个体差异,故大规模小儿生长发育指标测量所得的数据均值只能提供参考。评价某一小儿的生长发育状况时,应连续定期监测其体重,发现体重增长过多或不足,须追寻原因。当无条件测量体重时,为便于计算小儿药量和液体量,可用公式估计小儿体重。

公式:1～6个月:体重(kg)=出生体重(kg)+月龄×0.7

7～12个月:体重(kg)=6(kg)+月龄×0.25

2～12岁:体重(kg)=年龄×2+8

或用公式:3～12个月:体重(kg)=(月龄+9)/2

1～6岁:体重(kg)=年龄(岁)×2+8

7～12岁:体重(kg)=[年龄(岁)×7-5]/2

体重的测量应在空腹、排尿、排便后脱去衣裤、鞋袜进行,室温低或体质弱的小儿可先测体重,再减去衣物重量。小儿体重个体差异的范围,一般不应超过平均数的±10%,低于15%以上应考虑营养不良,高于20%以上时,应考虑为营养过度。

**2. 身高(身长)** 指从头顶至足底的全身长度。正常新生儿初生身长约为50cm,生后前半年平均每月增长2.5cm,后半年平均每月增长1.5cm,1周岁时约为75cm,第二年生长速度减慢,身高增加10～12cm,即2周岁时身长为85～87cm。2岁以后平均每年增长5～7.5cm,2～12岁可按下列公式推算:

身高(cm)=年龄(岁)×7+70

青春期出现身高增长的第2个加速期,12岁以后不能再按上述公式推算。

身长包括头部、脊柱和下肢的长度。3部分发育进度并不相同,头部发育较早,下肢较晚,胎儿时期至成人各部比例见图2-2。有时临床上需要分别测量上部量(从头顶至耻骨联合上缘)和下部量(从耻骨联合上缘至足底),以计算其比例关系。上部量与脊柱增长有关,下部量与下肢长骨的发育有关。新生儿上部量与下部量的比例为3:2,中点在脐以上,2岁时中点在脐下,6岁时中点移至脐与耻骨联合上缘之间,12岁时上、下部量相等,中点在耻骨联合上缘。

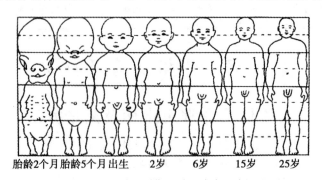

胎龄2个月胎龄5个月出生　2岁　6岁　15岁　25岁

图2-2 胎儿时期至成人各部比例

测量身高(身长)时,3岁以下小儿立位测量不易准确,应仰卧位用量板测量,称身长,测量时脱帽、鞋、袜及外衣,仰卧于量板中线上,头接触头板,测量者一手按直小儿膝部,使其两下肢伸直紧贴底板,一手移动足板使紧贴小儿足底,并与底板相互垂直后读刻度,记录至0.1cm;3岁以后立位测量,可用身高计或固定于墙上的软尺进行测量,小儿脱鞋、帽,直立,两眼正视前方,足跟靠拢,足尖分开约60°,足跟、臀部、两肩都接触立柱或墙壁。测量者移动身高计与小儿头顶接触,量板呈水平时读立柱上数字,记录至0.1cm。

**3. 坐高**  指从头顶至坐骨结节的长度,3岁以下儿童仰卧位测量为顶臀长。坐高增长代表头颅与脊柱的生长。坐高占身高的百分比随年龄增长而降低,出生时坐高为身高的67%,以后下肢增长比躯干快,6～7岁时小于60%。坐高占身高的百分比可反映肢体的生长情况,此百分比显示了上、下部量比例的改变,反映了身材的匀称性,比坐高绝对值更有意义。

**4. 头围**  指经眉弓上方、枕后结节绕头一周的长度,与脑和颅骨的发育密切相关。胎儿时期脑发育居各系统的领先地位,故出生时头围相对较大,平均33～34cm。头围在1岁以内增长较快,前3个月和后9个月都约增长6cm,1岁时约46cm。1岁以后头围增长明显减慢,2岁时约48cm,2～15岁增长6～7cm。头围测量在2岁前最有价值,头围过小提示头小畸形或脑发育不良;头围过大则提示可能为脑积水。

测量者将软尺0点固定于头部一侧眉弓上缘,将软尺紧贴头皮绕枕骨结节最高点及另一侧眉弓上缘回至0点,记录读数至0.1cm。

**5. 胸围**  指沿乳头下缘水平绕胸一周的长度,其大小反映了肺、胸廓的发育程度。小儿出生时胸围比头围小1～2cm,约32cm。1岁时头围、胸围相等,以后则胸围逐渐超过头围。1岁左右头围和胸围的增长曲线形成交叉。头围、胸围增长曲线的交叉时间与小儿营养和胸廓发育有关,肥胖儿由于胸部皮下脂肪厚,胸围可于3～4个月时暂时超过头围;营养较差、佝偻病等小儿的胸围超过头围的时间可推迟至1.5岁以后。1岁至青春前期胸围超过头围的厘米数约等于小儿岁数减1。

测量时取卧位或立位。小儿两手自然平放或下垂,测量者将软尺0点固定于一侧乳头下缘(乳腺已发育的女孩,固定于胸骨中线第4肋间),将软尺紧贴皮肤,经背部两侧肩胛骨下缘回至0点,取平静呼吸时的中间读数,或吸、呼气时的平均数,记录至0.1cm。

**6. 上臂围**  沿肩峰与尺骨鹰嘴连线中点的水平绕上臂一周的长度为上臂围,代表上臂骨骼、肌肉、皮下脂肪和皮肤的发育水平。常用以评估小儿营养状况。生后第1年内上臂围增长迅速,1～5岁期间增长缓慢。在测量体重、身高不方便的地区,可测量上臂围以普查5岁以下小儿的营养状况。评估标准为:＞13.5cm为营养良好;12.5～13.5cm为营养中等;＜12.5cm为营养不良。测量时,小儿取立位、坐位或仰卧位,两手自然平放或下垂,一般测量左上臂,将软尺0点固定于小儿上臂外侧肩峰至鹰嘴连线中点,沿该点水平将软尺轻沿皮肤绕上臂一周,回至0点,读数记录至小数点后一位数。

# 二、骨骼和牙齿的发育

## (一)骨骼的发育

**1. 颅骨的发育**  颅骨随脑的发育而增长,故其发育较面部骨骼(包括鼻骨、下颌骨)为早。可根据头围大小,骨缝及前、后囟门闭合迟早来评价颅骨的发育。颅骨缝出生时尚分离,于3～4个月时闭合。前囟为顶骨和额骨边缘形成的菱形间隙(图2-3),其对边中点连线长度在出生时为1.5～2.0cm,后随颅骨发育而增大,6个月后逐渐骨化而变小,1～1.5岁时闭合。前囟检查在儿科非常重要。前囟早闭或过小见于小头畸形;前囟迟闭、过大见于佝偻病、先天性甲状腺功能减低症等;前囟饱满常提示颅内压增高,见于脑积

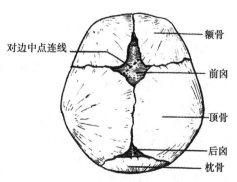

图2-3  小儿囟门

水、脑炎、脑膜炎、脑肿瘤等疾病;而前囟凹陷则见于极度消瘦或脱水者。后囟为顶骨与枕骨边缘形成的三角形间隙,出生时即已很小或已闭合,最迟于生后6~8周闭合。

**2. 脊柱的发育**　脊柱的增长反映脊椎骨的发育。出生后第1年脊柱增长快于四肢,1岁以后则落后于四肢增长。新生儿时脊柱仅轻微后凸,3个月左右随抬头动作的发育出现颈椎前凸,此为脊柱第1个弯曲;6个月后会坐时出现胸椎后凸,为脊柱第2个弯曲;1岁左右开始行走时出现腰椎前凸,为脊柱第3个弯曲。至6~7岁韧带发育后,这3个脊柱自然弯曲为韧带所固定。生理弯曲的形成与直立姿势有关,是人类的特征,有加强脊柱弹性的作用,有利于身体平衡。坐、立、行姿势不正及骨骼病变可引起脊柱发育异常或造成脊柱畸形。

**3. 长骨的发育**　长骨的生长主要依靠其干骺端软骨骨化和骨膜下成骨作用使之增长、增粗。干骺端骨骼融合,标志长骨生长结束。随着年龄的增长,长骨干骺端的软骨次级骨化中心按一定的顺序和骨解剖部位有规律地出现。骨化中心出现的多少可反映长骨的生长成熟程度。通过X线检查不同年龄小儿长骨骺端骨化中心的出现时间、数目、形态变化,并将其标准化,即为骨龄,可判断骨骼发育情况。出生时腕部无骨化中心,10岁时出全,共10个,故1~9岁腕部骨化中心的数目约为其岁数加1。新生儿期已出现股骨远端及胫骨近端的骨化中心。婴儿早期可摄膝部X线骨片,年长儿摄腕部X线骨片,骨生长明显延迟的应加摄膝部X线骨片,以判断长骨的生长。骨龄测定有助于诊断某些疾病,如生长激素缺乏症、甲状腺功能减低症等骨龄明显落后;中枢性性早熟、先天性肾上腺皮质增生症时骨龄则常超前。

### (二)牙齿的发育

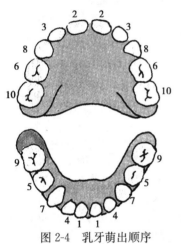

图2-4　乳牙萌出顺序

牙齿的发育与骨骼发育有一定的关系。人一生有两副牙齿,即乳牙(共20个)和恒牙(共28~32个)。出生时在颌骨中已有骨化的乳牙牙胚,但未萌出,生后4~10个月乳牙开始萌出,约2.5岁出齐,2岁以内乳牙的数目为月龄减4~6,但乳牙的萌出时间也存在较大的个体差异,12个月尚未出牙为乳牙萌出延迟。乳牙萌出顺序一般下颌先于上颌、自前向后(图2-4)。恒牙的骨化从新生儿时开始,6岁左右开始出第1颗恒牙即第1磨牙,长于第1乳磨牙之后;6~12岁乳牙按萌出先后顺序逐个被同位恒牙代替,其中第1、2双尖牙代替第1、2乳磨牙;12岁左右出第2磨牙;18岁以后出第3磨牙(智齿),但也有人终身不出此牙。恒牙一般20~30岁时出齐。

出牙为生理现象,个别小儿可有低热、流涎、睡眠不安、烦躁等反应。牙的生长与蛋白质、钙、磷、氟、维生素C和维生素D等营养素及甲状腺激素有关,较严重的营养不良、佝偻病、甲状腺功能减低症、唐氏综合征患儿可有出牙迟缓、牙质差等。食物的咀嚼有利于牙齿生长。医护人员应开展小儿口腔保健的健康教育,指导定期口腔检查,重视龋齿等口腔疾病的防治。

## 三、神经系统发育

胎儿时期神经系统发育最早,尤其是脑的发育最为迅速。出生时脑重已达成人脑重(约1500g)的25%;7岁时接近成人脑重。出生时大脑的外观已与成人相似,有主要的沟回,但大脑皮质较薄,沟回较浅。出生时神经细胞数目已与成人相同,但其树突与轴突少而短。出生后脑重的增加主要是由于神经细胞体积增大和树突的增多、加长,以及神经髓鞘的形成和发育。神经纤维髓鞘化约在4岁左右完成,故婴儿时期由于髓鞘形成不完善,刺激引起的神经冲动传导慢,而且易于泛化,不易形成明显的兴奋灶,小儿易疲劳而进入睡眠状态。出生时大脑皮质下中枢如丘脑、下丘脑、苍白球系统发育比较成熟,故初生时的活动主要由大脑皮质中枢调节,对皮质下中枢的抑制作用也趋明显。生长时期的脑组织耗氧较大,小儿脑耗氧在基础代谢状态下占总耗氧量的50%,而成人为20%。长期营养缺乏可引起脑的生长发育落后。

脊髓的发育在出生时相对较成熟,其发育与运动功能进展平行,随年龄而增重、加长。脊髓下端在胎儿时位于第2腰椎下缘,4岁时上移至第1腰椎,做腰椎穿刺时要注意。

出生时小儿即具有觅食、吸吮、吞咽、拥抱、握持等一些先天性反射和对强光、寒冷、疼痛的反应。其中有些先天性反射如吸吮、握持、拥抱等反射会随年龄增长而消失,否则将影响动作发育。如握持反射应于3~4个月时消失,如继续存在则将妨碍手指精细动作的发育。新生儿和婴儿肌腱反射不如成人灵敏,腹壁反射和提睾反射也不易引出,到1岁时才稳定。3~4个月前小儿肌张力较高,凯尔尼格征可为阳性,2岁以下小儿巴宾斯基征阳性亦可为生理现象。

# 四、体格生长的评价

充分了解小儿各年龄期生长发育的规律和特点,正确评价其生长发育状况,给予适当的指导和干预,对促进小儿的健康成长十分重要。

## (一)体格生长评价的常用方法

**1. 均值离差法** 适用于常态分布状况。以均值 $\bar{x}$ 为基值、标准差(s)为离散距,$\bar{x}\pm s$ 包含 68.3% 的受检总体,$\bar{x}\pm 2s$ 包含 95.4% 的受检总体,$\bar{x}=\pm 3s$ 包含 99.7% 的受检总体。一般认为均值加减2个标准差(含95.4%的总体)范围内的被检小儿为正常儿。

**2. 中位数、百分位数法** 适用于正态和非正态分布状况。将一组变量值按大小顺序排列,求出某个百分位的数值,然后将百分位数列表。以第50百分位($P_{50}$)为中位数,其余百分位数为离散距,常用 $P_3$、$P_{10}$、$P_{25}$、$P_{50}$、$P_{75}$、$P_{90}$、$P_{97}$。通常以 $P_3 \sim P_{97}$(包含总体的94%)为正常范围。当大量数据呈正态分布时,$P_{50}$ 相当于 $\bar{x}$,$P_3$ 相当于 $\bar{x}-2s$,$P_{97}$ 相当于 $\bar{x}+2s$。$P_3-P_{97}$ 包含总体的95%。不同测量指标数值也可按不同年龄画成正常曲线供比较用。

**3. 指数法** 用两项指标间相互关系作比较,如 Kaup 指数,即体重(kg)/[身高(m)]$^2$,其含义为单位面积的体重值,主要反映体格发育水平及营养状况。

**4. 三项指标综合评价法** WHO推荐用按身高的体重、按年龄的身高、按年龄的体重3项指标综合评价。评价时以低于 $P_{20}$ 为低,界于 $P_{20} \sim P_{80}$ 为中,高于 $P_{80}$ 为高。此种评价可对营养状况作出判断。

**5. 生长曲线图评价法** 将同性别、各年龄组小儿的某项体格生长指标的离差法的均值和标准差值或百分位数值画成曲线,制成生长发育曲线图,将定期连续测量的数据每月或每年点于图上作比较,可了解该小儿目前所处发育水平,比较前后数据,可看出其发育趋势和生长速度为向下(下降)、向上(增长)或平坦(不增),及时发现偏离,分析原因予以干预,这种连续动态测量较单次测量更能说明问题。

## (二)体格生长评价的内容

**1. 发育水平** 将小儿某一年龄时的某一项体格生长指标测量值(横断面测量)如体重、身高(长)、头围、胸围、上臂围等与参照人群值进行比较(横向比较),即得到该小儿该项体格生长指标在此年龄的生长水平,通常以等级表示,但不能预示其生长趋势。

**2. 生长速度** 定期连续测量小儿某项体格生长指标(纵向观察),如身高(长)、体重,即得到小儿该项指标的生长速度。这种动态纵向观察,可发现个体小儿的"生长轨道",预示其生长趋势,与参照人群值比较,可及时发现生长偏离。因此,生长速度的评价较发育水平更能真实反映小儿生长情况。

**3. 匀称程度** 评估小儿体格发育各项指标间的关系,能了解体型。如坐高(顶臀长)/身长(高)的比值与参照人群值比较可反映小儿下肢发育状况,评价身材是否匀称,以身高(长)所得的体重与参照人群值比较可反映体型。

## (三)体格生长评价的注意事项

1. 采用规范的测量工具及正确的测量方法,获取体重、身高、头围、胸围、臂围等指标的正确数据进行统计分析。

2. 选择合适的正常小儿体格生长标准参照值作为比较,并采用适当的体格生长评价方法。

WHO 推荐美国国家卫生统计中心(NCHS)汇集的测量资料作为国际参照人群值。我国卫生部建议采用 2005 年中国九大城市小儿的体格发育数据为我国小儿参照人群值,用于制备我国小儿生长发育曲线及比较小儿的营养、生长状况。

3. 定期连续地纵向观察,以了解小儿的生长趋势,不可单凭一次检查结果就做出结论。

4. 早产儿体格生长有一允许"落后"年龄范围,对早产儿进行发育水平评价时,应矫正胎龄至 40 周(足月)后再评价。一般身长至 40 周龄、头围至 18 月龄、体重至 24 月龄后不再矫正。

5. 体格测量的评价结果应与全面体格检查、实验室检验数据、生活现状及健康史结合起来综合分析,以便得出确切和实际的判断。

**案例 2-1 护理分析**

3 岁小儿,根据公式可知身长、体重应该达到如下数值:

身长(cm)=年龄×7+70=91cm

体重(kg)=年龄×2+8(kg)=14kg

由此可判断该小儿生长发育正常。

# 第 3 节  神经心理系统发育及评价

小儿发育过程中,神经心理的发育与体格生长具有同等重要的意义。神经心理的发育大量反映为日常的行为,故此期的发育也称之为行为发育。小儿神经心理发育的基础是神经系统的发育,尤其是脑的发育。除先天遗传因素外,神经心理的发育与环境密切相关。

## 一、感知觉的发育

感知是小儿通过各种感觉器官从丰富的环境中选择性地去取得信息的能力。感知的发育对小儿运动、语言、社会适应能力的发育起着重要促进作用。

**1. 视觉**(视感知)**的发育**  新生儿已有视觉感应功能,瞳孔有对光反射,但因视网膜黄斑区发育不全和眼外肌协调较差,视觉不敏锐,只有在 15～20cm 范围内视觉才最清晰,喜欢看类似人脸的图形。在清醒和安静状态下可短暂注视和追随近处缓慢移动的物体;不少新生儿可出现一时性斜视和眼球震颤,3～4 周内自动消失。新生儿期后视感知发育迅速,第 2 个月起可协调地注视物体,并可使头跟随移动的物体在水平方向移动 90°,有初步头眼协调;3～4 个月时喜看自己的手,头眼协调较好,头可随物体水平移动 180°;5～7 个月时目光可随上下移动的物体垂直方向移动,出现眼手协调动作,追随跌落的物体,开始认识母亲和常见物品如奶瓶,喜红色等鲜艳明亮的颜色;8～9 个月时开始出现视深度的感觉,能看到小物体;18 个月时能区别各种形状,喜看图画;2 岁时两眼调节好,可区别垂直线和横线;5 岁时能区别颜色;6 岁时视深度充分发育。视力是在外界刺激的不断作用下反复练习才得以发展的。成人应创造条件使小儿得到练习的机会。

**2. 听觉**(听感知)**的发育**  新生儿出生数天后,听力已相当良好,声音可引起呼吸节律减慢等反应,高调或太大的声音可使新生儿转离声源方向,甚至以哭表示抗拒。3 个月出现定向反应即头转向声源;6 个月可区别父母声音,唤其名有反应,8 个月开始区别语言的意义,两眼迅速看向声源,听懂自己的名字;1～2 岁能听懂简单的吩咐;3 岁后能更为精细地区别不同声音;4 岁听觉发育完善。听觉的发育对小儿语言的发展有重要意义。

**3. 嗅觉和味觉的发育**  出生时味觉和嗅觉已发育完善。新生儿对不同味道如甜、酸、苦等可产生不同的反应,3～4 个月时能区别好闻和难闻的气味,4～5 个月对食物味道的微小改变很敏感。因此适时添加各类辅食,使小儿适应不同味道的食物。

**4. 皮肤感觉的发育**  皮肤感觉可分为触觉、痛觉、温度觉和深感觉。新生儿的触觉很敏感,尤其在眼、嘴唇、手掌、足底等部位,触之即有反应。新生儿已有痛觉,但反应较迟钝,2 个月后逐渐改善。新生儿温度觉也很敏感,尤其对冷的反应敏感。2～3 岁时通过接触能区分物体软、硬、冷、热等。5 岁时能分辨体积相同重量不同的物体。

**5. 知觉的发育** 知觉为人对事物各种属性的综合反映。知觉的发育与听、视、触等感觉的发育密切相关。生后 5～6 个月时婴儿已有手眼协调动作,通过看、摸、闻、咬、敲等活动逐步了解物体各方面的属性。1 岁末开始有空间和时间知觉;3 岁能辨上下;4 岁辨前后;5 岁开始辨别自身左右。4～5 岁时已能区别早上、晚上、今天、明天、昨天。一般 10 岁时能掌握秒、分、时、月、年等概念。

# 二、运动功能的发育

运动发育可分为大运动(包括平衡)和细运动两大类。妊娠后期出现的胎动为小儿最初的运动形式。新生儿期的运动多为无意识、不协调的,此后,尤其是第一年内随大脑的迅速发育,小儿运动功能日臻完善。运动的发育既依赖于小儿视觉、知觉等的参与,又反过来影响其社会、心理等功能的发展。

**1. 平衡与大运动**

(1)抬头:新生儿俯卧时能抬头 1～2 秒;3 个月时抬头较稳;4 个月时抬头很稳并能自由转动。

(2)翻身:婴儿大约 5 个月时能从仰卧位翻至俯卧位,6 个月时能从俯卧位翻至仰卧位。

(3)坐:婴儿 3 个月扶坐时腰仍呈弧形;5 个月时靠着坐腰能伸直;6 个月时能双手向前撑住独坐;8 个月时能坐稳并能左右转身。

(4)爬:新生儿俯卧位时已有反射性的匍匐动作;2 个月时俯卧能交替踢腿;3～4 个月时可用手撑起上身数分钟;7～8 个月时已能用手支撑胸腹,使上身离开床面或桌面,有时能在原地转动身体;8～9 个月时可用上肢向前爬;12 个月左右手膝并用爬行;18 个月时可爬上台阶。小儿学习爬行,能提早接触周围环境,促进神经系统的发育。

(5)站、走、跳:新生儿直立时双下肢稍能负重,出现踏步反射和立足反射;5～6 个月扶立时双下肢可负重,并能上下跳动;8 个月时可扶站片刻,背、腰、臀部能伸直;10 个月左右能扶走;11 个月时能独站片刻;15 个月时可独自走稳;18 个月时已能跑及倒退走;2 岁时能并足跳;2 岁半时能独足跳 1～2 次;3 岁时双足交替走下楼梯;5 岁时能跳绳。

粗动作发育过程可归纳为:"二抬四翻六会坐,七滚八爬周会走"(数字代表月龄)。大运动发育规律:自上而下;由近到远,泛化到集中,不协调到协调;先正后反。

**2. 细动作** 新生儿两手握拳不易松开,婴儿 3～4 个月时可自行玩手,开始有意识地用双手取物;6～7 个月时能用单手抓物,出现换手及捏、敲等探索性动作;9～10 个月时可用拇指、食指取物;12～15 个月时学会用匙,乱涂画;18 个月时能叠 2～3 块方积木;2 岁时可逐页翻书,可叠 6～7 块方积木;3 岁时在成人的帮助下会穿衣服,能画圆圈及直线;4 岁时能独自穿、脱简单的衣服。

# 三、语言的发育

语言是表达思维、观念等的心理过程,与智能有直接关系。小儿语言的发育除受语言中枢控制外,还需要正常的听觉和发音器官,同时,还需要提供适当的环境条件,如周围人群经常与儿童的语言交流等。语言发育经过发音、理解和表达三个阶段。

**1. 发音阶段** 新生儿已会哭叫,婴儿 2 个月能发喉音,3 个月能发"啊"、"伊"、"呜"等元音,6 个月时出现辅音,7～8 个月能发"爸爸、妈妈"等语音,10 个月有意识地叫"爸爸、妈妈"。

**2. 理解阶段** 婴儿在发音过程中逐渐理解语意,通过视觉、触觉与听觉的联系,逐步理解一些日常用品,如"奶瓶、帽子"等物品。

**3. 表达阶段** 在理解基础上,小儿学会表达语言。1 岁开始会说单词,以后可组成句子;先会用名词,后会用代名词、动词、形容词、介词等;从讲简单句发展为复杂句。

小儿语言发育顺序:一哭二笑三咿呀,四个月会笑哈哈,五六月把单音发,七八月会叫爸妈,九十月会说再见,十一十二把物念(识别物体)。

护士应能评估儿童语言发展的状况,以确定可能存在的发育异常或迟缓。护理措施应着重于为儿童提供适于语言发展的环境,鼓励家长与儿童进行交流,向小儿提供多听、多说的机会。护士在为小儿提供照顾时,要使用他们能理解的词语,并允许小儿表达不愉快、悲伤或痛苦等心情。

# 四、小儿心理发展过程和特征

小儿出生时不具有心理现象,待条件反射形成即标志着心理活动发育的开始,且随年龄增长,心理活动不断发展。了解不同年龄小儿的心理特征,对保证小儿心理活动的健康发展十分重要。

**1. 注意的发展** 注意是人的心理活动对一定事物的指向和集中,是认知过程的开始。注意可分无意注意和有意注意,前者为自然发生的,不需要任何努力;后者为自觉的、有目的的行为。婴儿早期虽然还不能用言语表达其感、知觉,但却能通过各种注意行为表现出来。新生儿已有非条件性的定向反射,如大声说话可使其停止活动;3 个月开始能短暂地集中注意人脸和声音,强烈的刺激如鲜艳的色彩、较大的声音或需要的物品(如奶瓶等)都能成为小儿注意的对象。随年龄增长、活动范围扩大及动作语言的发育,小儿逐渐出现有意注意,但幼儿时期注意的稳定性差,易分散和转移;5~6 岁后小儿才能很好地控制自己的注意力;11~12 岁后儿童注意力集中性和稳定性提高,注意的范围也不断扩大。

**2. 记忆的发展** 记忆是一个复杂的心理活动过程,包括识记、保持和回忆。回忆又可分为再认和重现。5~6 个月婴儿虽能再认母亲,但直到 1 岁后才有重现。婴幼儿时期的记忆特点是以机械记忆为主,记忆的时间短、内容少、精确性差,较易记忆带有欢乐、愤怒、恐惧等情绪的事情;学龄前儿童对有兴趣并能激起强烈情绪体验的事物较易记忆且保持持久;学龄期儿童的有意记忆能力增强,记忆的内容拓宽,复杂性增加。

**3. 思维的发展** 思维是人应用理解、记忆和综合分析能力来认识事物的本质和掌握其发展规律的一种精神活动,是心理活动的高级形式。1 岁以后的小儿开始产生思维。婴幼儿的思维为知觉活动思维,如拿着玩具汽车边推边说"汽车来了",当玩具汽车被拿走时,游戏活动则停止;学龄前儿童则以具体形象思维为主;学龄儿童逐渐学会了综合、分析、分类、比较等抽象思维方法,使思维具有目的性、灵活性和判断性,独立思考的能力有了进一步地提高。

**4. 想象的发展** 想象是人在感知客观事物后,在大脑中创造出以往未遇到过或将来可能实现的事物形象的思维活动。常常通过讲述、画图、写作、唱歌等表达出来。新生儿无想象能力;1~2 岁仅有想象萌芽;3 岁后想象内容逐渐增多;学龄前儿童想象力有所发展,但想象的主题易变;学龄期儿童有意想象和创造性想象迅速发展。

**5. 情绪、情感的发展** 情绪是活动时的兴奋心理状态,是原始简单的感情,较短暂而外显。情感是人的需要是否满足时所产生的内心体验,属较高级复杂的情绪,持续时间长而不甚外显。外界环境对情绪的影响很大。如新生儿对寒冷、不舒适、饥饿等表现出啼哭等消极情绪;2 个月时积极情绪增多,如在妈妈的怀抱中,则表现为愉快的情绪;6 个月后能辨认陌生人时逐渐产生对母亲的依恋以及分离性焦虑;9~12 个月时依恋情绪达高峰,随着与别人交往增多而逐渐淡漠。随着年龄增长,情绪反应渐趋稳定,小儿能有意识地控制自己的情绪。良好的情绪表现为高兴、愉快、喜悦,而不良情绪表现为愤怒、恐惧、担忧、妒忌等。和谐的家庭气氛,提供适度的社交活动和避免精神紧张与创伤,可以培养小儿良好稳定的情绪和情感,并可促进智能发展和优良品德的养成。

**6. 意志的发展** 所谓意志系主动地调节自己的行为,克服困难以达到预期目标或完成任务的心理过程。出生时无意志,随着语言、思维的发展,婴幼儿开始有意行动或抑制自己某些行动时即为意志的萌芽。随着年龄增长,社会交往也越来越多,在成人教育的影响下,小儿意志逐步形成并得以发展。在日常生活、游戏和学习等活动中,应注重培养孩子自觉、坚持、果断和自制等积极的意志;纠正其依赖、顽固和易冲动等消极的意志。

**7. 性格的发展** 性格是个体在客观现实中形成的稳定态度和习惯化了的行为方式,并非先天决定,而是在后天的生活环境中形成,生活环境和教育等因素对性格的形成有重要影响。小儿生长发育的不同阶段会出现一些影响性格的健康问题,如婴儿期一切生理需要均依赖成人,逐渐建立对亲人的依赖性和信赖感。护理此期小儿时,应注意及时满足婴儿的各种需求。幼儿时期小儿已能独立行走,说出自己的需要,有一定自主感,但又未脱离对亲人的依赖,常出现违拗言行与依赖行为相交替现象。护理此期儿童时,及时为小儿提供自己做决定的机会并加以肯定。学龄前小儿生活基本能自理,主动性增强,但主动行为失败时易出现失望和内疚。对此期小儿,要对小儿有益的主动行为加以赞扬,帮助其顺利通过此阶段产生的挫折感。学龄期小儿开始正规学习生活,重视自己勤奋学习的成就,如不能取得理想的成绩将产生自卑。对待此期小儿,应帮助小儿创造条件完成学习任务,增强自信心。青春期少年体格生长和性发育逐渐成熟,社会交往增多,心理适应能力增强但容易波动,在感情问题、伙伴问题、职业选择、道德评价和人生观等问题上处理不当时易发生性格变化。应鼓励其参与他们感兴趣的问题的讨论,增加其自我认同感。

# 五、神经心理发育的评估

小儿神经心理发育的水平表现在感知、运动、语言和心理过程等各种能力及性格方面,对这些能力和特征的检查称为心理测验。

## (一)能力测验

### 1. 筛查测验

(1)丹佛发育筛查法(Denver development screening test,DDST):主要用于 6 岁以下小儿发育筛查,实际应用时对 4.5 岁以下的小儿较为适用。共 104 个项目(原著有 105 项),各以横条代表,分布于个人-社会、精细动作-适应性、语言、大运动 4 个能区,检查时逐项检测并评定其及格或失败,最后评定结果为正常、可疑、异常、无法判断。对可疑或异常者应进一步作诊断性测验。

(2)绘人测试:适用于 5~9.5 岁儿童。要求被测儿童依据自己的想象绘一张全身正面人像,以身体部位、各部比例和表达方式的合理性计分,方法简便,10~15 分钟可完成,不需语言交往,可用于不同语言地区。绘人法测试结果与其他智能测试的相关系数在 0.5 以上,与推理、空间概念、感知能力的相关性更显著。

(3)图片词汇测试(peabody picture vocabulary test,PPVT):适用于 4~9 岁小儿。PPVT 的工具是 120 张图片,每张有黑白线条画四幅。检查时测试者讲一个词汇,要求小儿指出其中相应的一幅画。该法可测试小儿听觉、视觉、知识、推理、综合分析、语言词汇、注意力、记忆力等,方法简单,测试时间短,尤其适用于语言或运动障碍者。

### 2. 诊断测验

(1)Gesell 发育量表:适用于 4 周至 3 岁的婴幼儿,从大动作、精细动作、个人-社会、语言能力及适应性行为 5 个方面进行检查,并把 4 周、16 周、28 周、40 周、52 周、18 个月、24 个月、36 个月作为关键年龄(key-age),即在这些阶段显示出飞跃进展,测得结果以发育商数(developmental quotient,DQ)表示。每次检查约需 60 分钟。

(2)Bayley 婴儿发育量表:适用于 2~30 个月婴幼儿,包括精神发育量表(163 项)、运动量表(81 项)和婴儿行为记录(24 项),顺利完成测试需 45~60 分钟。

(3)Standford-Binet 智能量表:适用于 2.5~18 岁的小儿及青少年,测试内容包括幼儿的具体智能如感知、认知和记忆,以及年长儿的抽象智能如思维、逻辑、数量和词汇等,用以评价小儿学习能力和对智能迟滞者进行诊断及程度分类,结果以智商(IQ)表示。年幼者测试时间为 30~40 分钟,年长儿约需 1.5 小时。

(4)Wechsler 学前及初小儿童智能量表(Wechsler preschool and primary scale of intelligence,WPPSI):适用于 4~6.5 岁儿童。测试内容包括词语类及操作类两大部分,得分综合后可提示小儿的全面智力才能,客观反映学前儿童的智能水平。每次测试需 40~50 分钟。

(5)Wechsler 儿童智能量表修订版(Wechsler ingellience scale for children-revision,WISC-R):适用于 6~16 岁儿童,内容与评分方法同 WPPSI。每次测试需 1~1.5 小时。

## (二)适应性行为测试

国内现多采用日本 S-M 社会生活能力检查,即婴儿-初中学生社会生活能力量表。此量表适用于6个月～15岁儿童社会生活能力的评定。本量表共有132个项目,分布在儿童整个年龄的6个领域中,即独立生活能力、运动能力、作业能力、交往能力、参加集体活动及自我管理能力。

# 第4节 青春期发育及健康问题

## 一、青春期生殖系统发育的特点

由于下丘脑-垂体-性腺轴的调节,生殖系统迟至青春期前才开始发育。青春期持续6～7年,可划分为3个阶段:①青春前期:2～3年。女孩9～11岁,男孩11～13岁,性腺、性器官开始发育,出现第二性征,体格生长明显加速。②青春中期:2～3年。女孩13～16岁,男孩14～17岁,体格生长速度达高峰,第二性征全部出现,性器官在解剖和生理功能上均已成熟。③青春后期:3～4年。女孩17～21岁,男孩18～24岁,体格生长停止,生殖系统发育完全成熟。

青春期开始和持续时间受多种因素的影响,个体差异较大。女孩在8岁以前,男孩在10岁以前出现第二性征,为性早熟,即青春期提前出现;女孩14岁以后,男孩16岁以后无第二性征出现,为性发育延迟。

**1. 女性生殖系统的发育** 女性生殖器官包括卵巢、子宫、输卵管、阴道。乳房、阴毛、腋毛的发育标志着第二性征的发育。出生时卵巢发育已较完善,但在8岁以前较小,原始卵泡不成熟。进入青春前期后,在垂体前叶促性腺激素的作用下,卵巢内滤泡发育,乳房出现硬结,随着卵巢的迅速增长,雌激素水平不断上升,促进女性器官发育及第二性征的出现。通常9～10岁时骨盆开始加宽,乳头发育,子宫逐渐增大,10～11岁时乳房发育,出现阴毛;13岁左右乳房进一步增大,有较多阴毛、腋毛,出现月经初潮。

**2. 男性生殖系统的发育** 男性生殖器包括睾丸、附睾、阴茎,在青春期前发育很慢。出生时睾丸大多已降至阴囊,一般于1岁内都会下降到阴囊,少数未降者即为隐睾症。进入青春期前后,受内分泌的影响,阴囊皮肤开始变薄、变红、颜色加深,睾丸长大,阴茎变粗、增长,阴茎头变大。精囊迅速增大,出现成熟精子,男孩出现首次遗精,较女孩月经初潮年龄约晚2年,一般为14～16岁。出现第二性征:通常10～11岁时睾丸、阴茎开始增大;12～13岁时开始出现阴毛;15岁时出现腋毛,声音变粗;16岁后长胡须,出现痤疮、喉结,肌肉进一步发育。

## 二、青春期心理与社会的发展

青春期是生长发育的高峰期,也是心理发育的转折期,因为身体迅速发育而强烈要求独立,又因为心理发育的相对缓慢而保留儿童似的依赖性。生殖系统的迅速发育,性激素分泌增多,再加上其神经内分泌调节不稳定,常引起青春期少年心理、社会行为和精神方面的不稳定。青春期就是在这种矛盾的心理状态中发育发展,青春期少年具有极大的可塑性,家庭、社会和学校教育对他们的影响起决定性作用。

**1. 情绪和情感** 青春期少年由于其内抑制力较弱,对周围发生的事情具有强烈的情感反应,情绪易激动,对事物的认识和理解往往缺乏分析,存在着表面性和片面性。由于社会阅历短,缺乏社会知识,感情易冲动,他们容易被坏人所利用,做一些冒险甚至违法犯罪的事。同时,他们的独立感日益增强,往往听不进家长及教师的正确意见,也不愿与家长及教师进行思想交流,出现逆反心理,所以家长、老师和社会的关心爱护很重要,应多给予正面教育、鼓励和帮助。

**2. 性意识** 小儿进入青春期,由于生殖系统的迅速发育、性激素分泌增多,性心理随之发生。他们意识到两性的差别,开始对异性关心,渴望与异性交往,喜欢在异性面前表现自己,希望得到异性的爱。他们对自身及异性的性发育有强烈的好奇心,想了解性知识,但又羞于向成人询问,也不敢公开阅读有关性知识方面的书刊,因此,常常处于困惑之中。所以,对青春期少年进行系统的、正面的性知识教育,使他们懂得性发育是小儿生长发育的一个组成部分,是人类繁衍所必需,显得十分重要。否则,青少年容易出现早恋甚至性犯罪,严重地影响他们的身心健康和社会的安定。

# 三、青春期常见的健康问题

**1. 月经失调及经期卫生** 月经是女性性周期的表现。青春期少女由于卵巢功能发育尚未完全成熟,内分泌功能不稳定,或由于环境的改变、剧烈的情绪波动、过度劳累等原因,常出现月经过多、过少、痛经或月经不规则等问题。此外,月经期间机体抵抗力下降,同时由于子宫内膜脱落,宫颈微张,容易发生感染。故在月经期,应注意调整情绪,避免过度劳累,每日更换内裤和清洗会阴部。

**2. 遗精** 是男孩进入青春期的重要标志,是正常的生理现象,不会影响身体健康。但由于缺乏生理卫生知识,有些青少年在遗精后产生焦虑不安的心理。因此,对青春期少年进行性知识教育十分必要。

**3. 性自慰行为** 即手淫,是指在无异性参与的情况下所进行的满足性欲的活动,是青少年普遍存在的一种性行为。手淫是婚前满足性欲的一种方法,只要不过度,不会危害身体健康。只要我们在青少年中广泛地进行正面而系统的性教育,他们就不会因手淫而产生恐惧和追悔的心理。

**4. 吸烟、酗酒、吸毒及滥用药物** 吸烟、酗酒、吸毒及滥用药物对青少年身心健康产生了严重的损害。目前在我国青少年中,吸烟、酗酒、吸毒及滥用药物的情况已相当严重,形势不容乐观。对此,我们应加强宣传教育的广度和力度,同时配合司法机关对青少年加强法制宣传和教育,加强对毒品及有关药品的管理。

**5. 意外伤害** 意外伤害在全球范围内已成为儿童青少年第一位死因,在男性青少年中较多。男性青少年因雄性激素分泌迅速增多,体格迅速增长,感情易冲动,争强好胜,不顾后果,不遵守交通规则,易发生打架斗殴和车祸等。因此,在青少年中进行法制教育和交通安全教育十分重要。

**6. 心理行为异常** 男性青少年容易发生社会行为异常,如破坏、偷窃、说谎、攻击等;女性青少年则易发生性格行为异常,如害羞、忧郁、社交退缩、交往不良、胆怯、过分依赖、过分敏感、嫉妒等。家长、教师、医护人员及社会对小儿从小进行正确引导和及时教育,对预防这些心理行为异常很重要。对女性者,必要时可进行心理治疗;对男性者,则要进行制止和管教。

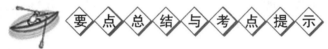

**要点总结与考点提示**

1. 生长发育的规律。
2. 影响生长发育的因素。
3. 小儿体格生长发育常用指标及评价:体重、身高、头围、胸围、上臂围、前囟门、坐高等。
4. 小儿运动功能的发育。
5. 小儿语言的发展过程。

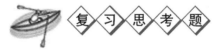

**复习思考题**

**【A₁型题】**

1. 小儿前囟闭合的时间为出生后( )
   A. 4～6个月　　B. 6～8个月　　C. 1～1.5岁
   D. 2～2.5岁　　E. 3岁

2. 反映骨骼发育的重要指标是( )
   A. 胸围　　B. 体重　　C. 身长
   D. 牙齿　　E. 囟门

3. 一健康男孩,体重10.5kg,身长80cm,出牙12颗,前囟已闭,胸围>头围,其月龄约为( )
   A. 9个月　　B. 12个月　　C. 18个月

D. 24个月　　E. 20个月

4. 儿童有意想象和创造性想象迅速发展的年龄阶段是( )
   A. 学龄前期　　B. 幼儿期　　C. 学龄期
   D. 青春期　　E. 婴儿期

5. 婴儿对食物味道的微小改变很敏感是在( )
   A. 3～4个月　　B. 4～5个月　　C. 5～6个月
   D. 7～8个月　　E. 1～2个月

6. 婴儿能再认母亲和其他亲近人的年龄为( )
   A. 5～6个月　　B. 6～7个月　　C. 7～8个月

D. 11～12个月　　E. 9～10个月

7. 前囟早闭多见于下面哪种情况（　　）
　　A. 脱水　　　　　B. 脑积水　　　　C. 维生素缺乏
　　D. 小头畸形　　　E. 脑膜炎

8. 乳牙萌出的时间平均为（　　）
　　A. 4个月　　　　B. 6个月　　　　　C. 8个月
　　D. 10个月　　　 E. 12个月

9. 何时尚未出牙可视为异常（　　）
　　A. 5个月　　　　B. 6个月　　　　　C. 8个月
　　D. 10个月　　　 E. 12个月

10. 儿童乳牙出齐的年龄为（　　）
　　A. 6个月　　　　B. 12个月　　　　 C. 1岁～1岁半
　　D. 1岁半～2岁　E. 2～2岁半

【A₂型题】

11. 男婴,营养发育中等,体重7.5kg,身长65cm,能伸臂向前撑身躯稍坐,头围41cm,两个下中切牙正在萌出,该男婴最可能的年龄是（　　）
　　A. 2个月　　　　B. 3个月　　　　　C. 6个月
　　D. 10个月　　　 E. 12个月

12. 某小儿前囟已近闭合,乳牙18颗,会用勺子吃饭,会说2～3个字构成的句子,最可能的年龄是（　　）
　　A. 1岁　　　　　B. 1.5岁　　　　　C. 2岁
　　D. 3岁　　　　　E. 3.5岁

13. 男孩,体格检查:身长88cm,体重12kg,胸围大于头围,前囟已闭,乳牙18颗,下列哪项动作该儿尚不能进行
　　A. 坐　　　　　　B. 爬　　　　　　 C. 翻身
　　D. 走　　　　　　E. 独脚向前蹦跳

14. 女婴,喜看自己的手,头眼协调较好,可随物体水平移动180°,头可转向声源,区分愉快与不愉快的气味,扶坐时能抬头稳,但不能独坐。最可能的月龄是（　　）
　　A. 1个月　　　　B. 2个月　　　　　C. 4个月
　　D. 6个月　　　　E. 8个月

15. 女孩,营养发育中等,体重12kg,身长90cm,乳牙18颗,其头围应该是（　　）
　　A. 34cm　　　　B. 38cm　　　　　C. 44cm
　　D. 48cm　　　　E. 52cm

【A₃型题】

（16、17题共用题干）
　　一小儿身高85cm,前囟已闭,头围48cm,乳牙20颗,已会跳并能用简单的语言表达自己的需要,对人、事有喜乐之分。

16. 此小儿的年龄最可能是（　　）
　　A. 1岁　　　　　B. 1岁半　　　　　C. 2岁
　　D. 3岁　　　　　E. 3岁半

17. 按公式计算此小儿的体重约是（　　）
　　A. 9kg　　　　　B. 10kg　　　　　 C. 12kg
　　D. 13kg　　　　 E. 14kg

（18、19题共用题干）
　　一正常小儿身高80cm,前囟已闭,头围47cm,乳牙16颗,能用简单的语言表达自己的需要,对人、事有喜乐之分。

18. 此小儿的年龄最可能是（　　）
　　A. 1岁　　　　　B. 1岁半　　　　　C. 2岁半
　　D. 3岁　　　　　E. 3岁半

19. 按公式计算此小儿的体重约是（　　）
　　A. 15kg　　　　B. 13.5kg　　　　 C. 12kg
　　D. 10.5kg　　　E. 9kg

（曲桂玉）

# 第3章

# 健康小儿的一般护理

**案例 3-1**

　　小儿,男,3个月,体重6kg。5月1日出生,出生后即接种了卡介苗和乙肝疫苗。母乳喂养,现小儿看到人脸时会笑,听到声音会转头寻找,俯卧位时能抬头。

　　讨论分析:

　　1. 该小儿应属于哪个年龄阶段?

　　2. 该小儿还应接种的疫苗有什么?

## 第1节　不同年龄阶段小儿的护理

### 一、胎儿期的护理

　　胎儿期的发育与孕母的躯体健康、心理卫生、营养状况和生活环境等密切相关,胎儿期保健主要通过对孕母的保健来实现。此期的保健应注意预防遗传性疾病与先天畸形;保证充足营养;预防妊娠期合并症及产时感染等。

　　**1. 营养**　妊娠过程中要保证充足营养,特别是妊娠后期应加强铁、锌、钙、维生素D等重要营养素的补充。但也应防止营养摄入过多而导致胎儿体重过重,影响分娩。

　　**2. 日常活动**　合理地安排生活工作,给予良好的生活环境,注意劳逸结合,减少精神负担和心理压力。适量运动,但避免过剧的运动。

　　**3. 预防疾病与先天畸形**　应大力提倡和普及婚前遗传咨询,禁止近亲结婚以减少遗传性疾病的可能性;孕母应增强抵抗力,以降低孕期病毒感染的机会;应避免接触放射线和铅、苯、汞、有机磷农药等化学毒物;应避免吸烟、酗酒;患有心肾疾病、糖尿病、甲状腺功能亢进症、结核病等慢性疾病的孕母应在医生指导下用药;对高危孕妇除定期产前检查外,应加强观察,一旦出现异常情况,应及时就诊,必要时可终止妊娠。还要重视预防产时感染,对早产儿、低体重儿、新生儿窒息、低体温、低血糖、低血钙和颅内出血等疾病的高危新生儿应予以特殊监护和积极处理。

　　**4. 家庭访视**　在孕妇妊娠末期,应做家庭访视,向孕妇进行关于新生儿喂养、护理和预防疾病等方面的健康教育,使新生儿出生后就能获得适当的照顾。尽可能避免妊娠期合并症,预防流产、早产、异常产的发生。对高危孕妇应加强随访。

### 二、新生儿期的护理

　　新生儿脱离母体后需要经历一系列重要的调整和复杂变化,才能适应新环境,维持其生存和健康发展。由于新生儿各器官和组织发育不成熟,调节功能差,此期发病率和死亡率是儿童期最高的。婴儿死亡总人数中有1/3~1/2是新生儿,其中第1周内的新生儿死亡人数占新生儿死亡总人数的70%左右,故新生儿保健重点应放在生后第1周。新生儿死亡原因中以先天畸形、早产、窒息、出血和感染等最常见,故新生儿期护理应与围生期护理紧密衔接,建立孕期和新生儿期家庭访视制度。

新生儿自医院回家后,医护人员要及时进行家庭访视,并建立新生儿健康管理卡和预防接种卡。由于新生儿 7 天内死亡率最高,一般应在新生儿出院后 24 小时内访视,不得超过 72 小时。对生活力和吸吮力强的婴儿每周访视 1 次,满月后每两周访视 1 次,至 2 个月为止。出生体重不足 2500g 的早产儿或小样儿出院后更应提早家庭访视,并根据小儿的具体情况和家庭需求随时访视,增加访视次数。访视时要特别对以下具体护理措施进行指导。

**1. 母乳喂养** 母乳喂养是最佳的喂养方法。访视时应评估母亲乳汁分泌及乳头、乳房的保护情况。宣传母乳喂养的优点,教授哺乳的方法和技巧,鼓励和支持母亲坚持母乳喂养。如确系无母乳或母乳不足者,则指导采取正确的人工喂养方法。低出生体重儿吸吮力强者可按正常新生儿的喂养方法进行,按需哺乳。吸吮力弱者可将母乳挤出,用滴管哺喂。

**2. 保暖** 新生儿房间应阳光充足,温度和湿度适宜。室温应保持在 22~24℃,相对湿度在 55%~65% 或更高。北方寒冷季节要特别注意保暖,预防硬肿症的发生。低出生体重儿的体温调节功能比较差,对外界环境适应力低,体温常在 36℃ 以下,更要注意保暖。访视时应指导家长正确使用热水袋或代用品保温,防止烫伤。此外还要注意的是接触小儿的手、仪器、物品等均应先预热,以免导致传导散热。

**3. 日常护理** 指导家长为婴儿沐浴。介绍正确的眼睛、口腔黏膜、鼻腔、外耳道、臀部和脐部的护理方法。指导家长观察小儿的精神状态、面色、体温和大小便情况等。让家长了解新生儿的生活方式,如:每日睡眠平均为 20 小时,每次睡眠时间为 3~4 小时。出生至第 7 周,每日哭闹的时间平均为 2 小时。护士应帮助家长逐步适应这些情况。低出生体重儿的护理要注意事先做好准备工作,集中进行各项护理,尽量少暴露婴儿。动作要轻柔、敏捷,避免使婴儿疲劳。出生体重在 2000g 以下的婴儿应不予洗澡,只用消毒的植物油清洁皮肤皱褶处。

**4. 预防疾病和意外** 保持室内空气清新,婴儿的用具要专用,食具每次用后消毒。衣服、被褥和尿布要柔软,并保持干燥和清洁。母亲在哺乳和护理前应用肥皂洗手。家人患感冒时必须戴口罩才能接触婴儿,特别是低出生体重儿。尽量减少亲友探视,避免交叉感染。此外,婴儿出生两周后应口服维生素 D,每日 400U,预防佝偻病。夏季要指导预防中暑和婴儿腹泻,冬季预防新生儿硬肿症以及一氧化碳中毒。同时,指导母亲注意防止新生儿窒息,例如,寒冷季节婴儿包被蒙头过严,哺乳姿势不适当,乳房堵塞婴儿口、鼻等均可导致窒息。对于疾病的筛查应重点进行新生儿期先天性代谢病的检查,要及早发现甲状腺功能减退和苯丙酮尿症等。

**5. 早期教养** 虽然母亲在腹中孕育自己的婴儿达 40 周之久,但大多数妇女分娩后第 1 次接触自己的孩子时,仍会对婴儿感到很陌生。父母最初只是小心、试探性地接触婴儿,然后,逐步进入父母的角色,更多、更好地表达他们的爱抚。婴儿渐渐也会对父母的爱抚给予回报,如睁开眼睛与之对视,微笑,或发出愉快的声音。这一亲子间的相互认同过程称为情感连结。此过程完成可以从分娩后几天至几周,甚至到婴儿 3 个月会发声时。亲子间的情感连结是婴儿心理社会发展的重要基础,也是小儿获得母亲养育,得以生存的基础。影响情感连结的因素包括:母亲产程是否顺利;父母是否早期接触婴儿;婴儿的各种状况是否与父母的期望相符;婴儿出院后对家庭原有生活方式的影响程度等。因此,提高产科技术,以及生后即刻让母亲哺乳对情感连结有促进作用。同时,在访视时应及时向家长介绍有关婴儿喂养、睡眠和哭闹等方面的知识,让他们对可能改变的生活方式做好思想准备,并根据婴儿的需要调节家庭的生活作息。

# 三、婴儿期的护理

婴儿期的生长发育非常迅速,对能量和蛋白质的要求也很高,而消化和吸收功能发育尚不完善,容易出现消化系统功能紊乱和营养不良等疾病;同时,婴儿从母体获得的免疫能力逐渐消失,而后天的免疫能力尚未产生,容易患肺炎等感染性疾病和传染病,所以此期儿童的发病率和死亡率仍高。

**1. 合理喂养**　4个月以上的婴儿开始添加辅食,并遵循一定的原则。在添加辅食的过程中,家长要注意观察婴儿的粪便,及时判断辅食添加是否恰当。根据具体情况指导断奶。断奶应循序渐进,月龄10～12个月,春秋季节为宜。断奶时,婴儿可能出现焦躁不安、易怒、失眠或大声啼哭等,家长应给予关心和爱抚。自添加辅食起,应训练用勺进食;7～8个月后学习用杯喝奶和水,以促进咀嚼、吞咽及口腔协调动作的发育;9～10个月的婴儿开始有主动进食的要求,可先训练其自己抓取食物的能力,尽早让婴儿学习自己用勺进食,促进眼、手协调动作的发展,并有益于手部肌肉发育。

**2. 日常护理**

(1)每日早晚应给婴儿部分擦洗,如洗脸、洗脚和臀部,勤换衣裤,保护会阴皮肤清洁。

(2)衣着:婴儿衣服应简单、宽松、少接缝,以避免摩擦皮肤,便于脱穿和四肢活动。衣服不宜用纽扣,宜用带子代替,以免婴儿误食或误吸。

(3)充足的睡眠是保证婴儿健康的先决条件之一。房间光线应该柔和,睡前避免过度兴奋。

(4)4～10个月乳牙开始萌出,婴儿会有一些不舒服的表现,如吸吮手指、咬东西、严重的会表现烦躁不安、无法入睡和拒食等。指导家长用软布帮助婴儿清洁齿龈和乳牙,并给较大的婴儿一些较硬的饼干、烤面包片或馒头片等食物咀嚼,使其感到舒适。注意检查婴儿周围的物品是否能吃或安全,以免婴儿误食。

**3. 日常活动**　家长应每日带婴儿进行户外活动,呼吸新鲜空气和晒太阳;有条件者可进行空气浴和日光浴,以增强体质和预防佝偻病的发生。

**4. 早期教育**

(1)大小便训练:婴儿3个月后可以把尿,会坐后可以练习大小便坐盆,每次3～5分钟。小便练习可从6个月开始。先训练白天不用尿布,然后是晚间按时叫醒坐盆小便,最后晚上也不用尿布。在此期间,婴儿应穿易脱的裤子,以利于培养排便习惯。

(2)视、听能力训练:对3个月内的婴儿,可以在婴儿床上悬吊颜色鲜艳、能发声及转动的玩具,逗引婴儿注意;每天定时放悦耳的音乐;经常面对婴儿说话、唱歌。3～6个月婴儿需进一步完善视、听觉,可选择各种颜色、形状、能发声的玩具,逗引婴儿看、摸和听。培养婴儿分辨声调和好坏的能力,用温柔的声音表示赞许、鼓励,用严厉的声音表示禁止、批评。6～12个月的婴儿,应培养其稍长时间的注意力,引导其观察周围事物,促使其逐渐认识和熟悉常见的事物;以询问方式让其看、指、找,从而使其视觉、听觉与心理活动紧密联系起来。

(3)动作的发展:家长应为婴儿提供活动的空间和机会。2个月时,婴儿可开始练习空腹俯卧,并逐渐延长俯卧时间,培养俯卧抬头、扩大婴儿视野。3～6个月,婴儿喜欢注视和玩弄自己的小手,能够抓握细小的玩具,应用玩具练习婴儿的抓握能力,训练翻身。7～9个月,用能够滚动的、颜色鲜艳的软球等玩具逗引婴儿爬行,同时练习婴儿站立、坐下和迈步,以增强婴儿的活动能力和扩大其活动范围。10～12个月,让婴儿玩"躲猫猫"的游戏,鼓励其学走路。

(4)语言的培养:语言的发展是一个连续的有序过程。婴儿出生后,家长要利用一切机会和婴儿说话或逗引婴儿"咿呀"学语,利用日常接触的人和物,引导婴儿把语言同人、物和动作联系起来。5～6个月开始培养婴儿对简单的语言做出动作,如用眼睛找寻物品,用动作回答简单的要求,发展其理解语言的能力。8～9个月开始培养婴儿有意识地模仿声音,如"爸爸"、"妈妈"等。

(5)防止意外:此期间的常见意外事故有异物吸入、窒息、中毒、跌伤、触电、溺水、烫伤等。应向家长特别强调意外的预防。

**5. 预防疾病和促进健康** 婴儿对传染性疾病普遍易感,为保证婴儿的健康成长,必须切实按照计划免疫程序,对婴儿完成预防接种的基础免疫,预防急性传染病的发生。同时,要定期为婴儿做健康检查和体格测量,进行生长发育检测,及时纠正,以预防佝偻病、营养不良和营养性缺铁性贫血等疾病的发生。

# 四、幼儿期的护理

幼儿神经心理发育迅速,行走和语言能力增强,自主性和独立性不断发展,与外界环境接触机会增多,但免疫功能仍不健全,对危险食物的识别能力差,故感染性和传染性疾病发病率及意外伤害发生率仍较高。

**1. 合理安排膳食** 幼儿正处在断奶之后,生长发育仍较快的时期,应注意供给足够的能量和优质蛋白,保证各种营养素充足且均衡。在 2～2.5 岁以前,乳牙未出齐,咀嚼和胃肠消化能力较弱,食物应细、软、烂,以增进幼儿食欲。蛋白质每日 40g,其中,优质蛋白质应占总蛋白质的 1/3～1/2。蛋白质:脂肪:糖类产能之比为(10%～15%):(25%～30%):(50%～60%)。培养良好的进食习惯,鼓励自用餐具,保持愉快、宽松的就餐环境,养成不吃零食、不挑食、不偏食等良好习惯。18 个月左右的小儿可能出现生理性厌食,表现出对食物缺乏兴趣和偏食。此时应在就餐前 15 分钟做好幼儿的心理和生理上的就餐准备,不要惩罚幼儿,以免影响食欲。

**2. 日常护理** 由于幼儿的自理能力不断增加,家长既要促进儿童的独立性,又要保证安全和卫生。

(1)衣着:幼儿衣着应颜色鲜艳,便于识别,宽松、保暖、轻便、易于活动,穿脱简便,便于自理。

(2)幼儿的睡眠时间:随年龄的增长而减少。一般每晚可睡 10～12 小时,白天睡 1～2 次。幼儿睡前常需有人陪伴,或带一个喜欢的玩具上床,以使他们有安全感。

(3)口腔保健:幼儿不能自理时,家长可用软布轻轻清洁幼儿牙齿表面,逐渐改用软毛牙刷。3 岁后,幼儿应能在父母的指导下自己刷牙,早晚一次,并做到饭后漱口。定期进行口腔检查。

**3. 早期教育**

(1)大、小便训练:18～24 个月时,幼儿开始能够自主控制肛门和尿道括约肌,而且认知的发展使他们能够表示便意,训练中,家长应注意多采用赞赏和鼓励的方式,训练失败时不要表示失望或责备幼儿。

(2)动作的发展:1～2 岁幼儿要选择发展走、跳、投掷、攀登等发展肌肉活动的玩具,如球类、拖拉机、积木、滑梯等。2 岁后的幼儿开始模仿成人的活动,玩水、沙土、橡皮泥,在纸上随意涂画,喜欢奔跑、蹦跳等激烈、刺激性的活动,故 2～3 岁的幼儿要选择能发展动作、注意、想象、思维等能力的玩具,如形象玩具、能拆装的玩具、三轮车、攀登架等。

(3)语言的发展:幼儿有强烈的好奇心、求知欲和表现欲,喜欢问问题、唱简单的歌谣、翻看故事书或看动画片等。成人应满足其欲望,经常与其交谈,鼓励其多说话,通过做游戏、讲故事、唱歌等促进幼儿语言发育,并借助于动画片等电视节目扩大其词汇量,纠正其发音。

(4)卫生习惯:培养幼儿养成饭前便后洗手,不喝生水,不吃未洗净的水果,不食掉在地上的食物,不随地吐痰和大小便,不乱扔瓜果纸屑等习惯。

**4. 预防疾病和意外** 每 3～6 个月为幼儿做健康检查一次,预防龋齿,筛查视、听力异常,进行生长发育系统监测。指导家长防止意外发生,如异物吸入、烫伤、跌伤、中毒、电击伤等。

**5. 防治常见的心理行为问题** 幼儿期常见的心理行为问题包括违拗、发脾气和破坏性行为等,家长应针对原因采取有效措施。

# 五、学龄前期的护理

学龄前期小儿活动范围扩大,智力发展快,自理能力增强,机体抵抗力逐渐增强,但仍易患小儿传染病。此期护理应继续监测生长发育;加强教育,培养独立生活能力和良好的道德品质;加强体格锻炼,增强体质;防治传染病,防止意外发生。

**1. 营养**　学龄前期儿童饮食接近成人,每日三餐,可有 2~3 次加餐。小儿食欲受活动和情绪的影响较大。增进食欲的方法包括进食前让小儿休息几分钟,进餐时保持愉快、宽松的气氛,使用小儿喜欢的餐具和舒适的桌椅等。成人应为儿童树立健康饮食习惯和良好进餐礼仪的榜样。学龄前期儿童喜欢参与食物的制作和餐桌的布置,家长可利用此机会进行营养知识、食品卫生和防止烫伤等健康教育。

**2. 日常活动**　学龄前期儿童已有自我照顾的能力,他们在学习自己进食、洗脸、刷牙等自理行为时,虽然动作缓慢、不协调,常需他人帮助,这样可能会花费成人更多的时间和精力,但应给予小儿鼓励,使他们能更独立。学龄前期小儿每日睡眠时间为 11~12 小时。此期小儿想象力极其丰富,因此夜间常有怕黑和做噩梦的现象,可在入睡前与小儿做一些轻松、愉快的活动以减轻其紧张情绪。学龄前儿童十分活跃,应充分利用空气、日光和水等开展体格锻炼。

**3. 预防疾病和意外**　每年对小儿进行 1~2 次健康检查和体格测量,继续生长发育监测,预防接种可在此期加强 1 次。此期小儿喜欢在街上追逐打闹、骑车、玩球等,因此车祸发生率增加。他们还可能学成人吃药而引起中毒,学母亲做饭而切伤手指或烫伤等。应指导小儿如何防止意外伤害,保证安全。

**4. 教养**　学龄前期儿童独立意识很强,会有自己的想法。对此期儿童的教育应结合愉快的游戏,让他们的智力和体能得到发展,并学习到遵守纪律、互助友爱、团结协作、热爱劳动等好品质。为儿童安排学习手工制作、绘画、弹奏乐器、唱歌和跳舞、参观动物园、植物园和博物馆等活动,培养他们多方面的兴趣,陶冶情操。

**5. 常见的心理行为问题**　包括吮手指和咬指甲、遗尿、攻击性行为、破坏性行为等,家长应针对原因采取有效措施。

# 六、学龄期的护理

学龄期儿童的心理社会发展非常迅速,同伴、学校和社会环境对其影响较大。机体抵抗力已增强,急性传染病发病率逐渐减少。此期护理应注重加强体格锻炼;培养良好的生活习惯和卫生习惯;培养良好的品格;加强学校卫生指导,促进德、智、体全面发展。

**1. 营养**　为满足儿童体格生长、心智发展、紧张学习和体力活动等,学龄期儿童需要营养充分而均衡。进餐时应保持良好的气氛,家长不要过分强调进餐礼仪,以免影响合理营养量的摄入。可对父母和儿童进行营养指导,而学校有必要开设营养教育课程。

**2. 日常活动**　学龄期儿童基本已能生活自理,但剪指甲、清洁耳朵和整理用物等方面仍需帮助。睡眠需求个体差异较大,6~7 岁平均每日睡眠时间为 10~12 小时,7 岁以上为 9~10 小时。睡前是孩子与家长相互沟通的好时间,家长应利用此机会更多地了解和帮助孩子,增加亲子情感。学龄期儿童每天要有户外活动、体格锻炼的机会,如做体操、参加团体游戏或比赛等,还可进行空气浴、日光浴等活动。

**3. 预防疾病和意外**　继续按时进行预防接种和健康检查,预防传染性疾病。为学龄期儿童提供良好的学习环境,包括适当的光线、合适的桌椅等。培养儿童正确的坐、立、行走和读书、写字的姿势,预防脊柱异常弯曲等畸形的发生。开展做眼保健操的活动,预防龋齿。养成良好的卫生习惯,饭前、便前、便后洗手,生吃蔬菜瓜果要洗净,预防肠道寄生虫病。对学龄期儿童、家长和教师进行预防疾病和意外伤害的健康教育。

**4. 教养** 加强品德教育,培养良好的性情和品格,陶冶高尚情操。

**5. 常见的心理行为问题** 学校恐怖症是指学龄期儿童恐惧或拒绝上学。儿童在上学时经常表现出焦虑不安,易惊恐,以及恶心、呕吐、腹泻或腹痛等症状。当儿童被允许留在家中、放学、过周末或放假时,症状就会缓解或消失。学校恐怖症原因较多,例如,不愿意与父母分离,上学时产生分离性焦虑;不喜欢学校的环境;害怕某位老师;与同伴关系紧张;或害怕考试等。家长一定要查明原因,采取相应措施。同时,学校和医护人员要相互配合,帮助孩子适应学校生活。重要的一点是对这样的儿童不能姑息,让孩子留在家中的时间越久,就越难使其重返学校。

**6. 学校卫生指导**

(1)培养良好的生活习惯,包括注意饮食卫生,培养良好的饮食习惯;注意口腔卫生,预防龋齿发生;培养良好的睡眠习惯;按时参加户外活动;不吸烟、不饮酒等。

(2)培养正确的坐、立、走等姿势。

(3)小学应设课间加餐,以保证体格、智力的发育。

(4)保护视力,预防近视眼。

(5)按时预防接种,定期体格检查,预防常见传染病。

(6)安排适当的体育锻炼与劳动。

# 七、青春期的护理

青春期是由儿童过渡到成年的时期。此期体格生长迅速,认知、心理社会和行为发展日趋成熟。但由于神经内分泌调节尚不稳定,以及要面对更多的社会压力,他们会遇到许多新问题。

**1. 营养** 青春期生长发育较快,需要增加热量、蛋白质、维生素及矿物质等营养物质的摄入。青少年的食欲通常十分旺盛,但由于缺乏营养知识,以及受大众传媒的鼓动和同伴们的相互影响,他们喜欢吃一些营养成分不均衡的流行快餐食品。另一个不良的饮食习惯是不吃早餐,以致造成营养不足。当少女开始关心自己的外貌和身材时,她们会对正常范围内的体重增加和脂肪增长担心,形成偏食的习惯,危及健康。我们有责任指导青少年选择营养适当的食物和保持良好的饮食习惯。

**2. 日常活动** 良好的个人卫生,充足的睡眠,以及体格锻炼对青少年的健康成长十分重要。

(1)养成良好的个人卫生习惯:青少年已具备自理能力,但应加强少女的经期卫生指导,包括保持生活规律,避免受凉、剧烈运动及重体力劳动,注意会阴部卫生,避免坐浴等。

(2)保证充足的睡眠:青少年需要充足的睡眠和休息以满足此期迅速成长的需要。但是许多人晚上睡得很晚,早晨又很难起床。因此,家长和其他人应起到榜样和监督作用。

(3)坚持体育锻炼:青少年应每天坚持锻炼以保持体格健壮,并以此作为放松或减轻压力的方法。但在运动或比赛前应指导青少年做预备动作,以防止运动时受伤。

(4)不吸烟、不酗酒:抽烟的习惯往往在青少年时养成,因此应在他们形成吸烟习惯前进行健康教育。从小学高年级开始,可利用广告画、展览和视听资料等多种方法大力宣传吸烟、酗酒、吸毒及滥用药物的危害性。健康教育时应强调青少年开始对自己的生活方式和健康负有责任。

**3. 预防疾病和意外** 继续防治儿童期的急性传染病及沙眼、龋齿、近视眼、寄生虫病和脊柱弯曲等疾患。由于青春期神经内分泌调节不稳定,痤疮、结核病、甲状腺肿、高血压、月经病等成为此期特殊的健康问题,需要积极预防。意外创伤和事故是青少年,特别是男性青少年的重要问题。此期要进行安全教育工作。

**4. 性教育** 由于巨大的生理、心理变化,青少年经常对性和异性关系感到困惑和矛盾。他们所获得的性知识往往不完全,甚至不正确。性教育内容应包括介绍生殖器官的结构与功能,第二性征,月经和遗精等知识。对于青春期的自慰行为如手淫等应给予正确引导,避免夸大其对健康的危害,减少恐惧、苦恼和追悔的心理冲突和压力。青少年还应获得有关与异性正确交往、怀孕以及性传播疾病的知识,防止少女怀孕、性传播疾病蔓延等社会问题的增加。进行性教育的方式可包括宣传手册、展览、视听教学影片、分组讨论等。在解答青少年提出的问题时,注意用直接的、科学的语言。

**5. 常见的心理行为问题**

(1)自杀:自杀是一种蓄意自我伤害,想要结束生命的行为。企图自杀者中,女性占大多数,但男性自杀成功率却高于女性。学校学习压力大,家庭不和睦,恋爱受挫折,失去亲人或朋友,身心受虐待,长期抑郁情绪等均可能是青少年自杀的原因。由于青少年解决问题的能力有限,同时得不到适当的支持和帮助,例如,家长、老师或朋友、同学不能与之进行有效的沟通,当他们遇到无法解决的困难时就会产生绝望的心理。青少年的自杀行为大多是想唤取父母或生活中对其有重要意义的人的注意,想通过自杀惩罚别人,或解除抑郁带给自己的痛苦。我们应及发现青少年的自杀倾向,及时进行健康检查,积极采取预防措施。在日常生活中要用适当的方法多与青少年交谈,让其表达内心的真实感受,帮他们树立乐观的生活观念。更为关键的是提高他们解决问题的能力,学习使用应对压力和危机的方法,必要时进行心理治疗。

(2)肥胖引起的心理行为问题:肥胖症是威胁青少年身心健康发展的常见问题之一。肥胖的青少年,特别是女孩,常认为自己的体态很丑,形成长期的自我形象贬低。这些青少年常被同伴嘲笑和拒绝,以至造成严重的社交障碍,自尊感降低,形成抑郁情绪。由于长期羞于与同伴在一起,退缩性行为进一步加重,外出社交性活动减少,而在家接触食物和吃东西的机会增多,导致肥胖加重,这样形成不易打破的恶性循环。因此早期预防和控制十分重要。在为青少年制订减肥计划时,要让他们充分参与,使其感到应对自己的饮食习惯和运动计划负责任。减肥计划要注意保证供给青春期所需的能量,以免对生长发育造成严重的危害。减肥措施可包括让青少年写详细的饮食日记,记录进食量、时间、进食时的情境与感受等,以便了解他们的饮食习惯和行为方式,然后用适当方法控制进食行为。鼓励他们参加运动,教授用其他方法处理情绪问题。在指导青少年减肥的同时,要帮助他们对自身形象建立信心,改善社交技巧,并通过同伴或集体的支持和鼓励,最终达到身心健康的发展。

# 第2节　小儿体格锻炼与游戏

## 一、体 格 锻 炼

体格锻炼可增强小儿适应外界环境变化的能力,增强体质,预防疾病,促进健康。生后2周至1个月就开始,随年龄循序渐进。一经开始即应坚持,不可轻易中断。锻炼方式方法按年龄大小、体质强弱而异。有条件者应充分利用新鲜空气、日光和水开展空气浴、日光浴和水浴,可结合体育锻炼同时进行。

**1. 利用空气**　主要利用空气温度与体表皮肤温度之差作为刺激因素锻炼身体,使小儿能迅速适应外界气温变化。经常接触新鲜空气是第一步,夏季从出生后2～4周即可在户外荫凉处睡眠和活动片刻;冬季可先在室内开窗呼吸新鲜空气,待习惯冷空气后也可移至室外无风处进行活动、睡眠。

空气浴作用较缓和,除十分虚弱者外都能接受,可自2～3个月开始先在室内进行,室温不低于20℃。开始时穿衣,以后衣服逐渐减少到只穿短裤。待小儿习惯后可在气温适宜、无强风时移至室外进行。实施时间根据不同的季节和地区而异,但不宜经常改变,以饭后1～1.5小时进行较好,每日 1～2 次,每次持续时间由开始时 2～3 分钟,逐渐加至 2～3 小时(夏季)。实施空气浴的气温在 3 岁以下和体弱儿童以不低于 15℃ 为宜;3～7 岁儿童不低于 12～14℃;学龄儿童可降至 10～12℃。小儿脱衣后先用干毛巾摩擦全身皮肤至微红以做准备。进行空气浴时应随时注意小儿反应,尤其在体弱儿童,如有口唇发青、皮肤苍白、起鸡皮等寒冷表现,应立即停止。

**2. 利用日光** 日光中的紫外线可使皮内 7-脱氢胆固醇转变为维生素 D,可预防佝偻病。此外,在日光照射下周围血管扩张,循环加快,促进心肺功能。紫外线不能透过玻璃窗,故应经常带小儿至户外进行活动和睡眠。

当气温在 22℃ 以上、无大风时,可在户外进行日光浴。最好在施行日光浴前先进行一段时间空气浴。做日光浴以早餐后 1～1.5 小时最合适,不可空腹。在树荫下或凉棚下,让小儿躺在床上,戴白帽以免头部过热,两眼带简易遮阳镜,避免日光直接照射。先晒后背,再晒躯干两侧,最后晒胸腹部。开始时每侧晒半分钟,以后逐渐每侧每次增加半分钟,直到 1 次日光浴时间达 25～30 分钟为止。每周休息 1 日,每 25～30 日休息 1 个月,休息期间进行空气浴。当户外树荫下气温超过 30℃ 时,不宜直晒日光。进行日光浴时应仔细观察小儿反应,如有头晕、头痛、出汗、虚弱感等不良反应,应即停止。

**3. 利用水** 水的传热能力比空气强 30 倍,刺激性较强,对体温调节起更大作用。新生儿脐带脱落干燥后即可开始洗温水浴(37～37.5℃),每次 7～12 分钟,动作要快,洗后立即用干毛巾包裹擦干。冬春季节每日洗 1 次,夏季增至 2 次。2 岁以后小儿应锻炼用冷水洗脸、洗手,持之以恒,洗毕即用毛巾擦干。

擦浴适用于 7～8 个月以上小儿,一般在床上进行。先将能吸水而软硬度适合的毛巾浸在水中,稍挤干,自小儿手、臂、脚、腿做向心性擦抹,擦毕即用干毛巾擦摩至皮肤微红为止。开始时水温 32～33℃,每隔 2～3 日降 1℃,婴儿可降至 26℃,幼儿可降至 24℃。室温应保持16～18℃。

淋浴适用于 3 岁以上小儿,效果比擦浴强。淋浴时水不可直冲头部,冲淋时间为 20～40 秒,淋浴后即用干毛巾擦干全身至皮肤微红。开始时水温 35～36℃,每隔 2～3 日降 1℃,幼儿不低于 26～28℃,年长儿可降至 24～26℃。室温保持在 18～20℃。

湖(海)水浴或游泳可自幼开始锻炼,应有成人在旁照顾,随时注意安全。如出现皮肤发红后转白,并诉寒冷感等不良反应,即应停止。

**4. 体育运动** 体育运动对于肌肉、呼吸、循环及新陈代谢都有良好作用,可增强肌张力,促进食欲,使精神活泼等。生后 2 个月即可做婴儿被动操,每日 1 次,随小儿生长发育过渡到主动操。幼儿在成人帮助下可做模仿操。6 岁以上小儿可用木马、滑梯等进行体育锻炼,可参加田径比赛、舞蹈、球类活动等。

# 二、游 戏

游戏是小儿生活中的重要组成部分,适当的游戏可发展小儿的想象力、创造力,促进小儿运动。游戏对孩子的认知发育、情感发育和个性形成有积极的促进作用。不同年龄的孩子,游戏内容和形式是有区别的。小儿游戏的发展可分为 3 个阶段。

**1. 练习性游戏阶段**(0～2 岁) 练习性游戏也称为感觉运动游戏,是游戏发展的最初形式。这时期孩子尚未真正掌握语言,其认识活动主要依靠直接感知和实际动作。

游戏的形式以抓、摸、拿等动作为主,反复摇摇铃,不断地抓、丢玩具,绕着房间四周跑等,偶尔发现因跟跄步态被引笑时,就会模仿,并应用于游戏中。自己的身体、衣物、事物、日用品等不管什么都能成为游戏的对象。

**2. 象征性游戏阶段**(3～7 岁) 儿童时期的游戏在这一时期达到高峰,这时孩子的语言有了很大发展,但还不能完全依靠语言这种抽象的符号进行思维,而主要依靠象征来思维。

以物代物,以人代人,以假想的情景和行动方式将现实生活和自己的愿望反映出来,如过家家。

**3. 规则游戏阶段**(8～12岁)　规则游戏的发展标志着游戏逐渐丧失了具体象征性的内容,而进一步抽象化。

此时的小儿能站在别人的立场上看问题,利用别人的观点去校正自己的观点。这时的游戏以有规则的竞赛性游戏为主,如下棋、打球、玩弹珠等。

# 第3节　计 划 免 疫

**案例 3-2**

某健康男婴,于 2013 年 2 月 1 日出生,按照我国卫生部规定,请你为该小孩制订半岁到 1 岁以内的计划免疫程序。

儿童计划免疫是根据免疫学原理、我国儿童免疫特点和传染病疫情的监测情况制订的免疫程序,是有计划、有目的地将生物制品接种到婴幼儿体中,以确保儿童获得可靠的抵抗疾病的能力,从而达到预防、控制乃至消灭相应传染病的目的。预防接种是计划免疫的核心。

儿童从出生就需要进行免疫接种,例如,新生儿在医院产科出生时,若没有接种禁忌证,产科将在 24 小时内给新生儿接种卡介苗和乙肝疫苗第一针,同时提供一张《新生儿首针乙肝疫苗和卡介苗接种登记卡》,父母凭此卡在一个月内携带儿童到居住地的接种门诊办理预防接种手续。严格实施基础免疫(即全过程足量初种)及随后的加强免疫(即复种),以确保儿童获得可靠的免疫,达到预防、控制和消灭传染病的目的。

## 一、获得性免疫

**1. 主动免疫**　是指用人工接种方法输入抗原性物质,刺激机体免疫系统产生免疫应答,产生抗病能力。这是预防接种的主要内容。主动免疫制剂在接种后经过一定期限才能产生抗体,但抗体持续的时间较久,一般 1～5 年,故还要适时地安排加强免疫,以巩固免疫效果。目前实行的计划免疫就属于此种。

**2. 被动免疫**　是指未接受主动免疫的易感者在接触传染病患者后,可给予相应的抗体,使之立即获得免疫力,称之为被动免疫。被动免疫时,抗体留在机体中的时间短暂,一般约 3 周,故只能作为暂时预防和用于治疗。例如,给未注射麻疹疫苗的麻疹易感儿注射丙种球蛋白,以预防麻疹;受伤时注射破伤风抗毒素,以预防破伤风。

## 二、免 疫 程 序

2008 年卫生部颁布了扩大免疫规划,要求在现行全国范围内使用的乙肝疫苗、卡介苗、脊髓灰质炎疫苗、百白破疫苗、麻疹疫苗、白破疫苗 6 种国家免疫规划疫苗基础上,以无细胞百白破替代百白破疫苗,将甲肝疫苗、流脑疫苗、乙脑疫苗、麻腮风疫苗纳入国家免疫规划,对适龄儿童进行常规接种。在重点地区对重点人群进行出血热疫苗接种;发生炭疽、钩端螺旋体病疫情或发生洪涝灾害可能导致钩端螺旋体病暴发流行时,对重点人群进行炭疽疫苗和钩体疫苗应急接种。为了使儿童获得牢固的免疫力,需要科学地安排接种对象与时间,开展计划接种。详见表 3-1。

表 3-1 小儿预防接种表

| | 接种对象 | 初种剂量与方法 | 接种次数 | 备注 |
|---|---|---|---|---|
| 乙型肝炎疫苗（重组酵母疫苗） | 新生儿及易感者 | 全程免疫：按0、1、6个月各肌内注射1次，新生儿首次应在出生后24小时内注射，部位以三角肌为宜。 | 3次，免疫期5～9年，必要时可加强免疫1次 | 2～8℃保存，有效期2年，严禁冻结 |
| 卡介苗 | 新生儿及结核菌素试验阴性的儿童 | 于出生后24～48小时内皮内注射0.1ml | 免疫期5～10年 | 2～10℃保存，液体疫苗有效期6个月，冻干疫苗有效期1年 |
| 脊髓灰质炎疫苗 | 2个月以上小儿 | 口服：2个月、3个月、4个月小儿 | 3次，4岁时加强口服三型混合糖丸疫苗 | 冷开水送服或含服，服后1小时内禁用热开水 |
| 百白破混合制剂 | 3个月至7岁 | 全程免疫：第1年间隔4～8周肌内注射2次，第2年1次，剂量均为0.5ml | 免疫期同单价制品，全程免疫后不再用百白破混合制剂，7岁用白破或百白二联制剂加强免疫 | 2～10℃保存，有效期1.5年 |
| 流行性乙型脑炎疫苗 | 6个月至10岁 | 8月龄(2剂次)，2周岁，6周岁。皮下注射2次，间隔7～10天，6～12月龄每次0.25ml，1～6岁每次0.5ml，7～15岁每次1.0ml，16岁以上每次2.0ml | 免疫期1年，以后每年加强注射1次 | 2～10℃暗处保存，冻干疫苗有效期1年，液体3个月 |
| 麻疹活疫苗 | 主要为8个月以上的易感儿童 | 三角肌附着处皮下注射0.2ml，注射丙种球蛋白后，至少1～3个月才能注射 | 免疫期4～6年，7岁加强1次 | 2～10℃暗处保存，冻干疫苗有效期1年，液体疫苗2个月，开封后1小时内用完 |
| 腮腺炎减毒活疫苗 | 8月龄以上的易感者 | 三角肌处皮下注射0.5ml | 免疫期10年 | 2～8℃保存，或0℃以下保存，有效期1.5年 |
| 麻疹、腮腺炎、风疹减毒活疫苗 | 8月龄以上的易感者 | 三角肌处皮下注射0.5ml | 免疫期11年，11～12岁复种 | 2～8℃避光保存 |
| 甲型肝炎减毒活疫苗 | 1岁以上儿童/成人 | 上臂皮下注射，1次1.0ml，注射过丙种球蛋白者，需8周后注射 | 保护期5年 | 2～8℃暗处保存，有效期3个月，−20℃以下有效期1年 |
| 甲型肝炎灭活疫苗 | 1岁以上儿童/成人 | 1～18岁0.5ml，19岁以上1.0ml三角肌注射 | 14天产生保护性抗体，维持1年，在6～12个月加强免疫，可保护20年 | 2～8℃保存，有效期3年，严禁冻结 |
| 风疹减毒活疫苗 | 12个月～14岁及青春期少女、育龄期妇女，接种3个月内避免妊娠 | 三角肌处皮下注射0.5ml，可与其他儿童期疫苗同时使用，但须在不同部位 | 10～28天产生抗体，维持10～20年 | 2～8℃保存，或0℃以下保存，有效期1.5年 |

续表

| 接种对象 | | 初种剂量与方法 | 接种次数 | 备注 |
|---|---|---|---|---|
| 水痘减毒活疫苗 | 1～2 岁儿童和免疫功能低下的高危人群 | 上臂皮下注射 0.5ml,可与其他儿童疫苗同时使用,但须在不同部位。15 岁以上间隔 6～10 周 2 次注射 | 随接种时间而降低 | 2～8℃保存,有效期 2 年 |
| 流脑 A 群多糖菌苗 | 1～15 岁儿童及少年,流行区成人 | 三角肌皮下注射 1 次,25～35μg | 免疫期 0.5～1 年 | 2～10℃保存,有效期 1 年 |
| 白破疫苗 | 6 周岁 | 肌内注射 1 次,0.5ml | | |

注:HBsAg、HBeAg 均阳性母亲的新生儿可先注射高效价乙肝免疫球蛋白(HBIG),2～4 周后再开始 0、1、6 方案注射。

# 三、预防接种的注意事项

## (一)预防接种注意事项

### 1. 接种前的注意事项

(1)接种的准备工作:接种场所应光线明亮,空气流通,冬季室内应温暖。接种用品及急救用品要摆放有序。严格遵守消毒制度,做到每人用一副注射器、一个针头,以免交叉感染。

(2)受种者的准备:做好解释、宣传工作,消除紧张、恐惧心理,争取家长和儿童的合作。注射部位的局部皮肤应清洁,防止感染。接种最好在儿童饭后进行,以免晕针。

(3)严格掌握禁忌证:接种前认真询问病史及传染病接触史,必要时先做体检。①患自身免疫性疾病、免疫缺陷者。②有明确过敏史者禁种白喉类毒素、破伤风类毒素、麻疹疫苗(特别是鸡蛋过敏者)、脊髓灰质炎糖丸疫苗(牛奶或奶制品过敏)、乙肝疫苗(酵母过敏或疫苗中任何成分过敏)。③患有结核病、急性传染病、肾炎、心脏病、湿疹及其他皮肤病者不予接种卡介苗。④在接受免疫抑制剂治疗(如放射治疗、糖皮质激素、抗代谢药物和细胞毒性药物)期间、发热、腹泻和急性传染病期间忌服脊髓灰质炎疫苗。⑤因百日咳菌苗可产生神经系统严重并发症,故儿童及家庭成员患癫痫、神经系统疾病,有抽搐史者禁用百日咳菌苗。⑥患有肝炎、急性传染病(包括有接触史而未过检疫期者)或其他严重疾病者不宜进行免疫接种。

(4)操作要点

局部消毒:用 0.5%碘伏或 75%乙醇溶液消毒皮肤,待干后注射;接种活疫苗、菌苗时,只用 75%乙醇溶液消毒,因活疫苗、菌苗易被含碘消毒剂杀死,影响接种效果。

### 2. 接种过程中的注意事项

(1)安排适当接种场所:接种场所应光线明亮,空气流通,冬季室内应温暖。接种用品及急救用品摆放有序。

(2)仔细解释:做好解释、宣传工作,消除紧张、恐惧心理,争取家长和儿童的合作。接种最好在饭后进行,以免晕针。

(3)生物制品的准备和处理:检查制品标签,包括名称、批号、有效期及生产单位,并做好登记;检查安瓿有无裂痕,药液有无发霉、异物、凝块、变色或冻结等;按照规定方法稀释、溶解、摇匀后使用。

(4)严格无菌操作:要做到每人一副无菌注射器、一个无菌针头;抽吸后安瓿内如有剩余药液,需用无菌干纱布覆盖安瓿口,在空气中放置不能超过 2 小时;接种后剩余药液应废弃,活菌苗应烧毁。

(5)严格查对:仔细核对儿童姓名、年龄以及疫苗名称;详细询问儿童的病史及传染病接触史等健康情况,严格掌握禁忌证。必要时先进行体格检查;严格执行规定的接种剂量和途径;注意预防接种的次数。按使用说明完成全程和加强免疫,按各种制品要求的间隔时间接种,一般接种活疫苗后需隔4周,接种死疫苗后需隔2周,再接种其他活或死疫苗。

(6)局部消毒:0.5%碘伏或络合碘消毒皮肤,待干后注射;接种活疫苗、菌苗时,只用75%乙醇溶液消毒。

(7)及时记录及预约:保证接种及时、全程足量,避免重种、漏种,未接种者须注明原因,必要时进行补种。

(8)交代接种后的注意事项及处理措施。

**3. 接种后的注意事项**

(1)当天在家休息,注意观察,如有异常及时处理。

(2)掌握预防接种的间隔时间。

### (二)预防接种的反应及处理

疫苗对人体来说是一种外来的物质,接种后常引起不同程度的注射部位或全身反应。

**1. 一般反应**

(1)全身反应

1)发热是主要的全身反应。一般在38.5℃以下,不需任何处理,适当休息,多喝开水,2~3天即可恢复。偶有高热,体温在38.5℃以上,可伴有头痛、恶心、呕吐、腹痛、腹泻等症状,应对症处理。发热多半在接种的当天发生,卡介苗、麻疹疫苗接种后,发热出现得较晚,一般在接种后5~7天。服小儿麻痹症疫苗后,可有低热和轻度腹泻,不需特殊处理。

2)晕针:晕针是由于各种刺激引起反射性周围血管扩张所致的一过性脑缺血。个别小儿在空腹或精神紧张状态下接种时可发生晕针,此时可让小儿平卧,保持安静,喂点热开水或糖水,短时间内即可恢复正常。数分钟后不恢复正常者可针刺人中穴。

(2)局部反应

皮下注射疫苗后,在注射后数小时至24小时或稍后,注射部位出现红、肿、热、痛反应。红肿范围一般不大,直径不超过5.0cm。多在2~3天内消退,很少持续4天以上。但也可出现一些特殊反应。

1)卡介苗:皮上划痕接种后一周内出现红肿,随后出现脓肿,不要挑破,一般于4周结痂;皮内接种后2周左右出现红肿,以后化脓或形成溃疡,可涂甲紫或异烟肼软膏,3~5周结痂。少数红肿范围在5.0cm以上,有时可出现局部淋巴结肿痛,应给予热敷,若无效,可于软化后抽脓,但不要切开排脓,同时注入链霉素0.25~0.5g(溶成1~2ml液体)。一次未好,可重复抽脓及注入链霉素,隔日1次或1周2次。

2)百白破混合制剂:注射部位形成硬结,只要不是消毒不彻底引起的感染化脓,1~2个月逐渐消退,不需处理。如为化脓,应报告医生治疗。

3)麻疹疫苗:少数儿童接种麻疹疫苗后5~7天,可出现散在的麻疹样皮疹,数日可消退,不需处理。

**2. 异常反应**　只有少数人发生,反应较重。包括过敏性休克、过敏性皮疹、免疫系统有原发性严重缺陷或继发性免疫防御功能遭受破坏(如放射病等)者,接种活菌(疫)苗后可扩散为全身感染。

**案例3-1护理分析**

1.该小儿应属于婴幼儿期。

2.该小儿还应接种的疫苗有脊髓灰质炎疫苗第二针,百白破混合制剂第一针。

**案例3-2护理分析**

该小儿半岁到1岁以内的计划免疫程序如表:

| 年龄 | 疫苗名称 | | | | | | | |
|---|---|---|---|---|---|---|---|---|
| | 卡介苗(BCG) | 脊髓灰质炎疫苗(TOPV) | 百白破疫苗(DPT) | 麻疹疫苗(MV) | 乙肝疫苗(HBV) | A群流脑疫苗(MenV) | A+C群流脑疫苗(MenV) | 乙脑疫苗(JEV) |
| 6足月 | | | | | 第3针 | 6～18个月龄完成2针(间隔3个月) | | |
| 8足月 | | | | 初种 | | | | 初种 |
| 1岁 | | | | | | | | |

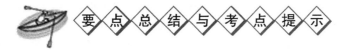

要点总结与考点提示

1.小儿不同年龄阶段的7个分期及各分期的护理特点。

2.小儿锻炼方式方法。

3.小儿游戏的发展可分为3个阶段:练习性游戏阶段(0~2岁)、象征性游戏阶段(3~7岁)、规则游戏阶段(8~12岁)。

4.小儿计划免疫的种类和程序。

5.小儿预防接种的注意事项。

6.小儿预防接种的反应及处理。

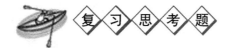

复习思考题

**【A₁型题】**

1.卡介苗初种的月龄应是(　　)

　A. 出生至2个月　　　　　B. 3~4个月

　C. 5~6个月　　　　　　　D. 7~8个月

　E. 9~10个月

2.麻疹疫苗初种的月龄是(　　)

　A. 1个月　　　　　　　　B. 2个月

　C. 4个月　　　　　　　　D. 6个月

　E. 8个月

3.预防接种引起的反应较少见的是(　　)

　A. 注射局部红肿　　　　　B. 心慌、出虚汗

　C. 过敏性休克　　　　　　D. 病理性黄疸

　E. 体温升高

4.下列预防接种的做法正确的是(　　)

　A. 接种时注射器上的针头每人换一个

　B. 使用免疫抑制剂间应加大剂量接种

C. 有传染病接触史而未过检疫期者可接种

D. 严重的心脏病及哮喘患儿应及时预防接种

E. 注射丙种球蛋白 1 个月内不能接种活疫苗

5. 婴儿日光浴的最佳时间是( )

　　A. 春季 9~10 时　　　B. 夏季 8~9 时

　　C. 秋季 9~10 时　　　D. 冬季 10~12 时

　　E. 夏季 16~17 时

6. 儿童体格锻炼正确的是( )

　　A. 活动量应大

　　B. 从幼儿期开始

　　C. 锻炼宜空腹进行

　　D. 锻炼方式要多样化

　　E. 每年春秋两季锻炼

7. 婴幼儿与学龄前以上儿童体格锻炼的不同点主要是( )

　　A. 是否乐于接受

　　B. 锻炼时间的长短

　　C. 锻炼强度的大小

　　D. 有无血循环增快

　　E. 锻炼后是否愉快

8. 儿童习惯培养开始的时间最好是( )

　　A. 婴儿期　　　　　　B. 幼儿期

　　C. 学龄前期　　　　　D. 学龄期

　　E. 青春期

9. 儿童教育正确的做法是( )

　　A. 教育要不断奖励和惩罚

　　B. 对所有儿童要一视同仁

　　C. 要经常指出存在的缺点

　　D. 家庭成员中要有严、有松

　　E. 不管动机如何只以结果论对错

10. 现阶段我国少年儿童死亡的第一位死因是( )

　　A. 肺炎　　　　　　　B. 传染病

　　C. 心脏病　　　　　　D. 白血病

　　E. 意外伤害

11. 我国规定的计划免疫程序中,小儿在 5 个月时要接种的疫苗是( )

　　A. 脊髓灰质炎混合疫苗

　　B. 脊髓灰质炎混合疫苗,百、白、破混合疫苗

　　C. 百、白、破混合疫苗

　　D. 麻疹减毒活疫苗

　　E. 卡介苗

12. 根据小儿年龄不同,将小儿时期分( )

　　A. 7 个时期　　　　　B. 6 个时期

　　C. 5 个时期　　　　　D. 4 个时期

E. 8 个时期

13. 新生儿期死亡多发生在( )

　　A. 生后第 7 天内　　　B. 生后第 10 天内

　　C. 生后第 15 天内　　　D. 生后第 20 天内

　　E. 生后第 28 天内

14. 新生儿室的温度为( )

　　A. 18~20℃　　　　　B. 20~22℃

　　C. 22~24 ℃　　　　　D. 24~26℃

　　E. 26~28℃

15. 新生儿护理重点应放在( )

　　A. 生后 1 小时内

　　B. 生后 10 天内

　　C. 生后 15 天内

　　D. 生后 7 天内

　　E. 生后 28 天内

16. 卡介苗接种年龄为生后( )

　　A. 6 个月　　　　　　B. 8 个月

　　C. 2~3 个月　　　　　D. 1~2 天

　　E. 4~5 个月

17. 乙肝疫苗初次免疫的年龄是( )

　　A. 生后 1~2 天　　　B. 2 个月以上

　　C. 8 个月以上　　　　D. 3 个月以上

　　E. 1 岁以上

18. 对健康新生儿进行家庭护理,该小儿进行家庭访视的次数是( )

　　A. 每月 1 次　　　　　B. 每月 1~2 次

　　C. 每月 2~3 次　　　　D. 每月 4 次

　　E. 每月 5 次

19. 新生儿室的温度和湿度为( )

　　A. 16~18℃　30%~45%

　　B. 18~20℃　50%~60%

　　C. 20~22℃　45%~55%

　　D. 22~24℃　55%~65%

　　E. 24~26℃　55%~65%

【A₂型题】

20. 4 岁小儿,2 天前注射了丙种球蛋白,现儿保门诊通知要进行预防接种,该儿童不能接种的疫苗是( )

　　A. 乙脑疫苗　　　　　B. 流脑疫苗

　　C. 霍乱疫苗　　　　　D. 百白破疫苗

　　E. 脊髓灰质炎疫苗

21. 女孩,3 个月,接种百白破三联疫苗后,当天下午体温 38.5℃,并伴有烦躁哭闹等表现。此时,护士应采取的措施是( )

　　A. 用湿毛巾冷敷

B. 给予氧气吸入

C. 让婴儿休息、多饮水

D. 立即注射肾上腺素

E. 服用抗组胺药物

22. 女婴 6 个月,今年立春时出生,母乳喂养,发育良好,已会独坐,现要为婴儿进行日光浴,最佳的时间是( )

A. 8~10 时　　　　B. 10~12 时

C. 12~14 时　　　　D. 14~16 时

E. 16~18 时

23. 男婴,6 个月,母乳喂养,发育正常,白天妈妈一人在家照顾宝宝,因宝宝不让妈妈离开,无法料理家务,此时最佳的处理方法是( )

A. 抱着婴儿干活

B. 背着婴儿干活

C. 将婴儿放到玩具筐内

D. 用婴儿车拉着宝宝干活

E. 用婴儿吊带背着宝宝干活

24. 男孩,2 岁,因想要玩具妈妈没有买,就在地上打滚哭闹,此时妈妈应采取的最佳处理方式是( )

A. 立刻答应他的要求

B. 蹲下来耐心哄他

C. 严厉斥责他

D. 拉起来打他

E. 不理睬他

25. 女孩,3 岁,在进餐时发现少了一个勺,她飞快地去厨房取,回来时由于跑得太快,头撞到了拐角的墙上,于是大哭起来,此时家长应采取的处理方式是( )

A. 立即抱孩子到医院

B. 立即进行局部按摩

C. 训斥孩子跑得太快

D. 谴责墙角砌得有问题

E. 告诉孩子撞头的原因

（林　慧）

# 第 4 章

# 患病儿童的护理

## 第 1 节　儿科医疗机构及护理管理

目前,我国的儿童医疗机构有三种形式:儿童医院、妇幼保健院及综合医院中的儿科门诊与病房。其中以儿童医院的设置最为全面,包括门诊、急诊、病房(内科、外科、五官科、中医科等不同科别)以及放射科、超声科及检验科等辅助科室。

## 一、儿 科 门 诊

### (一)小儿门诊设施及特点

**1. 预诊处**　小儿门诊必须设有预诊处,是小儿医疗机构特有的部门。其目的是为鉴别传染病患儿,避免交叉感染及协助患儿家长选择就诊科别,并根据病情的轻重、缓急给予适当安排。通过预诊,减少患儿间的交叉感染及缩短就诊时间。

预诊处应设在儿童医院距医院大门口最近处或综合医院儿科门诊的入口处,方便患儿进入医院能首先到达预诊处。预诊处应设两个出口,一个通向门诊候诊室内,另一个通向隔离室。隔离室内应有一般消毒隔离设备,如紫外线灯、洗手设备、隔离衣等。隔离患儿的挂号、交费、取药应在指定的区域内进行。

预诊室的设备:检查台、手电筒、压舌板、洗手设备、隔离衣和消毒设备等。预诊方式采取简明扼要的问诊、望诊及简单的体检。在较短时间内根据关键的病史、症状、体征,迅速做出判断,及时分离出传染病患儿,避免交叉感染。遇有急需抢救的危重患儿,由预诊处护士立即送至抢救地点。预诊处设护士 1～2 人,预诊护士一般由经验丰富、判断能力强的高年资主管护师担任,要求责任心强,办事迅速,处理问题果断。

**2. 门诊部**　门诊部设有挂号处、体温测量处、候诊室、诊察室、化验室、治疗室、饮水处等。各室的布置应符合各年龄段儿童的心理特点,如室内放置玩具、墙壁张贴图画、宣传画等,营造使患儿放松的氛围,消除患儿的紧张和不安情绪。

(1)挂号处:小儿经过预诊,确系非传染病患儿,方可挂号就诊。

(2)体温测量处:在每个小儿就诊前测量体温。如患儿体温高达 39℃ 以上,应优先安排就诊,并酌情给予物理降温,以免发生高热惊厥。

(3)候诊室:要舒适、宽敞、清洁、空气流通、照明良好、温湿度适宜,室内应设有充足的候诊椅,以方便容纳就诊的儿童及家长。还可设 1～2 张床为小儿更换尿布、包裹使用。在此设宣传栏,是门诊健康教育的重要场所。

(4)诊查室:根据科别划分诊查室,每个科室的诊查室数量不限,但要留有机动诊室,以备遇有传染病或疑似传染病患儿时,将原诊室进行消毒,利用机动诊室继续进行诊治。由于小儿易哭闹的特点,诊查室最好是单间,以免患儿间互相干扰,影响检查结果。诊查室内设有检查床、桌、椅,诊查用具及洗手设备等。

(5)化验室及放射室:设在诊查室附近,便于患儿就近实验室检查。

(6)治疗室：备有各种治疗所需的设备、药品和器械,可进行门诊的一般治疗,各种穿刺术和危重患儿的抢救。

(7)饮水处：在儿科门诊附近应设有儿童饮水处,有专人负责供应热水,以保证小儿饮水、服药、喂奶。

(8)药房及收费处：药房及收费处可设在门诊的出口处。

(9)厕所：根据小儿的特点,设专用儿童厕所。

## (二)小儿门诊的护理管理特点

小儿门诊的特点之一是陪伴就诊的人员数量多,一个患儿可能由几位家长陪伴就诊,故门诊流动人员数量较大,根据这一点,门诊在护理管理上应做好以下几方面的工作。

**1. 做好组织管理工作**　护理人员应做好诊前的准备工作,安排、组织患儿就诊。协助医生查体及诊后向家属做好解释工作,使患儿就诊秩序有条不紊。

**2. 密切观察病情变化**　由于小儿病情变化快,所以在小儿预诊、测体温、候诊、就诊及治疗等整个诊治过程中均要密切观察患儿的面色、呼吸、神志等变化,发现病情变化时,及时与医生联系,发生异常情况时及时处理。

**3. 预防交叉感染发生**　认真制定并执行医院的各项消毒隔离制度,在各项操作过程中严格遵守无菌技术操作规程,防止患儿在就诊过程中再次发生感染；及时发现、隔离传染病患儿,以防交叉感染。

**4. 防止发生医疗差错**　儿科门诊具有时间性和季节性特点,要根据实际情况,弹性排班。要严格执行各项操作制度、药品管理及查对制度,无论在给药、注射等各项工作中均应一丝不苟,杜绝差错事故的发生。

**5. 健康宣教**　护士应利用患儿就诊时间有针对性地向其家属进行科普育儿、健康指导或根据不同季节易发生的疾病及其特点进行疾病护理知识的宣传。宣传形式可采取集体指导、个别讲解或咨询等方式,使患儿家长在短时期内获得保健及护理常识。

# 二、儿 科 急 诊

## (一)小儿急诊部设置及特点

**1. 儿科急诊部的设置**　儿科急诊设有诊查室、抢救室、观察室、治疗室、小手术室、药房、化验室、收费处等,形成一个相对独立的单位,以保证 24 小时开放接诊。

抢救室内设病床,配有人工呼吸机、心电监护仪、气管插管用具、供氧设备、吸引装置、雾化吸入器等,必要的治疗用具包括各种治疗穿刺包、切开包、导尿包等,室内放抢救车一台,备有常用药品、输液泵、一次性输液器、注射器、各种护理用品、物品、记录本及笔,以满足抢救危重症患儿的需要。

观察室的设备与病房相似,除床单位用品外,备医嘱本、护理记录单及病历记录。如有条件可装备监护仪器。

小手术室除一般手术室的基本设备外,应准备清创缝合小手术、大面积烧伤的初步处理、骨折固定、紧急胸或腹部手术等器械用具及抢救药品。

**2. 小儿急诊的特点**

(1)起病急,病情变化快：小儿疾病有些表现常不典型,尤其是疾病初期,而有些疾病在疾病未出现典型症状前即有可能危及生命,如流行性脑膜炎的感染性休克、中毒、气管异物、大创伤、烧伤等都需要及时抢救。要根据病情轻重决定就诊的顺序,对于危重儿就诊应开辟绿色通道,先就诊、后挂号,先治疗、后交费。在抢救的同时,还要进一步询问、检查,以明确诊断。

(2)小儿疾病具有一定规律性:根据季节、疾病流行情况,小儿发病的种类有一定的规律性。如夏秋季多见中毒性痢疾、腹泻,冬季常患肺炎等。因此,根据急诊患儿的特点与病种发生规律,护理人员要做好隔离消毒工作,准备好常用的抢救药物及仪器设备,以便及时进行抢救。

### (二)小儿急诊的护理管理特点

**1. 重视急诊五要素**  急诊抢救的五要素为人、医疗技术、药品、仪器设备及时间。其中人起主要作用。急诊护士要有高度责任心,良好的医德修养,熟练掌握小儿各种抢救技术要领,能够迅速、敏捷地配合医生抢救,还要体贴照顾患儿家属。此外,药品种类的齐全,仪器设备的先进及争分夺秒的处理也是保证抢救成功缺一不可的重要环节。

**2. 建立抢救护理常规**  组织护理人员学习、掌握各科常见疾病的抢救程序、护理要点,在熟悉护理常规的基础上加强平时训练,提高抢救效率。

**3. 执行急诊岗位责任制**  护士在急诊工作中要随时做好抢救患儿的准备工作,坚守好自己的工作岗位,经常巡视观察室,随时发现患儿病情变化并能进行及时处理。此外,对急诊室的急救药品、抢救器械要保管好,熟练掌握设备的使用方法,做到有明确的分工及完善的交接班制度。

**4. 加强急诊文件管理**  急诊应有完整的病历,注明患儿到达急诊的时间,详细的病情记录,接受治疗的时间等。紧急抢救中遇有口头医嘱,必须当面复述,两人核对,确保无误后执行,待抢救工作告一段落后再补于病历上,保证抢救工作的连续性,为进一步的治疗与护理提供依据。

# 三、儿 科 病 房

## (一)小儿病房的设施及特点

根据小儿年龄、病种及身心特点合理安排,小儿病房最适宜的床位是 30~40 张。

**1. 病室**  设有大、小病室。每间大病室内放置 4~6 张床,小病室放 2~3 张床。每个床单位占地至少 $2m^2$,床与床之间、床与窗台之间的距离为 1m,窗外设有护栏,病床两侧应有床档,可以上下拉动。病室之间采用玻璃隔墙,以方便医护人员观察小儿病情变化。各病室之间可装饰颜色鲜明、儿童喜爱的各种图案,减少患儿的恐惧与陌生感。每间病室均应设有洗手设备和夜间照明设施。

**2. 重症监护室**  在距护理站与医生办公室较近处可设一重症监护室,内可容纳 4~6 张病床。主要收治病情危重、需要观察及抢救者。室内放有抢救设备,遇有危重患儿经抢救后待患儿病情平稳方可转入一般病室。

**3. 治疗室**  内可设置治疗桌、治疗车、药柜、冰箱等。如有条件可分内、外两小间。外间用于各种注射及输液的准备工作。内间可进行各种穿刺、取血、换药等,以利于无菌操作,并减少其他患儿的恐惧。

**4. 配膳(奶)室**  宜设在病房门口外间,将营养部门备好的患儿食品在配膳室分发。室内配置消毒设备、冰箱、微波炉、配膳桌、碗柜及分发膳食用的餐车,如为营养部门集中配奶,每次送到病房的奶应立即放入冰箱,另备有热奶的用具。

**5. 游戏室**  供住院患儿游戏、活动使用。游戏室应设在病房一侧,室内宽敞明亮,空气流通,地面采用木地板或塑料防滑材料,以防小儿跌伤。室内布置符合儿童的特点,有不同年龄阶段小儿使用的桌椅、玩具及图书等,可放有电视机。

**6. 厕所与浴室**  厕所与浴室要符合小儿的特点,幼儿专用厕所可不设门,学龄儿童用可有门,但不加锁,防止出现意外。儿童浴池要宽敞,便于小儿进出及护士协助小儿沐浴。

**7. 医护办公室**　应设在病区中间,靠近危重病室,还可以通过玻璃墙观察到整个病房的情况。

此外,病房通常还设有临时治疗室、抢救室、库房、值班室、仪器室、杂物室,规模较大的病房还应有家属接待室等。

### (二)小儿病房的护理管理特点

**1. 环境管理**　病房环境要适合小儿心理、生理特点,病房的布置应整洁、美观,病室墙壁、窗帘及患儿被服颜色要新鲜,可选用小儿喜欢的图案。病室的环境会直接影响患儿的情绪,尽量使之与家庭接近,消除患儿的恐惧感。新生儿与未成熟儿病房一定要有照明,以便观察病情变化;而儿童病室灯光应较暗,以免影响睡眠。室内温度、湿度依患儿年龄大小而定(表4-1)。要注意保持室内空气流通和清洁。

**表4-1　不同年龄小儿适宜的温度、湿度**

| 年龄 | 室温 | 相对湿度 |
| --- | --- | --- |
| 新生儿 | 22～24℃ | 55%～65% |
| 婴幼儿 | 20～22℃ | 55%～65% |
| 年长儿 | 18～20℃ | 50%～60% |

**2. 生活管理**　患儿住院后的生活安排不仅要符合疾病治疗的需要,也要满足小儿生长发育的需要。在饮食方面,提供适合病情年龄的食物。食具由医院供给,在每次用餐后要进行消毒。对患儿特殊的饮食习惯,护士应与家长及营养部门取得联系给予相应的调整。在服装方面,患儿的衣服布料要柔软,颜色要鲜艳,经常洗换,保持整洁。病室内生活制度要符合小儿病情及年龄特点,根据患儿的不同年龄,合理安排作息时间;根据不同年龄特点安排不同的学习及游戏,使小儿在住院期间形成有规律的生活,消除小儿寂寞、恐惧、焦虑等,尤其对长期住院的患儿更为重要。

**3. 安全管理**　安全管理是儿科病房护理管理的重要内容。病室内的一切设施均应考虑到患儿的安全。防止出现意外,防止跌倒、烫伤,防止误饮、误服。如暖气要加罩,电插座应有保护装置,热水瓶要远离患儿等。病房不可乱扔果皮和杂物,防止患儿在玩耍或行走时摔倒。病房中用于特殊情况的消防、照明器材,应有固定装置,安全出口要保持通畅。要积极防止医疗差错,严格执行各项查对制度,各项操作规范化。

**4. 预防感染的管理**　预防感染在儿科病房任务艰巨。小儿在患病期间抵抗力明显降低,易发生交叉感染。儿科病房应有消毒隔离措施,要严格执行清洁、消毒、隔离、探视等制度。每天病室要定时通风,病房按时做紫外线照射及空气培养,地面清洁并定期消毒,护士操作前后都要洗手,严格执行无菌操作制度。对新生儿、早产儿、慢性疾病及接受化疗的患儿实行保护性隔离,做好陪伴家属及探视的管理工作。

# 第2节　与小儿沟通的技巧

沟通是人与人之间通过各种方式的信息交流,通过沟通可以交流信息、传递情感和调节行为。可通过语言、文字表情、手势等方法完成人与人之间信息交流的过程。有效的沟通是接收者所收到的信息与发出者表达的相同。由于小儿各系统功能尚未发育成熟,因此在沟通方面与成人有很多不同,沟通中要求护理人员掌握一定的语言和非语言沟通技巧,并应考虑儿童的年龄特征。

# 一、小儿沟通的特点

**1. 不易清楚、明确地表达** 小儿各个年龄阶段不同,表达方式也不同。婴儿时期的语言发育尚未成熟,多用哭声来表达自己的需要。1～2 岁的小儿开始学习语言,多从重复数字表达,很难被人听懂、理解。因此,婴幼儿时期往往不能完全通过语言表达需要和情感,叙述自己的感受。3 岁以上小儿可通过语言并借助肢体动作,形容、叙述某些事情,但容易夸大事实,掺杂个人想象,缺乏条理性、准确性。

**2. 缺乏理解、分析问题的能力** 在小儿生后的前几年内,依照不同年龄分别以直觉活动思维和具体形象思维占重要地位。对事物认识有一定的局限性,直到学龄前期才逐步过渡到以抽象逻辑思维为主的思维方式。尽管如此,仍具有很大成分的具体形象性。因此,在小儿的抽象思维尚未完全形成时,与小儿沟通需要特殊形式和方法。

# 二、与小儿沟通的方法与技巧

## (一)语言沟通

**1. 主动介绍** 首次接触患儿及其家长时,护士应向他们主动热情介绍自己,询问患儿乳名、年龄、幼儿园情况,询问患儿熟悉的事情,尽快缩短与患儿及家长之间的距离。

**2. 讲究方式** 不同年龄阶段的患儿,语言表达及理解能力的发展不同,护士在与患儿交谈中,应用患儿熟悉的常用语句,并多用肯定方式。尽量不使用封闭式的问题。尽量采用患儿能听懂的语言,与之交流。

**3. 理解患儿的感受** 由于患儿对事物的概念和分析等与成人不同,有时甚至幼稚可笑,护士不能嘲笑患儿或敷衍了事,要表示诚恳的态度,以免使患儿失去安全感和对护士的信任。如与患儿交谈过程中,问题尚未弄清,可请患儿再重复一遍,同时在叙述中适当修正他的语句,帮助他表达得更准确。

**4. 注意交谈的语调、顿挫、声调、音量、速度** 患儿对提出的问题较注重语调、语气,如他们能从母亲说话声调的提高或速度的加快而感到情绪紧张。因此,护士学会倾听,才能与患儿进行有效地沟通。

## (二)非语言沟通

人与人之间,除了语言沟通外,还存在大量的非语言沟通,包括面部表情、姿态、手势、抚摸等,也是一种重要的沟通手段。非语言沟通又称为身体语言。护士的和蔼、微笑、亲切的抚摸,都能给患儿带来心灵上的慰藉,使患儿感到安全与信任。

## (三)游戏

游戏是小儿生活中的重要组成部分,适当的游戏可发展小儿的想象力、创造力,促进小儿运动;适当的游戏,可缩短护士与患儿之间的距离,促进相互了解。患儿以游戏表达他们对家庭、医院的感受,发泄自己的情感。

## (四)绘画

患儿的图画能表示许多有意义的资料,可代表他本人、他的经验及对他有意义的事情。护士除可利用绘画与患儿沟通外,还可以通过画面内容,布局分析等来了解患儿对自己、对他人的想法。

# 三、与患儿家长沟通的技巧

患儿与家长是独立的两个个体,但患儿的沟通多需其家长协助完成,因小儿患病,家长内疚、焦虑心理及情绪不稳,同样会引起患儿的不安。护士应以其热情、客观理解、关心的态度,与患儿父母之间传递信息,供给他们疏导个人感觉,放松紧张、焦虑情绪的机会,患儿也以独特的目光来观察护士,看到他们的父母与护士交流的很融洽,便增加了对护士的信任感,容易和护士亲近,使沟通在很随意中进行。

# 第 3 节　小儿用药特点

药物治疗是小儿疾病综合治疗的重要组成部分,正确合理地用药可促进患儿尽早康复。但小儿时期肝解毒、肾排泄功能不足,对药物的毒性作用、副作用较敏感,所以小儿时期用药在药物选择、剂量、给药途径及间隔时间等方面均应综合考虑。

## 一、各年龄期小儿用药特点

**1. 新生儿用药特点**　新生儿皮肤薄,皮肤局部用药吸收较多,应注意引起中毒。药物经口服后,胃肠道吸收的差别很大,如氯霉素吸收慢,磺胺药可全部吸收。皮下和肌内注射由于周围血循环不足往往影响药物吸收和分布,静脉吸收最快,药效可靠。有些药物如磺胺药应用后,引起新生儿黄疸加重,甚至侵入脑组织造成核黄疸,因此磺胺药不宜用于新生儿。由于新生儿肝脏发育不成熟,某些酶类缺乏,某些药物应用后可引起生命危险,如氯霉素可引起新生儿灰婴综合征,严重者可致死;新生儿肾功能发育不全,对巴比妥类、氨苄青霉素、庆大霉素等药物排泄缓慢。因此,一般新生儿用药量宜少,用药间隔应适当延长,同时,用药也不宜过久,否则易发生中毒(详见附 1)。

**2. 婴幼儿用药特点**　婴幼儿的吞咽能力差,大多数不会自服药品,口服给药要注意不要误入气管,特别是石蜡油等药物,误入后会引起吸入性肺炎。婴幼儿的腹泻,不要过早应用止泻剂,以免肠内毒素吸收增加,病情加重;便秘时应从改善饮食着手,适当加些含有纤维素的蔬菜、水果、蜂蜜等,不要一便秘就用泻药。吗啡、哌替啶等药物容易引起中毒,抑制呼吸,一般不宜用;但该期对苯巴比妥、水合氯醛等镇静药,耐受性都较大,年龄越大,剂量也相对偏大。

**3. 儿童期用药特点**　儿童正处于生长发育阶段,但机体尚未成熟,对药物的反应与成人有所不同。如对于镇静药、阿托品、磺胺类药、激素等的耐受性较大;酸碱类药物较易发生酸、碱血症;应用利尿药较易引起低血钾、低血钠现象;应用大量或多种抗生素(尤其是口服广谱抗生素时)比较容易引起消化系统功能紊乱;四环素可使牙釉质发育不良,牙龈发黄,因此 7 岁以内忌用。用药时,必须熟悉使用方法和注意事项,发生不良反应及时采取措施。

> 📖 **链接**
>
> 新生儿要禁用的药物
>
> 由于下列药物可导致新生儿疾病,甚至死亡,故用药时须特别注意:
>
> 氯丙嗪:可致麻痹性肠梗阻;磺胺类、亚硝酸类:可产生高铁血红蛋白血症,临床表现为缺氧性全身发紫。
>
> 奎宁:易发生血小板减少,临床表现为皮肤稍挤压即出现局部青紫。
>
> 伯氨喹:易引起溶血性贫血,表现为呼吸急促、全身青紫,有血样尿。

## 二、药物的选择

小儿应根据年龄及病情有针对性地选择用药,注意观察用药效果和毒副作用,如表 4-2。

表 4-2 小儿药物的选择

| 药物选择 | 注意事项 |
| --- | --- |
| 抗生素类药物 | 长期使用易致肠道菌群失调和继发真菌感染;大量使用影响骨骼生长,抵抗力下降;氨基糖苷类药致耳、肾毒性较成人严重,应慎用;氯霉素可抑制造血功能,新生儿,尤其是早产儿可引起"灰婴综合征";四环素可引起牙釉质发育不良,8 岁以下禁用,还可直接作用于中枢神经系统,导致死亡;喹诺酮类药物影响软骨发育,婴幼儿禁用 |
| 退热药 | 婴幼儿发热首选多饮水及物理降温,必要时应用对乙酰氨基酚,但剂量不能过大,用药时间不能过长,注意观察用药反应,有无虚脱;3 个月以内婴儿慎用,新生儿禁用 |
| 镇静止惊药 | 临床上常用苯巴比妥、地西泮、水合氯醛等,应注意观察呼吸情况,以免发生呼吸抑制;吗啡易产生呼吸中枢抑制,应禁用 |
| 止咳平喘药 | 婴幼儿呼吸道感染时分泌物多且不易咳出,一般不用镇咳药,可应用祛痰药或雾化吸入稀释分泌物,配合体位引流排痰;氨茶碱平喘时可引起精神兴奋,导致婴儿惊厥,应慎用 |
| 止泻药和泻药 | 小儿肠道感染引起的腹泻不可先用止泻药,以免肠道蠕动减慢,增加肠道内毒素的吸收,加重全身中毒症状;小儿便秘多采用饮食调节(如水果等)及通便法,一般不用泻药 |
| 激素类 | 长期使用雄激素和肾上腺皮质激素可影响小儿身高,降低机体免疫力;水痘患儿禁止使用,以免使病情加重 |

# 三、给药方法

## (一)口服法

口服法是临床普遍使用的给药方法,其特点是使用方便,对患儿的身心不良影响较小,故只要条件允许可应尽量使用口服给药。婴幼儿常选用糖浆、水剂或冲剂,也可将药片捣碎加糖水吞服,喂时抬高头部或抱起婴儿,用滴管或去掉针头的注射器喂服,以避免呛咳。若用药匙喂药,应从婴儿的口角处顺口颊方向将药液慢慢倒入,待药液咽下后再将药匙拿开,若小儿一时不吞咽,则用拇指和食指轻捏小儿双颊,使之吞咽。对年长儿则应鼓励并教其自己服药。

## (二)注射法

注射法多用于急、重症患儿或不宜口服药物的患儿。主要采用肌内注射、静脉注射和静脉输液。其特点是起效快,但易造成患儿恐惧等。肌内注射一般选择臀大肌外上方,应采取"三快":进针快、推药快、拔针快,以缩短时间,防止意外。静脉注射多在抢救时使用,在注射过程中速度要慢,避免药液外渗。静脉输液应用广泛,不仅可以给药,还可补充水分、营养及能量等,注意根据患儿年龄、病情调节滴速,保持静脉通畅。

## (三)外用药

外用药如水剂、粉剂、膏剂等,以软膏最常用。可对患儿进行适当约束,以免因患儿抓摸使药物误抹入眼、口而发生意外。

## (四)其他

雾化吸入主要用于呼吸系统疾病的患儿;灌肠给药法应用较少,可用缓释栓剂;鼻饲法常用于神志不清、昏迷患儿;舌下含化、含漱等多用于年长儿。

# 四、药物的剂量计算

药物的剂量计算包括按体重计算、按年龄计算、按成人剂量折算和按体表面积计算等。

**1. 按体重计算** 是目前临床上最常用、最基本的计算方法,其计算公式是:

每日(次)剂量＝体重(kg)×每日(次)每千克体重所需药量

**2. 按体表面积计算**　是较其他方法最为精确的一种计算方法。

小儿体表面积计算公式如下：

＜30kg 小儿体表面积(m²)＝体重(kg)×0.035＋0.1

＞30kg 小儿体表面积(m²)＝[体重(kg)－30]×0.02＋1.05

每日(次)剂量＝每日(次)每平方米体表面积所需药量×患儿体表面积(m²)

**3. 按年龄计算**　常用于剂量幅度大、不需十分准确的药物,如止咳、营养类药。

**4. 按成人剂量折算**　仅用于未提供小儿剂量的药物,所得剂量一般偏小,故不常用。

小儿剂量＝成人剂量×小儿体重(kg)/50

# 第4节　儿科基础护理

## 一、小儿膳食护理

合理的营养是保证小儿健康成长的重要因素,也是促使患儿康复的必要条件之一。因此,在小儿的饮食护理中,必须掌握适当的质和量,既要满足其营养物质的需要,又要适应其消化能力的要求。

**1. 婴儿膳食**　婴儿喂养方法有母乳喂养、部分母乳喂养及人工喂养 3 种,以母乳喂养最理想,母乳是婴儿最适宜的天然营养品;人工喂养时首选鲜牛乳。除了以上这些膳食,我们还为不同年龄阶段小儿进行膳食护理。小儿膳食护理应遵循由少到多、由稀到稠、由细到粗、循序渐进的原则,其顺序为:1～3 个月流质饮食、4～6 个月半流质饮食、7～9 个月软食、10～12 个月软食或正常饮食。

**2. 幼儿膳食**　1～3 岁幼儿,乳牙陆续萌出,咀嚼及消化功能较婴儿成熟。饮食正从乳类转变为谷类,从流体转变为固体。此期儿童生长发育仍快,活动量较婴儿大。故宜食用含优质蛋白量高,营养丰富,制作细、软、碎、易消化的食物。谷类食物(米饭、面)为主食,鱼、肉、蛋、豆制品等副食交替搭配,蔬菜量应充足,最好每日供给牛奶或豆浆 200～500ml。进餐次数以"3 餐,1～2 点"比较适宜。能量分配,早餐可占 25% 左右,中餐占 30% 左右,晚餐占 20% 左右,午后点心(食糖、牛奶、饼干等)占 15% 左右。可适量进食些水果。

**3. 学龄前儿童**　4～7 岁儿童膳食基本接近成人。主食软饭转为普通米饭、面食,菜肴同成人。但避免过于坚硬、油腻、辛辣的食品。饮食种类宜多样化,荤素搭配、粗细交替,使膳食中各种营养素兼备。

**4. 学龄期儿童、少年膳食**　此阶段的儿童生长发育加速,学习紧张,智力发育加快,体力劳动增多、性发育开始、心理活动渐趋复杂,尤应供给丰富的营养及充足能量,保证生长发育需要。但此阶段儿童已有主见,故膳食安排应取得孩子的良好配合。青春期少年关心自己体形,有时盲目减肥,需加以正确引导。

## 二、皮 肤 护 理

初生婴儿的皮肤需要三年的时间才能基本发育成熟,所以,它的功能和结构都与成人的皮肤有很大的差别。婴儿的皮肤显得特别娇气、敏感,很容易受刺激,引发各种疾患。婴儿的皮肤仅有成人皮肤十分之一的厚度,表皮是单层细胞,而成人是多层细胞;真皮中的胶原纤维少、缺乏弹性,不仅易被外物渗透,而且容易因摩擦导致皮肤受损。

针对婴幼儿皮肤特点采取护理措施:选用纯棉、柔软、易吸水的贴身衣物和尿布;衣物和尿布用弱碱性肥皂清洗；若在干燥季节或更换衣服时，有薄而软的白色小片皮屑脱落，应注意洗澡，做好皮肤护理。婴幼儿经常会无意识地抓伤自己的脸或身上皮肤。应常备柔软毛巾为他擦干身体，以防着凉，并经常更换棉质内衣，每天给小儿洗澡。需要保持小儿皮肤的清洁，浴后可根据季节的变换，采取适当的护理措施，如：秋冬季，涂上润肤膏或润肤露，防止皮肤干燥；夏季，涂抹爽身粉，生了痱子的婴幼儿要保证房间的通风和凉爽，浴后涂抹热痱粉，减少摩擦。婴儿皮肤黑色素生成很少，因而色素层比较薄，很容易被阳光中的紫外线灼伤，外出时请准备好防晒用物。

# 三、心 理 护 理

## (一)住院婴儿的心理反应与护理

### 1. 心理反应

(1)1～6个月婴儿对住院的反应：6个月以前，小儿住院一般较平静，很少哭闹，要及时满足患儿的生理需要和解除患儿的病痛，多与患儿接触、说话、抚摸等，在护理中逐渐建立感情。

(2)6个月～1岁婴儿对住院的反应：此期主要反应是分离性焦虑。

### 2. 护理重点

(1)1～6个月：提倡母婴同室，鼓励父母参与对子女的照顾，提供舒适的接触，如抚摸、怀抱，尽量满足其生理需要，护士治疗操作时要熟练，尽快完成治疗及护理操作。

(2)6个月～1岁：护士不应强行将患儿抱走，初次与患儿接触前，应先向患儿的父母了解患儿的生活习惯、乳名，并要耐心细致地进行护理，使患儿感到很熟悉和亲切，这样增加了患儿与护士之间的感情，也使患儿逐渐对护士表示友好。

## (二)住院幼儿的心理反应与护理

### 1. 心理反应　住院幼儿心理变化可分为三个阶段。

(1)反抗阶段：哭闹、打、踢甚至以咬来反抗，与护士对抗，认为这样就可以回家。当反抗失败时，就进入到第二阶段。

(2)失望阶段：患儿经过反抗发现回家和找父母没希望时，首先出现的是情绪抑郁，不说话、不动、不吃饭，有的患儿甚至不睡觉，抱着自己的东西以此来得到安慰。较大患儿由失望阶段逐渐进入否认阶段。

(3)否认阶段：当患儿知道自己的"反抗"、"失望"无济于事的时候，他们也逐渐地适应了护士的耐心照顾和医院的环境。

### 2. 护理重点

(1)由责任护士负责护理患儿。

(2)多与患儿进行语言沟通。

(3)对患儿行为方面的护理。

## (三)住院学龄前期患儿的心理反应与护理

### 1. 心理反应

(1)分离性焦虑：迫切地希望得到父母的照顾和安慰。

(2)恐惧陌生环境：因为来到新的环境而产生恐惧心理。

(3)疑虑被遗弃和受惩罚：患儿认为自己的疾病与自己的错误有关，应该受到惩罚，害怕被抛弃。

(4)恐惧：惧怕身体的完整性及器官功能被破坏。

**2. 护理重点**

(1)重视入院介绍:护理人员应尽可能固定,使患儿尽快熟悉环境,消除陌生感。

(2)做好解释工作:用患儿易于理解的语言和方式说明患病原因、治疗过程,使其确认没有人会责怪他的生病和住院。在做各种检查、治疗前先向患儿做解释,以减轻恐惧。

(3)鼓励患儿参加一些力所能及的工作:根据患儿的病情组织一些活动,用做游戏、讲故事等方法,使他们参与愉快活动,克服焦虑情绪。

(4)组织治疗性游戏:患儿扮演医护不同的角色如模拟注射、手术等操作,使患儿在游戏的同时较好地理解治疗,促进患儿主动遵守规章制度,并能配合医护人员的工作。

## (四)住院学龄期患儿的心理反应与护理

**1. 心理反应**

(1)担心与学校及同学分离:患儿因住院而感到孤独,担心失去新近掌握的各种知识、技能和学习,怕落后于别人。

(2)关心自己的病情、最后的诊断、最近的情况等:他们恐怕病情恶化、死亡或成为残疾人。因怕羞对体格检查不能配合,不愿意回答个人卫生方面的问题。

(3)怕生疏环境、怕医生、怕治疗:他们经常观察医护人员的动态,如面部表情、动作、查房时的讨论等,以此作为对自己病情的估计。

**2. 护理重点**

(1)和患儿交谈:密切护患关系,增强患儿的信任和安全感。在交谈中,通过患儿的叙述纠正其错误的概念,向患儿解释病因,为什么得病和住院,并开导患儿安心治病。

(2)关心患儿:注意听取患儿的意见,进行体格检查及各种操作时,应考虑到患儿的自尊需要。根据患儿的需要,并以患儿的理解程度,提供有关疾病及住院知识。

(3)帮助患儿保持与学校的联系:组织患儿适当的看书、做作业、交流学习进展情况,使患儿感到他们是集体同伴中的一员,病愈后仍可返回学校,与同学、老师在一起,不致因住院而荒废学业。

(4)将护理过程作为教育过程:和患儿一起制订每日生活安排,可利用示范法,在健康教育中充分利用榜样示范作用,帮助患儿形象地理解和掌握健康知识与技能,培养良好的健康行为。

## (五)临终患儿的心理反应及护理

**1. 心理反应**　临终患儿心理反应与其对死亡的认识有关。婴幼儿尚不能理解死亡;学龄前小儿对死亡的概念不清楚,认为是一时的事,像睡觉一样,死后仍可以复生;学龄儿童开始认识死亡是件大事,7~10岁的患儿在解释死亡时,常用不好的事来理解其意义,并害怕死亡,但仍不能把死亡与自己直接联系起来;10岁以后的小儿对死亡才有与成人相似的概念,普遍存在且不可逆,自己也不例外,因此,惧怕死亡及死亡前的痛苦。

**2. 护理重点**　面对患儿死亡是最困难、最痛苦的事情,护士的任务是帮助患儿如何面对死亡,协助家属减轻失去小儿的痛苦。允许家长在患儿身边做些力所能及的护理,使患儿在濒死时,其父母和最喜欢的玩具均能陪伴在自己身边。操作中应做到稳、准、轻、快,尽量满足其心理、生理需要。面对患儿提出的死亡问题并给予回答,但避免给予预期死亡的时间。要及时了解患儿的情绪,鼓励他,使其从最爱的人那里得到支持和帮助,帮助其平静地离去。患儿死后,要理解、同情、关心家长的痛苦,在劝解、安慰家长的同时,尽量满足他们的要求。如允许其父母在患儿身边多停留一些时间,给予最后的照顾,并安排一个安静环境,使父母能有所发泄,并适当地劝解。

# 四、睡眠与游戏的需要

## (一)睡眠的需要

睡眠是人体的生理需要。通过睡眠，人体的大部分器官得到休息。这对于儿童的生长发育至关重要。然而随着儿童越长越大，睡眠时间也会发生改变。幼儿年龄越小，所需睡眠时间越长。不同年龄儿童平均睡眠时间为：3~4岁，12个小时；4~5岁，11个小时；5~6岁，10个小时。学龄前儿童和刚上小学的儿童仍然需要晚上睡10~11个小时，但是会逐渐减少。到他十几岁的时候，每天晚上只需要睡9~10个小时。

## (二)游戏的需要

当宝宝迈出人生第一步的时候，对于游戏的需要显得越来越重要了。宝宝喜欢爬台阶，还想往沙发上爬，等宝宝再长大一点的时候，能牵着大人的一只手行走，偶尔也能跟跟跄跄地独走几步。这个时期的宝宝喜欢扔东西，扔了后"嗯嗯哎哎"地让大人给他拣起来，可是等大人刚把捡起来的东西递到宝宝手中，宝宝立刻再把它扔掉。这些都体现了小儿对于游戏的渴望，小儿通过游戏可以得到以下方面的训练。

**1. 认知能力的训练**

(1)视觉训练：除了在日常生活中，不断引导小儿观察事物，扩大小儿的视野外，还可培养小儿对图片、文字的注意、兴趣，培养小儿对书籍的爱好。教小儿认识实物、图片，把几种东西或几张图片放在一起让小儿挑选、指认，同时教小儿模仿说出名称来。

(2)听觉训练：积极为婴儿创造语言环境，可促进婴儿听到更多语言，熟悉语言和渐渐理解语言。用语言逗引婴儿活动、玩玩具、听磁带和观看周围的人物交谈，唱儿歌给婴儿听，和小儿咿呀对话。

**2. 动作能力的训练**

(1)爬行动作：在小儿前方放个玩具，引诱他爬过去取玩具，父母扶住小儿的小腿，或用手托住小儿脚掌，左右交替地弯曲其膝关节，助其向前爬行，重复2~3遍，每日1~2次。

(2)站立练习：两手扶站。当小儿两手扶站较稳时，可训练一手扶站，可让小儿一手扶站，另一只手去取玩具。

(3)行走练习：可拉着小儿的双手训练其迈步，或让小儿扶着栏杆或床边迈步走，还可用较长的围巾从婴儿前胸、腋下围过，父母在孩子后方，拉紧围巾，让孩子练习独立走步。孩子会独走数步后，可在小儿的前方放一个他喜欢的玩具，训练他迈步向前取，或让婴儿靠墙独自站稳后，父母后退几步，手中拿玩具，用语言鼓励婴儿朝父母方向走去，小儿快走到父母身边时，父母再后退几步，直到婴儿走不稳时把婴儿抱起来，夸奖他走得好并给他玩具。

(4)手部动作训练：①训练小儿手的控制能力。在小儿能够有意识地将物品放下后，训练小儿将手中的物品投入到一些小的容器中。如让小儿将小木块放到一个小盒子中，将小粒的东西拾起来放进小瓶中。还可给小儿选择一些带孔洞的玩具，让小儿将一些东西从孔洞中投入。②训练小儿用手的能力。可通过游戏，父母示范，教小儿学会手的多种用途。比如把木块搭起来，打开或盖上盒盖、瓶盖，拉电灯开关线，用笔画线条，用手翻书，按按钮，扔皮球，拾东西，模仿用手推玩具火车，拿勺子在碗中搅拌，用勺吃饭，用手挖抠东西等。

**3. 言语能力的训练**　在日常生活中引导小儿主动发音和模仿发音，积极为婴儿创造良好的语言环境。父母可在婴儿面前拉着动物玩具走，并且模仿动物的叫声，让婴儿学，如狗是"汪汪"，鸡是"咕咕"，鸭是"呱呱"，猫是"喵喵"等。教会小儿认识家里的日常用品，会用手指着要东西。

**4. 社交和生活能力的训练**

（1）与人交往：此时，婴儿已经有一定的活动能力，对周围世界有了更广泛的兴趣，有与人交往的社会需求和强烈的好奇心。因此，家长每天也应当抽出一定时间和小儿一起游戏，进行情感交流。教会婴儿"拍手"、"再见"等手势。

（2）睡眠：白天睡眠次数可逐渐减至每日2次，每次睡眠时间2小时。每天应定时让小儿上床睡觉，睡眠前不要引导小儿过分地兴奋。

（3）饮食：随着小儿年龄增长，喂养次数每日可逐渐减到4～5次。定时进餐，有助于消化系统有节律地工作，进餐时要有固定的坐位，训练进食自理的能力，如让小儿自己用手拿饼干吃，独自抱奶瓶吃奶、用杯喝水，试着拿汤匙舀东西吃。

（4）穿衣服：教小儿配合父母穿衣、戴帽、穿袜、穿鞋等，这不仅能培养小儿生活自理能力，而且能强化左右的方位意识。

# 五、住院护理常规

## （一）入院护理常规

**1. 迎接新患儿**　接到患儿入院通知后，护士应以热情的态度、亲切的语言接待患儿及家属，根据病情安排好床位，暖箱调节好温度与湿度。同时准备病历一份，填写住院病案及有关表格、入院登记本、诊断卡、床头卡等。

**2. 入院护理评估**　按护理程序收集患儿的健康资料，如做护理体检、测量生命体征及体重等。并向患儿及家属进行健康史的采集，了解患儿的健康情况、存在问题及身心需要，将获取的健康资料进行综合分析，确定护理诊断，拟定护理计划等。

**3. 清洁护理**　若病情允许应在24小时内完成患儿的卫生处置工作，如洗头、沐浴或剪指（趾）甲、更换衣服等。

**4. 环境介绍**　向患儿及家属介绍病房环境，引导其熟悉病区环境，促使患儿及家属尽快地适应医院环境，增加其安全感。

**5. 急、重症患儿入院护理**　接到通知后准备好床单位，尽量安置在靠近护士站的病室，备好急救器材和药品，通知有关医生做好抢救准备。患儿进入病室后，须暂留陪护人员，以便询问病情，并密切观察病情变化，积极配合医生抢救，做好护理记录等工作。

## （二）住院护理常规

**1. 清洁卫生护理**　病室定时通风换气，每日3次，每次30分钟。根据患儿年龄、病情保持室内适宜的温、湿度。做好患儿个人卫生护理，保持皮肤、黏膜清洁，定期进行洗浴或擦浴，饭前、便后洗手，根据情况指甲每周修剪1次，理发每月1次。保持床单位整洁，有污物情况随时更换。

**2. 病室消毒护理**　一般病室每周紫外线消毒1次，新生儿病室、危重病室每日1次，治疗室每日2次。按时用消毒液清洁台面、床栏及地面等。

**3. 饮食护理**　根据医嘱正确发放饮食，观察患儿进食情况。保证每日摄入量，可在护士协助下集体进餐，以促进食欲。

**4. 休息护理**　按医嘱允许的范围内活动，除病情危重外，勿过分限制患儿活动，要为患儿制订生活日程，保证充足的睡眠。

**5. 给药及安全护理**　按医嘱正确用药，严格执行查对制度，对静脉给药的患儿加强观察，以及时处理出现的不良反应等。认真执行各种安全防范措施，防止患儿出现意外伤害。

**6. 基础护理**　测量体温、脉搏、呼吸、血压。新入院的患儿每4小时测体温1次，连续3天，如体温正常，自第4天起改为每日测体温2次。每周测量体重1次，早产儿及3个月以下患儿每周测体重 2 次,重症患儿除外。

**7. 心理护理** 对患儿进行心理护理,使患儿主动配合治疗和护理。对于学龄期患儿要注意提醒家属适时给其补习功课,解除患儿因住院影响学习而产生的焦虑。

### (三)出院护理常规

**1. 办理出院手续** 执行出院医嘱,通知患儿及其家属,做好出院准备,完成有关记录;协助其家属清理用物,指导办理出院手续。

**2. 健康指导** 指导患儿及其家属出院后休息、饮食、用药、功能锻炼、定期复查等。

**3. 征求意见** 征求患儿及其家属对医疗护理工作的意见,以便今后更好地服务,不断提高医疗护理质量。

**4. 记录及整理有关文件** 填写出院的相关文件,整理病历顺序,注销各种卡片等。

**5. 床单位消毒** 清理床单位,进行终末消毒。

**6. 观察与记录。**

# 第 5 节　儿科护理技术操作

## 一、体重测量法

### (一)目的

评价小儿的营养状况,为临床观察病情变化、用药、输液及奶量计算提供依据。

### (二)操作前准备

**1. 用物准备** 磅秤:①盘式杠杆称:婴儿使用,载重 10～15kg。②坐式杠杆称:幼儿使用,载重 20～30kg。③站式杠杆称:3～7 岁小儿使用,载重 50kg;7 岁以上小儿使用,载重 100kg。尿布、衣物、毛毯、清洁布、记录本。

**2. 环境准备** 室内安静、整洁,光线充足,温、湿度适宜。

**3. 护士准备** 服装、鞋帽整洁,洗手、戴口罩;举止端庄,态度和蔼,言语温和恰当。

### (三)操作方法与步骤

**1. 婴儿测量法**

(1)把清洁布铺在婴儿磅秤的秤盘上,调节指针到零点。

(2)脱去婴儿衣服及尿布,将婴儿轻放于秤盘上,准确读数至 10g。

(3)记录测量结果。

注意事项:测量前必须校正磅秤;每次测量必须在同一磅秤、同一时间进行,以晨起空腹排尿后或进食后两小时最好;若天气寒冷,体重偏低或病重婴儿,先称出婴儿衣物、尿布、毛毯重量,然后给婴儿穿上称过的衣物、毛毯,再测量体重,得到的结果减去衣物的重量即为婴儿体重。

**2. 幼儿以上小儿测量法**

(1)1～3 岁小儿可坐位测量,坐稳后观察重量,准确读数至 50g。

(2)3 岁以上小儿可站式测量,小儿站立于站板中央,两手自然下垂,站稳后观察重量,准确读数至 100mg。

(3)记录测量结果。

注意事项:测量体重时注意安全,不合作或病重的患儿,由成人抱着一起称重,然后减去衣物及成人体重;测量时小儿不可摇动或接触其他物体;测得数值和前次差异较大时,应重新测量核对,小儿体重变化较大应报告医生。

# 二、身长(高)测量法

## (一)目的

了解小儿骨骼发育情况。

## (二)操作前准备

**1. 评估** 评估小儿测量身长(高)时所需用物。

**2. 物品准备** 皮尺、测量桌或测量板、立位测量器或带有身高量杆的磅秤。

## (三)方法与步骤

(1)婴儿测量法:将清洁布平铺在测量板上,脱去小儿的帽、鞋,使小儿仰卧于测量板的中线上,小儿的头顶部触及测量板的顶端,头部位置要直,双手自然平伸,测量者左手按住小儿双膝使两腿伸直,右手推动滑板贴至双足底部,推板与小儿身体长轴呈90°时,读出身长的厘米数。

(2)儿童测量法:脱去鞋、帽,小儿站立于测量器或有身高量杆的磅秤上,面向前,立正姿势站立,双眼平视正前方,头部保持正直位置,两臂自然下垂,足跟靠拢,足尖分开,约呈60°,足跟、臀部、两肩胛和枕骨粗隆均同时靠在量杆上,推板至头顶,使推板与测量杆呈90°,读出身高的厘米数。

# 三、更换尿布法

## (一)目的

使小儿保持臀部皮肤清洁、舒适,预防尿布皮炎。

## (二)操作前准备

**1. 用物准备** 清洁尿布或一次性尿布、尿布袋,尿布桶、软毛巾、温水及盆,爽身粉或消毒植物油、棉签。

**2. 环境准备** 室内温度、湿度适宜,避免对流风。

**3. 护士准备** 同前。

## (三)方法与步骤

1. 携用物至床旁,拉下一侧床档,将尿布折成合适的长条形,放床边备用。

2. 轻轻掀开小儿盖被下端,暴露小儿下身,将污湿的尿布打开。

3. 一手握住小儿双脚轻轻提起,露出臀部,另一手用污湿尿布尚洁净的上端由前向后将会阴部及臀部擦净,然后对折尿布将污湿部分盖住并垫于臀下。

4. 用温水擦洗会阴及臀部,轻轻用软毛巾吸干水分。取出污湿尿布,卷折放入尿布桶内。

5. 再握住小儿双脚并轻轻提起,使臀部略抬高,将清洁尿布的一端垫于腰骶部,用爽身粉或消毒植物油涂于臀部,放下双脚,由两腿间拉出尿布另一端折到并覆盖下腹部,系上尿布带。

6. 整理用物,盖好被子,拉好床档,取走污湿尿布。

7. 洗手,做记录。

## (四)注意事项

1. 尿布宜选择质地柔软、透气性好、吸水性强的棉织品或采用一次性尿布,以减少对臀部的刺激。

2. 若小儿尿量较多,可在尿布上再垫一长方形尿布增加厚度,女婴将加厚层垫于臀下,男婴则将加厚层放于会阴部。

3.尿布包扎应松紧适宜,过紧易影响小儿活动或擦伤外生殖器,过松易造成大便外溢。

# 四、婴儿沐浴法

## (一)目的

保持小儿皮肤清洁、舒适;协助皮肤的排泄和散热,促进血液循环;观察皮肤及全身情况。

## (二)操作前准备

**1. 用物准备** 棉布类:婴儿尿布、衣服、大毛巾、毛巾被及包布、系带、面巾一块,浴巾 2 块;护理盘:内备梳子、指甲剪、棉签、液状石蜡、鱼肝油、滑石粉、中性肥皂或沐浴露;浴盆:内备温热水(2/3 满),洗时水温冬季为 38～39℃,夏季为 37～38℃,另备一壶 50～60℃热水随时添加;其他:必要时准备床单、被套、枕套、磅秤。

**2. 环境准备** 关好门窗,调节室温至 27℃左右。

**3. 护士准备** 同前。

## (三)方法与步骤

**1. 准备** 将用物携至床边并按顺序摆好,浴盆置于床边凳上或操作台上。

**2. 脱衣** 将盖被折成三角放在床尾,脱去小儿衣服,保留尿布,用大毛巾包裹婴儿全身。

**3. 擦洗面部** 用单层面巾由内眦向外眦擦拭眼睛,更换面巾部位擦拭另一眼,然后擦耳及面部,用棉签清洁鼻孔。

**4. 清洗头部** 抱起婴儿,左手托住枕部,腋下夹住躯干,左手拇指和中指分别向前折耳郭以堵住外耳道口。右手将肥皂涂于手上,洗头、颈、耳,然后用清水冲洗,用毛巾吸干。较大婴儿可用前臂托住上身,将下半身托于腿上。

**5. 清洗身体** 在盆底铺垫一块浴巾,以免婴儿滑跌。移开大毛巾及尿布,以左手握住婴儿左肩及腋窝处使其颈枕于手腕处,用右手握住婴儿左腿靠近腹股沟处使其臀部位于手掌上,右前臂托住双腿,轻放婴儿于水中。松开右手,用毛巾淋湿婴儿全身,抹肥皂按顺序洗颈下、腹、胸、腋下、臂、手、会阴、臀部、腿、脚,随洗随用清水冲洗。

**6. 清洗背部** 右手从小儿前方握住小儿左肩及腋窝处,使小儿头颈部俯于护士右前臂,左手抹肥皂清洗小儿后颈及背部。

**7. 出盆检查** 按放入水中的方法迅速抱出婴儿,用大毛巾包裹全身并将水分吸干,用棉签蘸水擦净女婴大阴唇及男婴包皮处污垢;对全身各部位进行检查,必要时测体重。

**8. 整理** 为小儿更换衣服、尿布,必要时修剪指甲。整理床单,洗手,记录。

## (四)注意事项

1.婴儿盆浴于喂奶前或喂奶后 1 小时进行,以免呕吐和溢奶。

2.盆浴时尽量减少小儿身体暴露。注意保暖,动作轻快。

3.擦洗面部时禁用肥皂。耳、眼内不得有水或肥皂沫进入。

4.对头顶部的皮质结痂不可用力清洗,可涂液状石蜡浸润,待次日轻轻梳去痂皮后再予清洗。

5.注意观察全身皮肤情况,如发现异常及时报告医生。

# 五、婴 儿 抚 触

## (一)目的

抚触是在小儿脑发育的关键期给脑细胞和神经系统以适宜的刺激,通过促进小儿神经系统发育从而促进生长及智能发育,抚触可以刺激小儿的淋巴系统,增强抵抗能力,改善消化,增强睡眠;还能增强家长和孩子间的交流,令小儿感受到爱护和关怀,有助于亲子关系的形成,促进小儿的生理和情感发育。

### (二)操作前准备

**1. 物品准备**　新生儿或婴儿模型、毛巾、尿片、换洗的衣物、婴儿油或婴儿润肤乳液。

**2. 护士准备**　洗手、戴口罩。

### (三)方法与步骤

第一节:脸部抚触。在手掌中倒适量婴儿油,将手搓热,从小儿前额中心处开始,用双手拇指轻轻往外推压。然后依次是前额、眉头、眼窝、人中、下巴和耳垂。这些动作,可以舒缓脸部因吸吮、啼哭及长牙所造成的紧绷。做6个节拍。

第二节:胸部抚触。双手放在婴儿的两侧肋缘,先是右手向上滑向右肩,复原;换左手,方法同前。这个动作可以顺畅呼吸循环。做6个节拍。

第三节:手臂抚触。双手先捏住婴儿的一只胳膊,从上臂到手腕轻轻挤捏,再按摩小手掌和每个小手指。换手,方法同前。这个动作,可以增强手臂和手的灵活反应,增加运动协调功能。做6个节拍。

第四节:腹部抚触。在婴儿腹部以顺时针方向按摩。这个动作可以加强婴儿内排泄功能,有助于排气,舒解便秘,按摩动作要在下腹结束,这是排泄器官所在部位,目的是把排泄物推向结肠。做6个节拍。

第五节:腿部抚触。从婴儿的大腿开始轻轻挤捏至膝、小腿,然后按摩脚踝、小脚及脚趾。这个动作是增强腿和脚的灵活反应,增加运动协调功能。做6个节拍。

第六节:背部抚触。①将小儿趴在床上(注意脸部,使其呼吸顺畅),双手大拇指平放在其脊椎两侧,其他手指并在一起扶住小儿身体,拇指指腹分别由中央向两侧轻轻抚摸,双手从头部开始沿着脊柱方向从上向下按摩;②五指并拢,掌根到手指成为一个整体,横放在背部,从颈部开始双手交替沿着脊柱方向从上向下按摩。动作结束后,还可将手轻轻抵住小儿的小脚,使小儿顺势向前爬行。这个动作可以舒缓背部肌肉。做6个节拍。

### (四)注意事项

**1. 环境**　室温28℃左右,温暖、宁静,注意室内温度和通风换气,室内照明要柔和,要防止噪声,避免影响婴儿的注意力。

**2. 时间**　选择沐浴前后,午睡及晚上睡觉前或两次进食中间;不要在婴儿过饱、过饿、过疲劳或情绪不好的时候抚触,一天1～2次,每次15～20分钟最好,时间可以不固定。

**3. 抚触者**　洗净双手,注意修剪指甲,先搓热双手,不能佩戴任何饰物。

**4. 技巧**　抚触的轻重有讲究,手法要温柔流畅,最好让婴儿感觉不疼不痒,做完后其皮肤微微发红就说明力度刚刚好。对婴儿的抚摩不要局限在一个或几个地方,面积越大对小儿的良性刺激越多。若婴儿的脐带还未脱落时,抚触一定要小心,最好不要碰到它。

**5. 情感**　整个过程不应该是一种机械的操作,而是一种惬意的享受过程,爱和关怀才是抚触的精髓所在。抚触时保持微笑,与婴儿有眼神交流,也可与小儿说话,用积极的心态影响小儿。

## 六、约　束　法

### (一)目的

约束是为了限制患儿活动,确保诊疗、护理操作的顺利进行;保护意识不清、躁动不安患儿的安全;保护伤口及敷料,以免抓伤或感染。

### (二)操作前准备

**1. 用物准备**　大毛巾或床单、小夹板、手足约束带、绷带、棉垫、2.5kg 重沙袋、布套。

**2. 护士准备**　评估患儿病情,向家长解释约束的目的和注意事项。

### (三)方法与步骤

**1. 全身约束法**　折叠大毛巾或床单,宽度以能盖住患儿肩至足跟部为宜,置患儿于大毛巾中间,操作者站在患儿右侧,用大毛巾紧裹患儿右侧上肢、躯干和双下肢,经胸、腹部至左侧腋窝处,将大毛巾整齐地压于患儿身下,再将大毛巾左侧边紧裹患儿左侧肢体,经胸压于右侧背下,如患儿活动剧烈,可用布袋围绕双臂打活结系好。

**2. 手足约束法**

(1)约束带法:置患儿手或足于约束带甲端中间,将乙、丙两端绕手腕或踝部对折后系好,松紧度以手或足不易脱出且不影响血液循环为宜,将丁端系于床缘上。

(2)双套结约束法:先用棉垫包裹患儿手腕或踝部,再用宽绷带打成双套结,套在棉垫外稍拉紧,以既不脱出,又不影响血液循环为宜,然后将带子系于床缘上。

(3)夹板法:用于四肢静脉输液时约束腕关节或踝关节。在输液的肢体下放置一长度超过关节处、衬有棉垫的小夹板,用绷带或胶布固定。

(4)手套法:带并指手套,避免指甲抓伤皮肤或伤口。

**3. 沙袋约束法**　根据需要约束固定部位的不同,决定沙袋的摆放位置。

(1)固定头部:防止其转动时,用两个沙袋呈"人"字形摆放在头部两侧。

(2)保暖:防止患儿将被子踢开,可将两个沙袋分别放在患儿两肩旁,压在棉被上。

(3)侧卧:避免其翻身时,将沙袋放于患儿背后。

### (四)注意事项

约束时向家长解释约束的原因、目的、时间等,并做好记录;包裹松紧适宜,避免过紧影响呼吸及血液循环,过松则失去约束意义;约束期间保持患儿舒适体位,注意随时观察约束部位皮肤颜色、温度,掌握血液循环情况;每两小时解开放松一次,并协助患儿翻身,若发现肢体苍白、麻木、冰冷时,应立即放松约束带,必要时进行局部按摩,以促进局部血液循环。

# 七、臀红护理法

### (一)目的

保持臀部皮肤干燥、清洁,减轻患儿疼痛,促进受损皮肤康复。

### (二)操作前准备

**1. 用物准备**　尿布、面盆(内盛温开水)、小毛巾、尿布桶,棉签、药物(0.02%高锰酸钾溶液、紫草油、3%～5%鞣酸软膏、氧化锌软膏、鱼肝油软膏、康复新溶液、硝酸咪康唑霜等)、弯盘、红外线灯。

**2. 环境准备**　关上门窗,保持室内温、湿度适宜。

**3. 护士准备**　评估患儿年龄和病情,向家长解释注意事项。

### (三)方法与步骤

1.备好用物,按操作顺序将用物放于治疗车上,推至床旁,降下床栏杆。

2.轻轻掀开患儿下半身盖被,解开污湿尿布,用上端清洁处的尿布轻擦会阴及臀部,对折尿布将污湿部分盖住并垫于臀下。

3. 用手蘸温水清洗臀部,用软毛巾吸干水分,取出污湿尿布,卷折放入尿布桶内。

4. 用清洁尿布垫于臀下,条件许可时将臀部暴露于空气或阳光下10～20分钟。

5. 重度臀红者可用红外线灯照射臀部10～15分钟,灯泡25～40W,灯泡距离臀部患处30～40cm。

6. 暴露或照射后将蘸有油类或药膏的棉签贴在皮肤上轻轻滚动涂药,用后的棉签放入弯盘内。

7. 给患儿松兜尿布,拉平衣服,盖好被子。

8. 整理用物并记录。

### (四)注意事项

重度患儿所用尿布应煮沸、消毒液浸泡或阳光下暴晒以消毒灭菌;臀部清洗时禁用肥皂,并避免用小毛巾直接擦洗;暴露时应注意保暖,一般每日2～3次;照射臀部时必须有护士守候,避免烫伤,如果是男孩,用尿布遮住会阴部。酌情选择油类或药膏:轻度臀红涂紫草油或鞣酸软膏,重一、二度涂鱼肝油软膏,重三度涂鱼肝油软膏或康复新溶液,每日3～4次。继发感染时,可用0.02%高锰酸钾溶液冲洗并擦干,然后涂红霉素软膏或硝酸咪康唑霜(达克宁霜),每日2次,用至局部感染控制;涂抹油类或药膏时,不可在皮肤上反复涂擦,以免加剧疼痛和导致脱皮。

# 八、暖箱使用法

## (一)目的

使患儿体温保持稳定,提高未成熟儿的成活率。适用于出生体重在2000g以下、高危或异常新生儿,如新生儿硬肿症、体温不升等。

## (二)操作前准备

**1. 暖箱准备**　①检查暖箱,保证安全;清洁、消毒暖箱;将蒸馏水加入水槽中至水位指示线。②接通电源,打开电源开关,将预热温度调至28～32℃,预热2小时温度能升到所需温度,此时,红绿灯交替亮。③根据干湿计读数,调整湿度控制旋钮,维持箱内湿度在55%～65%。暖箱避免放置在阳光直射、有对流风或取暖设备附近,以免影响箱内温度的控制(图4-1)。

**2. 环境准备**　调节室温至24～26℃,以减少辐射热的损失。

**3. 护士准备**　在入箱操作、检查、接触患儿前必须洗手、戴口罩。

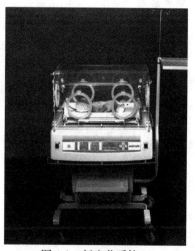

图4-1　新生儿暖箱

## (三)方法与步骤

1. 根据小儿体重、出生日龄及体温设定暖箱的适宜温、湿度。

2. 铺好箱内婴儿床,将小儿穿单衣、裹尿布后放置于暖箱内。

3. 定时测量体温,保持体温在36～37℃。在小儿体温未升至正常之前每小时监测一次,升至正常后每4小时测一次。

4. 根据体温调节箱内温度,维持相对湿度。

5. 密切观察小儿面色、呼吸、心率及病情变化。

6. 记录并做好暖箱使用情况的交接班。

在 24～26℃时,小儿能保持正常体温;③小儿在暖箱内生活了 1 个月以上,体重虽不到 2000g,但一般情况良好。具体情况可参考表 4-3。

表 4-3  不同出生体重早产儿暖箱温、湿度参数

| 出生体重 (kg) | 保暖箱温度 | | | | 相对湿度 |
| --- | --- | --- | --- | --- | --- |
| | 35℃ | 34℃ | 33℃ | 32℃ | |
| 1.0 | 初生 10 日内 | 10 日以后 | 3 周后 | 5 周后 | |
| 1.5 | — | 初生 10 日内 | 10 日后 | 4 周后 | 55%～65% |
| 2.0 | — | 初生 2 日内 | 2 日后 | 3 周后 | |
| >2.5 | — | — | 初生 2 日内 | 2 日后 | |

### (四)注意事项

1. 护理操作尽量在箱内集中进行,动作要轻柔、熟练、准确,尽量少开箱门,以免箱内温度波动。

2. 保持箱内温度稳定,严禁骤然提高暖箱温度,以免小儿体温上升造成不良后果。

3. 保持暖箱清洁:①使用期间每天用消毒液擦拭暖箱内外,然后用清水再擦拭一遍,每周更换暖箱一次,用过的暖箱除用消毒液擦拭外,再用紫外线照射;定期细菌培养,以检查清洁消毒的质量。②湿化器水箱用水每天更换一次,机箱下面的空气净化垫每月清洗一次。

4. 严格执行操作规程,定期检查暖箱有无故障,保证绝对安全。随时观察使用效果,如暖箱发出报警信号,应及时查找原因,妥善处理。

# 九、常用标本留取法(粪、尿、血)

### (一)粪常规标本留取法

**1. 目的**  检查粪便的性状、颜色、混合物及寄生虫等。

**2. 操作前准备**

(1)用物准备:清洁便盆、蜡纸盒、棉签、标本化验单等。

(2)环境准备:关好门窗,调节室温至 27℃左右。

(3)护士准备:同前。

**3. 方法与步骤**

(1)如患儿能排便于清洁便盆内,则用棉签取异常粪便 5g(蚕豆大小)放入蜡纸盒内;如患儿穿纸尿裤或纸尿片,可用棉签取纸尿裤内的异常粪便 5g(蚕豆大小)放入蜡纸盒内;如患儿无便意,可将患儿的肛门暴露,将湿润的棉签插入肛门 3～4cm,轻轻沿一方向边旋转边退出棉签。

(2)如遇小儿腹泻者取黏液部分,水样便取 15～30ml 放入盛放容器内。

**4. 注意事项**

(1)应避免大、小便混合。

(2)粪便标本采集后容易干结,及时送检。

(3)取标本过程中注意观察有无异常等情况,如发现异常及时报告医生。

### (二)尿常规标本留取法

**1. 目的**　检查尿液的颜色、透明度,有无细胞及管型,测定比重,并做尿蛋白及尿糖定性检测。

**2. 操作前准备**

(1)用物准备:清洁便盆、一次性尿杯或标本容器、标本化验单等。

(2)环境准备:关好门窗,调节室温至27℃左右。

(3)护士准备:同前。

**3. 方法与步骤**

(1)将患儿晨起第一次尿留于标本容器内,测定尿比重者留尿100ml,其余检验留尿30ml。

(2)如遇患儿导尿者或昏迷者直接从导尿管取尿液约30ml放入盛放容器内。

**4. 注意事项**

(1)不可将粪便混于尿液中。

(2)尿标本采集后及时送检。

(3)取标本过程中注意观察有无异常情况,如发现异常及时报告医生。

### (三)血常规标本留取法

**1. 目的**　测定血液里面某些物质的含量如血糖、尿素氮等,测定电解质、肝功能情况等。

**2. 操作前准备**

(1)用物准备:止血带、一次性注射器或真空采血管、采血针、棉签、0.5%碘伏或络合碘、标本化验单等。

(2)环境准备:关好门窗,调节室温至27℃左右。

(3)护士准备:同前。

**3. 方法与步骤**

(1)真空采血器采血法:选择静脉→扎止血带→消毒皮肤→持真空采血针→静脉穿刺→见回血→真空采血针另一端针头刺入真空采血管→血液流入采血管至所需血量→取下采血管→置换另一采血管→最后一支采血管即将完毕→松止血带→嘱患儿松拳→拔针→按压穿刺点。

(2)注射器采血法:选择静脉→扎止血带→消毒皮肤→持一次性注射器→静脉穿刺→见回血→抽动活塞→抽血至所需量→松止血带→嘱患儿松拳→拔针→按压穿刺点→取下针头→血液注入标本瓶。

**4. 注意事项**

(1)做生化检验,应清晨空腹采血。

(2)根据检验目的准备标本容器,计算采血量。

(3)严禁在输液、输血的针头处抽取血标本。

(4)真空试管采血时,不可先将真空试管与采血针头相连。

(5)取标本过程中观察患儿有无异常反应,如出现异常应立即通知医生。

## 十、头皮静脉输液法(外周静脉留置使用)

小儿头皮静脉极为丰富,分支较多,互相贯通交错成网,且静脉表浅易见,不滑动,易固定,用头皮静脉输液便于保暖,不影响小儿肢体活动及其他诊疗和护理工作,最适用于新生儿、婴幼儿静脉输液。常选用额上静脉、颞浅静脉及耳后静脉等(图4-2)。

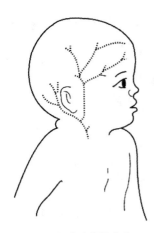

图 4-2 小儿头皮静脉分布

## (一)目的

维持体液平衡,使药物快速进入体内。

## (二)操作前准备

**1.用物准备** 输液器、液体及药物。治疗盘内置 70%乙醇溶液、棉签、弯盘、胶布、无菌巾(内放一抽入生理盐水或 10%葡萄糖溶液 10ml 的注射器)、棉球、硅胶管头皮针、输液器、输液架、备皮用物,必要时备约束用品。

**2.护士准备** 洗手、戴口罩。

## (三)方法与步骤

1.患儿仰卧或侧卧,头垫小枕,助手固定其肢体、头部。必要时采用全身约束法。

2.操作者立于患儿头端,必要时剃去局部头发,仔细选择静脉,用 70%乙醇溶液消毒皮肤,再次查对。

3.注射器抽取生理盐水接上头皮针,排净空气,操作者以左手拇指、示指分别固定静脉两端皮肤,右手持针,在距静脉最清晰点后移 0.3cm 处将针头近似平行刺入头皮,然后沿静脉向心方向穿刺,有落空感同时有回血时再平行进针少许。血管细小或充盈不全常无回血,可用注射器轻轻抽吸,亦可推入极少量液体,如局部无隆起,推之畅通无阻,即证实穿刺成功。

4.固定方法及余下操作步骤同成人周围静脉输液法。

## (四)注意事项

1.输液前争取患儿合作,不合作的患儿给予适当约束,必要时使用镇静剂。

2.严格执行查对制度和无菌操作原则,合理分配加入的药物并注意配伍禁忌。

3.注意鉴别头皮静脉与动脉,具体见表 4-4。

4.穿刺前应仔细检查并排净输液管内空气;穿刺时能够注意观察病情,注意患儿的面色和一般情况。

5.根据患儿年龄、病情、药物性质调节输液速度,加强输液期间巡视观察。

表 4-4 小儿头皮静脉与动脉的鉴别

|  | 头皮静脉 | 头皮动脉 |
| --- | --- | --- |
| 外观 | 浅蓝色,啼哭时充血明显,树枝状、细小 | 浅红色,啼哭时充血不明显,弯曲状、较粗 |
| 触摸 | 无搏动,管壁薄、易压瘪,不易滑动 | 有搏动,管壁厚、不易压瘪,易滑动 |
| 液体注入 | 滴入顺畅,血液向心方向流动 | 滴入不畅 |

# 十一、婴幼儿灌肠法

## (一)目的

解除便秘和肠胀气;清洁肠道,为手术或检查做准备;稀释并清除肠道内有毒物质,减轻中毒;为高热患者降温。

## (二)操作前准备

**1.护士准备** 衣帽整洁、洗手、戴口罩。

**2.患儿准备** 使患儿或家属清楚灌肠的目的,学会深呼吸和取合适的卧位,并嘱患儿或指导患儿家属将患儿排空膀胱。

**3. 用物准备** 治疗盘、灌肠筒、玻璃接头、各种型号的肛管、血管钳、垫巾、弯盘、卫生纸、手套、润滑剂、量杯、水温计、输液架、便盆、尿布,根据医嘱备灌肠液,溶液温度为39~41℃。

**4. 环境准备** 关闭门窗,窗帘或屏风遮挡。

### (三)方法与步骤

1. 携用物至床旁,核对解释,关闭门窗,遮挡患儿,挂灌肠筒于输液架上,筒底距患儿臀部所在平面30~40cm。

2. 将枕头竖放,垫巾一端放于枕头上,一端放于便盆之下防止污染床单位。

3. 安置卧位,协助患儿脱去裤子,取位于便盆宽边上,双膝屈曲,约束固定患儿,适当给患儿保暖。

4. 再次核对,戴手套,连接肛管,排净空气,用止血钳夹闭橡胶管,润滑肛管前端,将肛管缓缓插入肛门(插管长度:婴儿2.5~4cm,幼儿5~7.5cm)。

5. 松止血钳,观察灌肠液下降速度和患儿情况。

6. 灌肠后夹紧肛管,用卫生纸包裹后轻轻拔出,放入弯盘内(让患儿保留数分钟后再排便)。

7. 协助排便,擦净臀部,取下便盆,包好尿布或穿好裤子,整理床单位。

8. 核对,整理用物,洗手,记录。

### (四)注意事项

1. 小儿灌肠时注意溶液的温度、浓度、流速、压力和溶液的量。

2. 灌肠过程中应随时观察患儿的病情变化,如患儿出现脉速、面色苍白、出冷汗、异常哭闹、腹胀或排出液为血性时,应立即停止灌肠,并与医生联系给予紧急处理。

3. 婴幼儿需使用等渗液灌肠,灌肠液量遵医嘱而定,一般小于6个月约为每次50ml;6个月至1岁约为每次100ml;1~2岁约为每次200ml;2~3岁约为每次300ml。

4. 准备测量灌入量和排出量,达到出入量基本相等或出量大于注入量。

# 十二、光 照 疗 法

## (一)目的

临床上用于高胆红素血症治疗。血中的间接胆红素经蓝光照射可转变为水溶性异构体,随胆汁、尿液排出体外。适用于间接胆红素增高的新生儿。

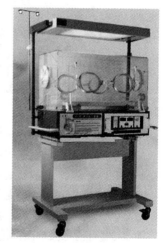

图 4-3 光疗箱(单面)

## (二)操作前准备

**1. 用物准备** 光疗箱一般采用波长425~475nm的蓝色荧光灯,灯管与患儿皮肤距离33~55cm,以160~320W为宜。光疗箱有单面(图4-3)和双面光疗箱两种,双面光疗箱优于单面光疗箱。患儿护眼罩用墨纸或胶片剪成眼睛状。其他用物如长条尿布、尿布带、胶布、工作人员用的墨镜等。

**2. 光疗箱准备** ①清洁光疗箱,清除灯管及反射板的灰尘;②箱内湿化器水箱内加水至2/3满;③接通电源,检查灯管亮度,并使箱温升至适中温度(30~32℃),相对湿度达55%~65%;④光疗箱放置在干净、温湿度变化较小、无阳光直射的场所。

**3. 患儿准备** 入箱前清洁患儿皮肤,禁忌在皮肤上涂粉和油类;剪短指甲,防止抓破皮肤。

测量患儿体温,必要时测体重,取血检测血清胆红素水平。

**4.护士准备** 操作前洗手,戴墨镜。

### (三)方法与步骤

**1.入箱操作** 将患儿全身裸露,男婴注意保护阴囊,用尿布遮盖会阴部,佩戴护眼罩,抱入已预热好的光疗箱中,记录入箱时间。

**2.照射过程** 使患儿皮肤均匀受光,尽量广泛照射身体;单面光疗箱一般每2小时更换体位一次,仰卧、侧卧、俯卧交替照射;俯卧时要有专人巡视,以免口鼻受压而影响呼吸;照射时每小时测体温一次或根据病情、体温情况随时测量,使体温保持在36～37℃。根据体温调节箱温,如体温超过37.8℃或低于35℃,要暂停光疗,经处理体温恢复正常后再继续光疗;严密观察病情。

**3.出箱准备** 出箱前先将衣物预热,再给患儿穿好,关闭箱体电源开关,除去护眼罩,抱回病床,并做好各项记录,如出箱时间、生命体征等。

**4.整理用物** 光疗结束后切断电源,倒尽湿化器水箱内的水,做好整机清洁、消毒。

### (四)注意事项

1.保持灯管及反射板清洁,并及时更换灯管。灯管使用300小时后其灯光能量输出减弱20%,900小时后减弱30%,2700小时后减弱45%。

2.光照12～24小时才能使血清胆红素下降,光疗总时间按医嘱执行。血清胆红素<171μmol/L时可停止光疗。

3.光照时出现的轻度腹泻,排深绿色多泡沫稀便、小便深黄色,一过性皮疹等副作用,可随病情好转而消失。

4.光疗中按医嘱静脉输液,按需喂乳,保证水分及营养供给。

5.照射中注意观察患儿精神、反应、呼吸、脉搏及黄疸程度的变化;观察大小便颜色与性状;检查皮肤有无发红、干燥、皮疹,有无呼吸暂停、烦躁、嗜睡、发热、腹胀、呕吐、惊厥等;监测血清胆红素等。

6.工作人员为患儿进行检查、治疗、护理时要戴墨镜,并严格交接班。

# 十三、清理呼吸道法

### (一)目的

清除患者呼吸道分泌物,保持呼吸道通畅;防止窒息和吸入性肺炎等并发症;改善肺通气,促进呼吸功能。

### (二)操作前准备

**1.护士准备** 衣帽整洁,洗手、戴口罩。

**2.患者准备** 了解吸痰的目的、方法、注意事项及配合要点,体位舒适。

**3.用物准备** 治疗盘内放:无菌持物钳2把,有盖无菌容器3个(1个放12～14号无菌吸痰管数根,另2个盛无菌等渗盐水),弯盘,无菌纱布,玻璃接管,必要时备压舌板、开口器、舌钳、标本容器、盛有消毒液的浸泡筒、注射器等。

**4.环境准备** 光线充足、空气流通、温度适宜。

### (三)方法与步骤

**1.中心负压吸引装置吸痰法** 将压力表和储液瓶装置插入墙壁中心负压吸引装置插孔内,连接导管,打开开关,调节负压,检查吸引性能,管道有无漏气,是否通畅。

核对解释→检查调压(调节负压:小儿<300mmHg)→安置体位→试吸检畅→抽吸痰液→冲管消毒→观察记录。

**2. 注射器吸痰法** 用20～50ml注射器连接吸痰管抽吸痰液。

### (四)注意事项

1. 严格执行无菌操作,治疗盘内吸痰用物每天更换1～2次,吸痰管每次更换,勤做口腔护理。储液瓶、安全瓶内的液体应及时倾倒,做好消毒处理。

2. 注意观察病情,保持呼吸道通畅,听到患儿喉头有痰鸣音或排痰不畅应及时抽吸。也可向气管内滴入少量等渗盐水或化痰药物,使痰液稀释,便于吸出。

3. 吸痰时,每次吸引时间<15秒,人工气道者连续吸痰不可超过3次,以免引起缺氧。使用呼吸机或缺氧严重者,吸痰前后可根据病情增加氧流量。

4. 为婴幼儿吸痰时,吸痰管要细、动作要轻、负压要小,以免损伤黏膜。

# 十四、给 氧 法

## (一)目的

提高血氧含量及动脉血氧饱和度,纠正各种原因引起的缺氧。

## (二)操作前准备

**1. 护士准备** 衣帽整洁,洗手、戴口罩。

**2. 患者准备** 了解吸氧的目的、注意事项、配合要点。

**3. 用物准备** 供氧装置,治疗盘内放棉签、鼻导管或鼻塞、玻璃接管、安全别针、蒸馏水或冷开水、橡胶管、弯盘、小药杯或治疗碗(内盛冷开水)、用氧记录单、笔,必要时备胶布、头罩等。

**4. 环境准备** 温、湿度适宜,安静整洁,禁止明火,避开热源。

## (三)方法与步骤

**1. 单侧/鼻导管吸氧法操作步骤** 核对解释→清洁鼻腔→装表连接(将流量表插入床头中心管道供氧装置插孔内,湿化瓶盛蒸馏水或冷开水1/3～1/2满,连接好湿化瓶)→连管调节→插管固定→整理记录→停用氧气(拔出鼻导管,关闭流量表,再关总开关,重开流量表,放出表内余气,再关闭流量表帮助患者清洁鼻部,嘱休息,整理用物归位,记录停用氧气时间)。

**2. 头罩法** 核对解释→清洁鼻腔→装表连接(将流量表插入床头中心管道供氧装置插孔内,湿化瓶盛蒸馏水或冷开水1/3～1/2满,连接好湿化瓶)→连管调节(将氧气接于头罩氧气进孔处,将患者头置于头罩内,调节好氧流量)→插管固定→整理记录→停用氧气(拔出鼻导管,关闭流量表,再关总开关,重开流量表,放出表内余气,再关闭流量表帮助患者清洁鼻部,嘱休息,整理用物归位,记录停用氧气时间)。

此法适用于新生儿、婴幼儿供氧。头罩与患者颈部之间要保持适当距离,防止呼出的二氧化碳再次吸入(图4-4)。

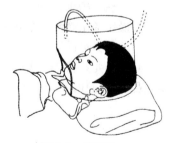

图4-4 头罩法

## (四)注意事项

1. 严格遵守操作规程,注意用氧安全,切实做好"四防"。①防震:搬运时应避免倾倒、撞击,防止爆炸。②防火:周围严禁烟火和易燃品,至少距火源5m。③防热:氧气筒应放于阴凉处,距离暖气1m以上。④防油:氧气表及螺旋口上勿涂油,避免引起燃烧。

2. 为保证用氧安全,使用氧气时,应先调节流量而后应用。停用氧气时应先拔出鼻导管,再关闭氧气开关。中途改变流量时,先将氧气和鼻导管分离,调节好流量后再连接上,以免大量氧气突然冲入呼吸道,损伤肺组织。用氧过程中注意观察患者缺氧改善情况及用氧装置是否完好。

3. 交待患儿或患儿家属用氧知识,切勿将氧气导管拔掉。

# 十五、喂 乳 法

## (一)目的

满足具有吸吮能力及吞咽能力小儿的进食需要。

## (二)操作前准备

**1. 用物准备** 已装牛奶的乳瓶,无菌乳头、饭巾、托盘、镊子、记录单。

**2. 护士准备** 洗手、戴口罩。

## (三)方法与步骤

1. 操作者为患儿更换尿布,然后洗手、戴口罩。

2. 核对床号、姓名、乳液的种类、乳量及时间,取出温好的乳液,备齐用物,放于托盘内携至床旁。

3. 用镊子选择大小适宜的无菌乳头(1～3个月小儿可选择在乳瓶倒置时,乳液每秒钟流出2～3滴的乳;4～6个月可选用乳液能连续滴出的乳头;6个月以上应选用乳液呈线状流出的乳头)。按无菌操作的规则,把乳头套在瓶口上。

4. 将患儿抱起,围好饭巾,操作者坐在凳上,患儿头部枕于操作者左臂上呈半卧位。不宜抱起者,应将头部抬高,侧卧,以防溢乳呛入气管。

5. 操作者右手将乳瓶倒转,先试乳温,滴1～2滴乳液于手背部或手臂内侧,以温热(40℃)不烫手为宜。然后让小儿含住乳头吸吮。

6. 喂毕将小儿抱起伏于肩上,轻拍其背部,使吞咽的空气排出,放回床上右侧卧位。

7. 整理用物,记录小儿进乳量及进乳情况。

## (四)注意事项

1. 哺喂时乳液应始终充满乳头,以免吸入气体过多引起腹胀或呕吐。乳瓶颈不要压在小儿唇上,以免妨碍吸吮。乳头孔堵塞时,应按无菌操作规则重新更换乳头。

2. 操作者在喂乳过程中要集中注意力,观察小儿吸吮能力及进乳情况。

3. 小儿吸吮过急有呛咳时,应暂停哺喂,轻拍后背,稍休息后再喂。

4. 遇患儿窒息,应立即将患儿置头低脚高位,头偏向一侧,轻拍背部。用电动吸引器或洗耳球吸尽口、鼻腔内乳汁及分泌物后给氧,并通知医生。

# 十六、鼻 饲 法

## (一)目的

供给食物营养液和药物以维持不能或无法经口进食患儿营养和治疗的需要。如:昏迷患儿、口腔疾患或口腔手术后的患儿、不能张口的患儿、破伤风患儿、早产儿、病情危重患儿、拒绝进食患儿。

## (二)操作前准备

**1. 用物准备** 胃管、鼻饲液(温度不超过40℃)、注射器、胶布、棉签、治疗碗(内盛温开水)、液状石蜡、压舌板、弯血管钳、治疗巾、弯盘,必要时备药液等。

**2. 环境准备**　关好门窗,调节室温至 27℃左右。

**3. 护士准备**　同前。

## (三)方法与步骤

**1. 插管法**　核对解释→安置卧位→清洁鼻腔→测量长度做标记→润管插入→验证固定→冲管润滑→灌注鼻饲液→冲管→反折固定→整理记录。

**2. 拔管法**　拔管擦拭→整理记录。

## (四)注意事项

1. 鼻饲前应和患儿或患儿家属进行有效地沟通,解释鼻饲目的及配合方法,消除患儿或患儿家属的疑虑和不安全感。

2. 操作时动作应轻稳,以防损伤鼻腔及食管黏膜。

3. 插管过程中应观察患儿反应,正确处理操作中遇到的问题。

4. 喂食前应确定胃管在胃内。

5. 服用药物时应将药片研碎,溶解后再灌入;新鲜果汁和奶液应分别注入,防止产生凝块。

6. 鼻饲过程中,应做到"三避免"

(1)避免灌入空气,以防造成成腹胀。

(2)避免灌入速度过快,防止不适应。

(3)避免鼻饲液过热或过冷,防止烫伤黏膜和胃部不适。

7. 长期鼻饲者应每天进行口腔护理,每周更换胃管一次,晚间末次喂食后拔出,翌晨从另侧鼻孔插入。

# 十七、换血疗法及护理

## (一)目的

1. 游离的胆红素,防止发生核黄疸。

2. 血清中的免疫抗体和致敏的红细胞,阻止红细胞的破坏和继续溶血。

3. 溶血而引起的贫血和心衰。

## (二)操作前准备

**1. 物品准备**　葡萄糖液、生理盐水、10%葡萄糖酸钙、肝素、20%鱼精蛋白、苯巴比妥、地西泮(安定)等,并按需要准备急救药物;脐静脉插管或静脉留置针、注射器及针头若干、三通管、换药碗、弯盘、手套、量表、心电监护仪、辐射保温床、采血管、绷带、夹板、尿袋、消毒用物、换血记录单等,根据需要可备输液泵或输血泵。

**2. 血源准备**　R 血型不合应采用 R 血型与母亲相同,ABO 血型与患儿相同,或抗 A、抗 B 效价不高的 O 型供血者;ABO 血型不合者可用 O 型的红细胞加 AB 型血浆或用抗 A、抗 B 效价不高的 O 型血。根据换血目的决定换血量,新生儿溶血换血量为 150～180ml/kg,约为患儿全身血量的 2 倍,应尽量选用新鲜血,库血不应超过 3 天。

**3. 环境准备**　在手术室或经消毒处理的环境中进行,预热辐射保温床,室温保持在 26～28℃。

**4. 患儿准备**　脐静脉,日龄较大而脐静脉阻塞者,在脐上 1cm 左右做横或弧形切口 1cm,暴露脐静脉,剪开小口,插入换血管 6～7cm,见血液流出表示进入脐静脉。如产前诊断基本明确者,出生时脐静脉即可留得相对长些,便于直接插管。

**5. 护士准备**　洗手、戴口罩。

### (三)方法与步骤

1.按输血法备新鲜血液。

2.常规消毒皮肤。

3.自脐带残端插入脐静脉或经脐静脉切开后插入 6～7cm。

4.插管正确后,将换血管输血瓶与三通相接,测脐静脉压,正常 8cmH_2O。以后每换 100ml 测一次,管内不得进入空气,以免发生空气栓塞。

5.开始时以 10ml 等量进行交换,至 100ml 测脐静脉压后,按静脉压高低调整换血速度。如心功能好,则以 20ml 等量进出。

6.首次和末次抽出的血测定血清胆红素值。

7.记录好每次抽出和注入的血量、时间、患儿的面色、用药、心率、呼吸、静脉压等情况。

### (四)注意事项

1.严格消毒,无菌操作,避免感染。

2.插管时动作要轻,以免损伤静脉壁及内脏。

3.保证三通导管通畅。每次注血时都要抽回血,防止推入空气。

4.抽推血时不可过快或过慢,总时间 2～3 小时。

5.维持正常的静脉压,静脉压高抽血量可大于注入量,静脉压低则相反。

### (五)换血后护理

1.密切观察患儿面色、黄疸消退情况、心率、呼吸等,异常情况及时处理。

2.注意伤口有无渗血,保持局部清洁,大小便后及时更换尿布,伤口未拆线不宜沐浴。

3.换血后禁食 6 小时。

4.加强空气消毒,防止交叉感染,必要时用抗生素控制感染。

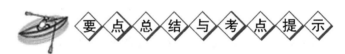

要 点 总 结 与 考 点 提 示

1.我国的儿科医疗机构:小儿门诊设施及特点、小儿急诊设施及特点、小儿病房设施及特点。

2.小儿沟通特点、与小儿沟通的方法与技巧。

3.小儿各年龄期用药特点,药物的选用、给药方法、药物剂量计算。

4.常用的小儿护理技术,如:约束法、新生儿抚触、小儿头皮静脉输液法等。

5.患儿膳食护理、皮肤护理、心理护理、睡眠与游戏的需要、住院护理常规。

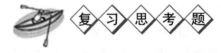

复 习 思 考 题

【A_1型题】

1.儿科门诊预诊检查的方法主要为(　　)

  A.血常规化验　　　B.尿常规化验

  C.问诊、望诊及简单的体格检查

  D.心电图　　　　E.病历

2.对危重患儿的就诊程序应是(　　)

  A.先抢救　　　　B.先挂号

  C.先预诊　　　　D.先查血常规

  E.先检查

3.儿科急诊抢救质量最主要的要素是(　　)

  A.医疗技术　　　B.药品

  C.仪器设备　　　D.人

  E.医生

4.小儿病房的安全措施包括(　　)

  A.小儿床要加床栏、窗口加防护栏

  B.暖气片加防护罩,防止烫伤

  C.保温瓶、茶杯应放于患儿不能触及的地方

  D.小儿病室内不应有尖锐物品

E. 以上都正确

5. 儿科门诊设预诊处的目的不包括（　　）
　A. 协助家长鉴别患儿所需诊治的科别
　B. 及早发现和隔离传染病以及预防交叉感染
　C. 及早发现危重患儿,使之得到及时抢救
　D. 及时做出正确诊断
　E. 节省就诊时间

6. 小儿用药剂量计算,下述哪种方法最准确（　　）
　A. 按体重计算　　　B. 按体表面积计算
　C. 按身高计算　　　D. 按年龄计算
　E. 按季节计算

7. 小儿用药剂量的计算一般是（　　）
　A. 最常用的方法是以成人剂量折算
　B. 最基本的方法是按体表面积计算
　C. 最基本的方法是按照体重计算
　D. 最复杂的方法是按照年龄计算
　E. 最复杂的方法是按照体重计算

8. 婴儿神经系统和呼吸中枢发育不成熟,选择镇静止惊药时,不宜选择（　　）
　A. 地西泮　　　　B. 吗啡
　C. 苯巴比妥　　　D. 异丙嗪
　E. 止咳糖浆

9. 5 岁以下小儿便秘时,可采用的措施不包括（　　）
　A. 饮食调节　　　B. 开塞露
　C. 口服果导片　　D. 清洁灌肠
　E. 多饮水

10. 肾上腺皮质激素适应证不包括（　　）
　A. 急性严重感染
　B. 过敏性疾病和哮喘
　C. 治疗白血病和肾病综合征
　D. 水痘脑炎
　E. 败血症

11. 按每日 5 万 U/kg 的剂量计算,4 岁小儿应给予青霉素为（　　）
　A. 20 万 U/次,每日 2 次
　B. 30 万 U/次,每日 2 次
　C. 40 万 U/次,每日 2 次
　D. 50 万 U/次,每日 2 次
　E. 60 万 U/次,每日 2 次

12. 小儿最常用的治疗方法是（　　）
　A. 口服法　　　　B. 肌内注射
　C. 静脉推注　　　D. 静脉滴注
　E. 皮下注射

13. 多次使用可留下后遗症影响下肢运动的治疗方法是（　　）
　A. 口服法　　　　B. 肌内注射
　C. 静脉推注　　　D. 静脉滴注
　E. 皮下注射

14. 一个 2 岁幼儿住院,当与父母分别时哭闹,拒绝进食和游戏。这种表现错误的说法是（　　）
　A. 小儿与亲人有密切的关系
　B. 小儿与亲人分离时的正常反应
　C. 退行性行为
　D. 分离性焦虑的表现
　E. 小儿患有精神类疾病

15. 7 个月小儿因腹泻来诊,臀部发红,伴有皮疹,下列护理措施哪项是错误的（　　）
　A. 勤换尿布　　　　B. 暴露臀部于阳光下
　C. 红外线灯照射　　D. 用塑料布包裹
　E. 每次便后用温水洗臀

16. 小儿约束法的注意事项不正确的是（　　）
　A. 结扎要紧一些
　B. 局部约束时,仍需满足其他部位肢体活动
　C. 结扎或包裹松紧适宜
　D. 定时松解,观察皮肤及血液循环情况
　E. 安抚患儿减少其恐惧

17. 关于蓝光箱的使用方法,下列提法哪项是错误的（　　）
　A. 每日清洗一次　　B. 湿度保持 55%～65%
　C. 温度保持在 30～32℃
　D. 灯管距患儿 33～50cm
　E. 单面照射,3 小时翻身一次

18. 小儿静脉输液的目的不包括（　　）
　A. 补充营养,维持热量
　B. 输入药物治疗疾病
　C. 纠正水电解质紊乱,维持酸碱平衡
　D. 增加血红蛋白,纠正贫血
　E. 补充抗体、补体

（林　慧　花响玲）

# 第5章
# 新生儿与新生儿疾病患儿的护理

新生儿期婴儿由宫内过渡到宫外生活,需完成多方面的生理调节,以适应复杂的外界环境。护理人员应掌握新生儿医学和相关知识,对其进行正确的评估和护理,促进新生儿的健康成长。

新生儿是婴儿的特殊阶段,是指从脐带结扎至生后满28天内的婴儿。围生期是指围绕分娩前后的一段特定时期,期间的胎儿和新生儿称为围生儿。目前我国将围生期定义为从妊娠28周(此时胎儿体重约1000g)至生后7天。

## 第1节　新生儿分类

新生儿分类有不同的方法,分别根据胎龄、出生体重、出生体重和胎龄的关系及出生后周龄等。

**1. 根据胎龄分类**

(1)足月儿(full term infant):指胎龄≥37周至<42周(259～293天)的新生儿。

(2)早产儿(preterm infant):指胎龄<37周(<259天)的新生儿。

(3)过期产儿(post-term infant):指胎龄≥42周(≥294天)的新生儿。

**2. 根据出生体重分类**

(1)正常出生体重儿(normal birth weight infant):指出生体重≥2500g至≤4000g的新生儿。

(2)低出生体重儿(low birth weight infant):指出生体重<2500g者。其中,体重<1500g者称极低出生体重儿,体重<1000g者称为超低出生体重儿。低出生体重儿大多是早产儿和小于胎龄儿。

(3)巨大儿(macrosomia):指出生体重>4000g者。

**3. 根据出生体重和胎龄关系分类**

(1)适于胎龄儿(appropriate for gestational age infant):指出生体重在同胎龄儿平均体重的第10～90百分位者。

(2)大于胎龄儿(large for gestational age infant):指出生体重在同胎龄儿平均体重的第90百分位以上的新生儿。

(3)小于胎龄儿(small for gestational age infant):指出生体重在同胎龄儿平均体重的第10百分位以下的新生儿。我国习惯上将胎龄已足月而体重在2500g以下的新生儿称足月小样儿。

**4. 根据出生后的周龄分类**

(1)早期新生儿:出生后1周以内的新生儿。其发病率和死亡率在整个新生儿期最高,需加强监护和护理。

(2)晚期新生儿:出生后第2周至第4周末的新生儿。

**5. 高危儿**(high risk infant)　指已发生或有可能发生危重情况而需要监护的新生儿。常见以下几种情况。

(1)母亲有异常妊娠史的新生儿:如母亲有妊娠高血压综合征、先兆子痫、阴道流血、糖尿病、慢性心肺疾患、感染、吸烟、吸毒、酗酒、母亲为 Rh 阴性血型及过去有死胎、死产史、性传播病史等。

（2）母亲有异常分娩的新生儿：如羊膜早破、各种难产、手术产、急产、产程延长、分娩过程中使用镇静剂和止痛药物史等。

（3）出生时异常的新生儿：如出生时 Apgar 评分低于 7 分、脐带绕颈、各种先天性畸形、早产儿、小于胎龄儿、巨大儿、双胎或多胎婴儿、有疾病的新生儿等。

# 第2节　正常足月儿及早产儿的特点和护理

## 一、正常足月儿的特点及护理

正常足月儿（normal term infant）是指胎龄≥37 周至＜42 周出生，体重≥2500g 至≤4000g，无任何畸形和疾病的活产婴儿。

### （一）足月新生儿的特点

**1.外观特征**　足月儿与早产儿在外观上各具特点，见表 5-1。

表 5-1　足月儿与早产儿外观比较

| | 足月儿 | 早产儿 |
|---|---|---|
| 哭声 | 响亮 | 微弱 |
| 皮肤 | 全身皮肤红润，皮下脂肪丰满、毳毛少、胎脂多 | 全身皮肤薄而红嫩、皮下脂肪少、毳毛多、胎脂少 |
| 肌张力 | 良好 | 低下 |
| 头 | 占身长的 1/4 | 占身长的 1/3 |
| 头发 | 分条清楚 | 细而乱，呈绒线头状 |
| 耳壳 | 耳壳软骨发育好，耳舟成形 | 耳壳软骨发育不全，耳舟不清楚 |
| 乳腺 | 乳晕清楚，乳晕下结节＞4mm | 乳晕不清，乳晕下结节＜4mm |
| 外生殖器 | 男婴睾丸已降入阴囊、阴囊皱褶多 | 男婴睾丸未降入阴囊或降入不全，阴囊皱褶少 |
| | 女婴大阴唇能遮盖小阴唇 | 女婴大阴唇不能遮盖小阴唇 |
| 指、趾甲 | 达到或超过指、趾端 | 未达指、趾端 |
| 足底纹 | 足底纹遍及整个足底 | 足底纹理少 |

**2.各系统生理特点**

（1）呼吸系统：胎儿在宫内不需要肺呼吸，但有微弱的呼吸运动。出生时经产道挤压 1/3 肺液由口鼻排出，其余由肺间质毛细血管和淋巴管吸收，如吸收延迟，则出现湿肺。新生儿呼吸中枢发育不完善，呼吸节律常不规则，呼吸浅快，安静时为 40～45 次/分，如持续超过 60～70 次/分称呼吸急促。由于新生儿胸腔较小，肋间肌较弱，胸廓运动较浅，主要靠膈肌运动，以腹式呼吸为主。

（2）循环系统：胎儿出生后血液循环发生巨大变化：胎盘－脐血循环终止、肺血管阻力降低、卵圆孔和动脉导管功能性关闭。新生儿心率波动较大，90～160 次/分，平均 120～140 次/分，血压平均 70/50mmHg（9.3/6.7kPa）。新生儿时期血流多分布于躯干和内脏，四肢少，故四肢易出现冷凉及发绀。

(3)消化系统:足月儿出生时吞咽功能已完善,但胃呈水平位,贲门括约肌松弛,幽门括约肌相对较发达,易发生溢乳和呕吐。新生儿消化道面积相对较大,肠壁较薄,通透性高,有利于大量流质及乳汁中营养物质的吸收,也易使肠腔内毒素及消化不全产物通过肠壁而进入血循环,引起中毒症状。消化道已能分泌大部分消化酶,但淀粉酶要至生后4个月才达到成人水平,因此不宜过早喂淀粉类食物。生后12小时开始排出黑绿色胎粪(由胎儿肠道分泌物、胆汁及咽下的羊水等组成),2~3天排完,如超过24小时未排胎粪者应检查是否有消化道畸形。

(4)泌尿系统:一般生后24小时内排尿,如生后48小时未排尿者需检查原因。新生儿肾小球滤过率低,浓缩功能差,对水和溶质的处理能力差,易发生水肿或脱水;肾脏的稀释功能尚可而排出磷功能较差,因此易导致低钙血症。

(5)血液系统:血容量平均为85ml/kg。出生时血液中的红细胞和血红蛋白量相对较高,以后逐渐下降。血红蛋白中胎儿血红蛋白占70%~80%,以后逐渐被成人型血红蛋白替代。白细胞计数生后第1天可高达$(15\sim20)\times10^9$/L,5天后接近婴儿值。血小板出生时已达成人水平。由于胎儿肝脏维生素K储存量少,凝血因子Ⅱ、Ⅶ、Ⅸ、Ⅹ活性低。

(6)神经系统:新生儿脑相对较大,但脑沟、脑回仍未完全形成。脊髓相对较长,腰穿时应在第4、5腰椎间隙进针。大脑皮质兴奋性低,睡眠时间长,觉醒时间一昼夜为2~3小时。生后具有多种暂时性原始神经反射,如觅食反射、吸吮反射、握持反射、拥抱反射、交叉伸腿反射。正常情况下,生后数月这些反射可自然消失。新生儿凯尔尼格征、巴宾斯基征、佛斯特征可呈阳性。

(7)免疫系统:新生儿非特异性和特异性免疫功能均不够成熟,通过胎盘从母体中获得免疫球蛋白IgG,因此,不易感染一些传染性疾病如麻疹,而免疫球蛋白IgA和IgM不能通过胎盘,故易患呼吸道和消化道疾病。

(8)体温调节:新生儿体温调节中枢发育不完善,调节能力差,易随外界环境温度的变化而改变。皮下脂肪较薄,体表面积相对较大,皮肤表皮角化层差,易散热。新生儿产热主要依靠棕色脂肪的化学产热。室温过低,产热不足,则可引起新生儿寒冷损伤综合征;室温过高时,如果进水少及散热不足,可使体温增高,发生脱水热。新生儿正常体表温度为36.0~36.5℃,正常直肠温度为36.5~37.5℃。

新生儿出生后30分钟至1小时体温下降1.5~2℃。如环境温度适中,体温逐渐回升,并在36~37℃之间波动。"适中温度"又称"中性温度",系指能维持正常体核及皮肤温度的最适宜的环境温度。在此温度下,机体耗氧量最少,代谢率最低,蒸发散热量亦少。

(9)能量及体液代谢:新生儿总能量需要为:出生后第1周每日209.2~313.8kJ/kg(50~75kcal/kg),以后渐增至418.4~502.1kJ/kg(100~120kcal/kg)。新生儿液体维持量为:第1天60~100ml/kg,以后每日增加30ml/kg,直至每日150~180ml/kg。足月儿每天钠需要量为1~2mmol/kg,10天内不需补钾,10天后钾的每天需要量为1~2mmol/kg。新生儿患病时易发生酸碱平衡失调,尤易发生代谢性酸中毒。

## (二)新生儿的特殊生理状态

**1. 生理性体重下降** 新生儿在生后数日内,因摄入少、丢失水分较多及尿、粪排出,出现体重下降,下降范围为3%~9%,不超过10%。生后第7~10天恢复到出生时体重。

**2. 生理性黄疸** 大部分新生儿在生后2~3天即出现黄疸,4~5天达高峰,5~7天消退,最迟不超过2周,小儿一般情况良好。

**3. 生理性乳腺肿大、假月经** 足月新生儿出生后4~7天,乳腺可触到蚕豆至鸽蛋大小的肿物,多于2~3周消退,切勿挤压,以免感染。

**4. 假月经** 部分女婴在生后5~7天,可见阴道流出少量的血性分泌物或大量非脓性分泌物,可持续1周。是因母体雌激素在孕期进入胎儿体内,出生后突然中断引起。一般不必处理。

**5. 口腔黏膜的特点**　新生儿上颚中线和齿龈切缘上常有黄白色米粒大小的斑点,分别俗称"上皮珠"、"板牙(马牙)",是上皮细胞堆积或黏液腺分泌物堆积所致,生后数周到数月逐渐消失,不需处理。新生儿两侧颊部各有一隆起的脂肪垫,俗称"螳螂嘴",对吸乳有利,不应挑割,以免发生感染。

**6. 新生儿红斑及粟粒疹**　生后 1～2 天,在头部、躯干及四肢常出现大小不等的多形性斑丘疹,称"新生儿红斑",1～2 天后自然消失。生后 3 周内,因皮脂腺潴留,在鼻尖、鼻翼、面颊部可形成小米粒大小黄白色皮疹,可自行消退,不必处理。

## (三)新生儿的护理

【护理问题】

**1. 有体温失调的危险**　与体温调节中枢发育不完善有关。

**2. 有窒息的危险**　与呛奶、呕吐有关。

**3. 有感染的危险**　与新生儿免疫功能不足及皮肤黏膜屏障功能差有关。

**4. 营养失调:低于机体需要量**　与消化功能较差有关。

【护理措施】

**1. 维持体温稳定**

(1)新生儿室条件:病室干净、清洁、整齐、阳光充足、空气流通,温度 22～24℃,湿度 55%～65%。

(2)保暖:新生儿娩出后应立即擦干身体,用温暖的毛巾包裹,以减少辐射、对流及蒸发散热,并应因地制宜采取不同的保暖措施,使新生儿处于"适中温度"。如冬季头戴绒帽,棉被包裹,外置热水袋。必要时应用婴儿温箱、远红外线辐射床,每 4 小时监测体温 1 次。

(3)对新生儿检查和护理时避免不必要的暴露,接触新生儿的手、仪器、物品等均应保持温暖。

**2. 保持呼吸道通畅**

(1)新生儿刚娩出时,应迅速清除口、鼻的分泌物及羊水,防止吸入性肺炎。

(2)保持新生儿舒适体位,仰卧位时避免颈部前屈或过度后仰;俯卧位时头偏向一侧,双上肢自然屈曲在头两侧。

(3)专人看护,经常检查、清理鼻孔,避免将物品放在新生儿口、鼻处或按压胸部,保持呼吸道通畅。

(4)喂乳后应竖抱婴儿轻拍背部,帮助排出空气,然后将婴儿右侧卧位,防止溢乳、呕吐引起窒息。

**3. 预防感染**

(1)建立消毒隔离制度:接触新生儿前后均应洗手或涂消毒液,入室时应更换衣、鞋,工作人员或新生儿如患感染性疾病应立即隔离,避免交叉感染。每日用紫外线进行空气消毒 1 次,每次 30～60 分钟。每月做空气培养 1 次。不同疾病的患儿应分室居住,并定期对病房进行消毒处理。

(2)做好皮肤黏膜护理:①新生儿出生后,可用消毒的植物油轻擦皮肤皱褶处和臀部,擦干皮肤给予包裹;出生 6 小时后给新生儿洗澡,每日沐浴 1～2 次,在喂奶前进行,沐浴室温度在 26～28℃,水温为 39～41℃;每次大便后用温水清洗臀部,并涂护臀膏,勤换尿布,保持臀部皮肤干燥。②脐部经无菌结扎后,逐渐干燥,残端 3～7 天内脱落。每日检查脐部,并用 75% 乙醇溶液消毒,保持脐部皮肤干燥,防止脐炎发生。③口腔黏膜不宜擦洗。④衣服宜宽大,质软不用钮扣,尿布宜选用吸水性好的纯棉布,不可过紧过松。

(3)遵医嘱预防接种:出生后 3 天接种卡介苗,出生 1 天、1 个月、6 个月时,各注射乙肝疫苗

1 次,每次 5～10μg。

**4. 合理喂养** 出生后 30 分钟内可抱至母亲处给予吸吮,鼓励母亲按需哺乳,不给新生儿其他的辅食及饮料。母亲无法哺乳时,首先试喂 10％葡萄糖溶液 10ml,吸吮及吞咽功能良好者,可给配方奶,每 3 小时 1 次,乳量根据婴儿的耐受情况和所需热量计算。按时测量体重,了解新生儿的营养状况。

**【健康教育】**

**1. 促进母婴感情建立** 提倡母婴同室和母乳喂养,鼓励和指导与新生儿眼神交流、说话、皮肤接触,尽早建立良好的情感交流,以利于新生儿的身心发育。

**2. 宣传育儿知识** 采用录像、讲座或与家长沟通等方式向家长介绍正确的喂养、护理方法和预防接种等有关知识。如生后 2 周开始使用维生素 D 制剂,生后 1 个月补充铁剂,预防维生素 D 缺乏性佝偻病及缺铁性贫血。

**3. 指导家长** 了解新生儿筛查的疾病及介绍进行疾病筛查的重要性。如先天性甲状腺功能减低症、苯丙酮尿症和半乳糖症等。

# 二、早产儿的特点和护理

## (一)早产儿特点

早产儿又称未成熟儿,是指胎龄不满 37 周的活产婴儿。

**1. 外观特征** 见表 5-1。

**2. 生理特点**

(1)呼吸系统:早产儿呼吸中枢相对更不成熟,呼吸浅表而不规则,可发生呼吸暂停(即呼吸停止超过 15～20 秒,或虽不到 15 秒,但心率减慢<100 次/分,并出现发绀及肌张力减低)。早产儿的肺发育不成熟,肺泡表面活性物质少,易发生呼吸窘迫综合征。在宫内有窘迫史的早产儿易发生吸入性肺炎。

(2)循环系统:安静时,心率较足月儿快,平均 120～140 次/分(足月儿安静时心率 120 次/分),血压也较足月儿低。

(3)消化系统:早产儿吸吮及吞咽能力差,容易呛乳而发生乳汁吸入性肺炎。胃贲门括约肌松弛,胃容量小,易发生胃食道反流和溢乳。各种消化酶分泌接近足月儿,但胆汁分泌较少,对脂肪的消化吸收较差。由于早产儿胎粪形成较少和肠道蠕动乏力,故胎粪排出延迟。早产儿肝脏发育不成熟,肝葡萄糖醛酸转移酶活性较低,生理性黄疸出现的程度较足月儿重,持续时间长。肝糖原储备少,易出现低血糖。

(4)泌尿系统:早产儿的肾小管对醛固酮反应低下,肾排钠增多,易产生低钠血症。肾小管排酸能力差,易发生代谢性酸中毒。葡萄糖阈值低,易出现尿糖。

(5)血液系统:早产儿血容量为 85～110ml/kg,白细胞计数较低,血小板数量较足月儿略低。早产儿红细胞生成素水平低下,先天性铁储存少,易发生贫血。维生素 K 储存量少,易发生出血症。

(6)神经系统:神经系统的成熟度和胎龄有密切关系,胎龄越小,各种原始反射越难引出或反射不完全。早产儿易发生缺氧,导致缺氧缺血性脑病发生。早产儿脑室管膜下存在发达的胚胎生发层组织,因而易导致颅内出血。

(7)免疫系统:IgG 虽可通过胎盘从母体获得,但与胎龄增长呈正相关,故早产儿体内 IgG 含量低;其他免疫功能均较差,容易发生严重感染。

(8)体温:早产儿体温中枢调节功能更差,体表面积相对较大,皮下脂肪薄,容易散热,棕色脂肪少,无寒战反应,产热不足,保暖性能差,因寒冷易导致硬肿症的发生。汗腺发育差,体温易随环境温度变化而变化。

## (二)早产儿护理

【护理问题】

**1. 体温过低**  与体温调节功能差有关。

**2. 营养失调:低于机体需要量**  与吸吮、吞咽、消化功能差有关。

**3. 自主呼吸受损**  与呼吸中枢不成熟、肺发育不良、呼吸肌无力有关。

**4. 有感染的危险**  与免疫功能低下及皮肤黏膜屏障功能差有关。

**5. 潜在并发症**  出血。

【护理措施】

**1. 维持体温稳定**

(1)早产儿室条件:空气清新,备有空调、空气净化装置、婴儿暖箱、远红外线辐射床。早产儿室内温度应保持在 24～26℃,晨间护理时,提高到 27～28℃,相对湿度 55%～65%。

(2)根据早产儿的体重及病情,给予不同的保暖措施。一般体重小于 2000g 者,应尽早置婴儿暖箱保暖,体重越轻箱温应越高(具体见第 4 章第 5 节暖箱使用法),维持体温在 36.5～37℃,待体重增至 2000g 以上,体温稳定,吸吮良好,呼吸正常,即可出暖箱。体重大于 2000g 在箱外保暖者,头部应戴绒布帽,以降低耗氧和散热。各种操作应集中在远红外线辐射床保暖下进行;没有条件者,采取简易保暖方法,并尽量缩短操作时间。每日测体温 6 次,注意体温的变化。

**2. 合理喂养**

(1)开奶时间:尽早开奶,出生体重在 1500g 以上而无发绀的患儿,可于出生后 2～4 小时喂10% 葡萄糖溶液 2ml/kg,无呕吐者,可在 6～8 小时喂乳。出生体重在 1500g 以下或伴有发绀者,可适当延迟喂养时间。

(2)喂养方式及方法:提倡母乳喂养,无法母乳喂养者以早产儿配方奶为宜。有吸吮无力及吞咽功能不良者,遵医嘱可用滴管或鼻饲喂养,必要时静脉补充高营养液。

(3)喂乳量:应根据消化道的消化及吸收能力而定,以不发生胃潴留及呕吐为原则。胎龄越小,出生体重越低,每次喂乳量越少,喂奶间隔越短。准确记录 24 小时出入量,每日晨起空腹测体重 1 次(理想者每日增长 10～15g)。

**3. 维持有效呼吸**  早产儿仰卧时可在肩下放置小软枕,以保持呼吸道通畅;有缺氧症状者给予氧气吸入,吸入氧浓度及时间,应根据缺氧程度及用氧方法而定,常用氧气浓度为 30%～40%,以维持动脉血氧分压 50～70mmHg(6.7～9.3kPa)或经皮血氧饱和度 90%～95% 为宜。切忌常规吸氧,防止氧中毒并发症的发生。呼吸暂停者给予拍打足底、托背、刺激皮肤等处理,条件允许者放置水囊床垫,利用水振动减少呼吸暂停的发生。呼吸暂停反复发作者可遵医嘱给予氨茶碱静脉输注或机械正压通气。

**4. 预防感染**  严格执行消毒隔离制度,工作人员相对固定,室内物品定期更换消毒,强化洗手意识,防止交叉感染。加强早产儿的口腔、皮肤、脐部的护理,脐带未脱落者,可采用分段沐浴,沐浴后用安尔碘或 2.5% 碘酊和 75% 乙醇溶液消毒局部皮肤,保持脐部皮肤干燥和清洁。预防接种与足月儿稍有区别:出生体重小于 2500g 的早产儿不宜在出生时接种卡介苗,应推迟至体重大于 2500g 时再接种,其他疫苗,无论早产儿出生体重如何,其疫苗接种的时间、程序和注意事项与足月儿相同。

**5. 预防出血**  出生后应补充维生素 K,肌内注射维生素 $K_1$,连用 3 天。

**6. 密切观察病情**  及早发现病情变化,及时报告医生并做好抢救准备。

【健康教育】

1.指导育儿知识,特别指导家长注意保暖,加强体温的监测及预防感染等护理措施。鼓励母乳喂养,传授育儿知识,建议母亲护理早产儿前后必须洗手,减少探视,家中有感染病者避免接触早产儿。

2.指导早产儿出院后定期到门诊检查;按期预防接种并定期进行生长发育监测。

# 第 3 节　新生儿窒息

**案例 5-1**

　　患儿男,足月新生儿,出生后 1 分钟,全身皮肤苍白,呼吸弱而不规则,心率 60 次/分,四肢瘫软,喉反射消失。

　　**讨论分析:**

　　1.该患儿最可能的临床诊断是什么?

　　2.根据患儿目前状况,其主要的护理问题有哪些?

　　3.对该患儿实施的主要护理措施有哪些?

　　新生儿窒息(asphyxia of newborn)是胎儿因缺氧发生宫内窘迫或娩出过程中引起的呼吸、循环障碍,致生后 1 分钟内无自主呼吸或未能建立规律性呼吸,导致低氧血症和混合性酸中毒。是引起新生儿死亡和儿童伤残的重要原因之一。

## 一、病　　因

　　凡能造成胎儿或新生儿缺氧的因素均可引起窒息。

　　**1. 孕母因素**　孕母患有全身性疾病如糖尿病、严重贫血、肺部疾病、心脏病等;孕母吸毒、吸烟;妊娠期有妊娠高血压综合征;孕母年龄小于 16 岁或大于 35 岁等。

　　**2. 胎盘和脐带因素**　前置胎盘,胎盘早剥,脐带脱垂、打结、绕颈等。

　　**3. 分娩因素**　滞产、难产、手术产如高位产钳等;产程中孕妇应用镇静剂、麻醉剂、催产药等药物不当。

　　**4. 胎儿因素**　早产儿、巨大儿、先天畸形、羊水或胎粪吸入气道、胎儿宫内感染等。

## 二、病　理　生　理

　　新生儿窒息的本质是缺氧。如果缺氧发生在产程中,胎儿血液中的二氧化碳刺激呼吸中枢,早期发生呼吸动作,喉括约肌失去屏障功能而吸入大量羊水,致产时窒息可以转为娩出后的新生儿窒息。

　　**1. 呼吸改变**　根据动物实验结果,窒息后呼吸的病理生理变化可以分为四个时期(表5-2)。

表 5 - 2　新生儿窒息呼吸变化的分期及病理生理

| 分期 | 病理生理变化 |
| --- | --- |
| 原发性呼吸增快 | 窒息发生后1～2分钟,表现为呼吸加深加快 |
| 原发性呼吸暂停 | 表现为呼吸抑制,发绀,血流重分布,心排血量增加,血压升高,持续1～2分钟 |
| 继发性呼吸增快 | 如缺氧持续,出现呼吸不规则、喘气、发绀加重或苍白、心率减慢和血压下降 |
| 继发性呼吸暂停 | 出现呼吸抑制,心率进一步减慢,血压明显下降,肌张力丧失 |

　　**2. 各系统脏器变化**　窒息时机体产生"潜水"反射,血流重新分布,为保证心、脑和肾上腺等重要器官的供血,消化道、肺、肾、皮肤、肌肉血管收缩,血流量减少;若缺氧持续,代谢性酸中毒

加重,心、脑等各脏器将发生缺氧缺血性损伤;同时兴奋性氨基酸释放,氧自由基、炎性介质大量产生,细胞内钙离子积聚等,最后使细胞发生水肿、变性和死亡。

# 三、临床表现

**1. 宫内窒息**(胎儿缺氧)　早期有胎动增加,胎儿心率增快,≥160次/分;晚期胎动减少甚至消失,胎心率变慢或不规则,<100次/分,羊水被胎粪污染呈黄绿色或墨绿色。

**2. 出生时窒息**　根据窒息程度分为轻度窒息和重度窒息,以Apgar评分为指标(表5-3)。评分为8～10分为正常,4～7分为轻度(青紫)窒息,0～3分为重度(苍白)窒息。评分应在生后1分钟进行,异常者5分钟及10分钟再评分,若仍低于6分钟,提示神经系统损伤较大,预后较差。

表5-3　新生儿Apgar评分法

| 体　征 | 评　分　标　准 | | | 生　后　评　分 | |
|---|---|---|---|---|---|
| | 0 | 1 | 2 | 1分钟 | 5分钟 |
| 皮肤颜色 | 青紫或苍白 | 躯干红,四肢青紫 | 全身红 | | |
| 心率(次/分) | 无 | <100 | >100 | | |
| 弹足底或插鼻管反应 | 无反应 | 有些动作如皱眉 | 哭、喷嚏 | | |
| 肌张力 | 松弛 | 四肢略屈曲 | 四肢能活动 | | |
| 呼吸 | 无 | 慢、不规则 | 正常、哭声响亮 | | |

**3. 各器官受损表现**　窒息致缺氧缺血造成多器官功能损伤。①心血管系统:传导系统和心肌受损,心源性休克和心衰。②呼吸系统:羊水或胎粪吸入综合征,肺出血和持续肺动脉高压,肺透明膜病,呼吸暂停。③泌尿系统:急性肾衰竭,肾静脉栓塞。④中枢神经系统:缺氧缺血性脑病,颅内出血。⑤代谢方面:低血糖,低钠血症和低钙血症等。

# 四、辅助检查

宫内窒息者,可以取头皮血测pH,以决定出生后的抢救措施;生后窒息者检测动脉血气、血糖、血电解质、血尿素氮及肌酐等生化指标。

# 五、处理原则

**1. 预防及积极治疗孕母疾病**　早期预测胎儿娩出后有窒息危险时,应充分做好准备工作。

**2. 按ABCDE复苏方案及时复苏**　A:清理呼吸道;B:建立呼吸,增加通气;C:维持正常循环;D:药物治疗;E:评价。前3步最为重要,A是根本,B是关键,评价贯穿于整个复苏过程。

**3. 复苏后处理**　评估及监测体温、心率、呼吸、血压、尿量、肤色及窒息引起的多器官损伤,注意维持内环境稳定,控制惊厥。

# 六、护理问题

**1. 自主呼吸受损**　与缺氧所致的呼吸中枢抑制有关。

**2. 气体交换受损**　与呼吸道内存在羊水、黏液有关。

**3. 体温过低**　与缺氧、环境温度低有关。

**4. 有感染的危险**　与免疫力低下有关。

# 七、护理措施

**1. 维持自主呼吸,保持呼吸道通畅**　积极配合医生按 ABCDE 程序实施复苏。

(1)清理呼吸道:①安置体位:肩部以布卷垫高 2~2.5cm,使颈部轻微伸仰。②清除分泌物:立即吸净鼻、口、咽黏液。

(2)建立呼吸:①触觉刺激:拍打足底和摩擦婴儿背部促使呼吸建立。婴儿经触觉刺激后,如出现正常呼吸,心率>100 次/分,肤色红润或仅手足发绀者可予观察。②正压通气:如无自主呼吸建立或心率<100 次/分的新生儿应进行正压人工呼吸,一般采用自动充气式气囊进行。正压人工呼吸的频率为 40~60 次/分,15~30 秒后再评估,如心率>100 次/分,出现自主呼吸可予以观察,如无规律性,或心率<100 次/分,须进行气管插管正压通气。

(3)恢复循环:正压人工呼吸 30 秒后若心率<60 次/分,应进行胸外心脏按压。可采用拇指法或双指法有节奏地按压胸骨下 1/3 处,频率为每分钟按压 100 次,按压深度为胸廓前后径的 1/3(或胸廓下陷 1~2cm)。

(4)药物治疗:建立有效静脉通道,保证药物顺利供给。用肾上腺素脐静脉注射或气管内注入刺激心跳;用 5% 碳酸氢钠溶液脐静脉缓慢注入纠正酸中毒;用全血、生理盐水、白蛋白等扩充血容量。

(5)评价:复苏过程中每 30 秒对新生儿情况进行评价,以确定下一步的抢救方法。

**2. 保暖**　在整个抢救过程中必须注意保暖,应在 30~32℃ 的远红外线辐射床上进行抢救,胎儿出生后立即揩干体表的羊水及血迹,减少散热。病情稳定后置暖箱中保暖或热水袋保暖,维持患儿肛温 36.5~37℃。

**3. 预防感染**　加强环境管理,操作过程中应严格执行无菌消毒隔离制度。

# 八、健康教育/出院指导

指导孕妇定期做产前检查,发现并及时处理高危妊娠,避免早产;教会孕妇自我监测胎动,及时发现异常情况。对恢复出院的患儿,应指导定期复查。对有后遗症的患儿,应指导家长学会康复护理方法。

---

**案例 5-1 护理分析**

1. 患儿所患疾病　新生儿窒息(重度)。
2. 主要护理问题　①自主呼吸受损。②有感染的危险。
3. 主要护理措施　①按 ABCDE 程序实施复苏。②严格执行无菌消毒隔离制度,预防感染。

---

# 第 4 节　新生儿缺氧缺血性脑病

**案例 5-2**

男婴,足月儿,生后 25 小时,因抽搐 2 次入院。有胎儿宫内窘迫史,Apgar 评分 4 分。查体:呼吸 48 次/分,节律不齐,前囟稍隆起,皮肤苍白、反应差、双目凝视、四肢肌张力减弱,吸吮反射减弱。CT 检查:两侧额叶及侧脑室旁可见片状低密度区。诊断为新生儿缺氧缺血性脑病。

讨论分析:

1. 本病的主要临床表现是什么?
2. 患儿主要的护理问题有哪些?
3. 对该患儿实施的主要护理措施有哪些?
4. 如何对患儿家长进行健康教育?

　　新生儿缺氧缺血性脑病(hypoxic-ischemic encephalopathy)是指各种围生期窒息引起的部分或完全缺氧、脑血流量减少或暂停而致胎儿或新生儿的脑损伤,是新生儿窒息后的严重并发症,其脑损伤的部位与胎龄有关,足月儿主要累及脑皮质、矢状窦旁区,早产儿则易发生脑室周围白质软化。病死率高、致残率高,少数幸存者可产生永久性神经功能缺陷。早产儿发病率高于足月儿,但本病多见于足月儿。

# 一、病　　因

　　**1. 缺氧**　围生期窒息(主要原因);反复呼吸暂停;严重的呼吸系统疾病;严重先天性心脏病、严重肺部疾病、严重失血或贫血等。

　　**2. 缺血**　心跳停止或严重的心动过缓;重度心力衰竭或周围循环衰竭。

# 二、发病机制

　　**1. 脑血流改变**　当缺氧为部分性或慢性时,体内血液出现重新分布,保证心、脑的供血。如缺氧持续存在,这种代偿机制丧失,脑血流灌注锐减,出现第2次血流重新分布,大脑半球的血流减少,以保证脑代谢最旺盛的部位(基底神经节、脑干、丘脑及小脑)的血液供应,而大脑皮质矢状旁区及其他下部的白质(大脑前、中、后动脉的边缘)则易受损。如窒息为急性完全性,则上述机制无效,脑损伤易发生在脑代谢最旺盛部位。缺氧及高碳酸血症可导致脑血管自主调节功能障碍,此时,轻微的血压波动即会直接影响脑组织的末梢血管的灌注,容易出现缺血性脑损伤或颅内血管破裂出血。

　　**2. 脑组织代谢改变**　葡萄糖是脑组织能量的最主要来源。缺氧时由于脑组织无氧酵解增加,组织中乳酸堆积,能量产生急剧减少,最后因为能量衰竭出现脑细胞水肿、凋亡、坏死。

# 三、临床表现

　　多数患儿有明显宫内窘迫史或产时窒息史,主要表现为意识改变及肌张力变化,严重者可伴有脑干功能障碍。根据病情不同,临床上分为轻、中、重三度(表5-4)。

**表5-4　新生儿缺氧缺血性脑病的临床分度**

| 临床表现 | 分　度 | | |
| --- | --- | --- | --- |
| | 轻度 | 中度 | 重度 |
| 意识 | 过度兴奋 | 嗜睡、迟钝 | 昏迷 |
| 肌张力 | 正常 | 减低 | 松软 |
| 拥抱反射 | 稍活跃 | 减弱 | 消失 |
| 吸吮反射 | 正常 | 减弱 | 消失 |
| 惊厥 | 可有肌阵挛 | 常有 | 多见或持续 |
| 中枢性呼吸衰竭 | 无 | 有 | 严重 |
| 瞳孔改变 | 正常或扩大 | 缩小、对光反射迟钝 | 不对称、扩大或对光反射消失 |
| 前囟张力 | 正常 | 正常或稍饱满 | 饱满、紧张 |
| 病程及预后 | 症状在72小时内消失,预后好 | 大多数患儿14天内症状消失,可能有后遗症 | 病死率高,多数在一周内死亡,存活者多有后遗症 |

# 四、辅 助 检 查

**1. 影像学检查** 颅脑 B 超、CT 检查(最适合的检查时间为生后 2～5 日)及磁共振成像 (MRI)。可确定病变的部位、范围及辨别脑损伤的程度,具有特异性诊断价值。

**2. 血清磷酸肌酸激酶脑型同工酶(CPK-BB)** 增高,此酶是脑组织损伤程度的特异性酶。

**3. 脑电图** 可客观地反映脑损害的严重程度、判断预后,并有助于惊厥的诊断。

# 五、处 理 原 则

做好围生期保健,减少致病因素。治疗原则为支持治疗,控制惊厥、减轻脑水肿,尽早康复训练。

**1. 支持治疗** 保持呼吸道通畅、给氧,维持有效血流灌注及保证血糖在正常高值,纠正酸中毒。

**2. 控制惊厥** 首选苯巴比妥;肝功能不全者改用苯妥英钠;顽固性抽搐时加用地西泮或水合氯醛。

**3. 治疗脑水肿** 避免输液量过多是防治脑水肿的关键,每日液量不超过 60～80ml/kg;若颅内压增高,可给予呋塞米或甘露醇。

**4. 康复训练** 尽早进行,有利于脑功能恢复。

# 六、护 理 问 题

**1. 低效性呼吸型态** 与缺血缺氧导致呼吸中枢损害有关。

**2. 潜在并发症** 颅内压增高、呼吸衰竭。

**3. 有失用综合征的危险** 与缺血缺氧导致中枢神经系统后遗症有关。

**4. 恐惧**(家长) 与病情危重,致残率及病死率高有关。

# 七、护 理 措 施

**1. 改善缺氧** 保持呼吸道通畅,及时清除呼吸道分泌物,根据患儿情况选择适宜的给氧方式如鼻导管吸氧或头罩吸氧,必要时按医嘱给予气管插管及机械通气,保持 $PaO_2$ 高于 60～80mmHg。

**2. 密切观察病情,防止并发症** 患儿置于新生儿重症监护病室,严密监护呼吸、血压、心率、体温及血氧饱和度,注意患儿囟门、神志、瞳孔、肌张力及有无惊厥发作等。颅内压增高时,协助患儿取头高位,遵医嘱使用呋塞米或 20%甘露醇以降低颅内压。

**3. 早期康复干预** 在充分保证脑血流灌注,满足脑细胞能量代谢的基础上,使用胞二磷胆碱钠、脑活素等药物减轻脑损伤,促进脑组织的修复。对疑有功能性障碍者,将其肢体固定于功能位,病情稳定后尽早给予患儿动作训练和感知刺激的干预措施,促进脑功能的恢复。

**4. 心理护理** 耐心与患儿家长沟通,细致解释病情、治疗原则及效果,取得家长的理解、信任,减轻恐惧、焦虑心理,积极配合治疗。

# 八、健康教育/出院指导

1. 预防重于治疗,应加强孕产期宣教和保健,指导产妇定期做产前检查,早期发现并处理高危妊娠;积极抢救窒息新生儿,减少缺氧造成脑细胞的损伤。

2. 向患儿家长介绍本病相关知识,解答病情,给予支持和安慰。

3. 指导家长早期康复干预的方法,做好家庭照顾及定期随访,以促进患儿康复和减少后遗症。

案例5-2 护理分析
1. 主要临床表现：意识改变及肌张力变化。
2. 主要护理问题：①自主呼吸受损；②潜在并发症：颅内压增高。
3. 主要护理措施：①积极改善缺氧；②遵医嘱用脱水剂、利尿剂降颅压，给予促进脑细胞康复的药物，减少脑损伤；③密切观察病情，加强对症护理。
4. 健康教育：①向患儿家长讲解疾病的有关知识；②告知家长早期康复干预的重要性，指导家长做好家庭照顾并定期随访。

# 第5节　新生儿颅内出血

案例5-3

男婴，胎龄41周，生后26小时，因母亲宫缩无力产程延长，实行产钳助产。生后3小时开始出现兴奋不安，易激惹，吃奶少，哭时有尖叫；体温37℃，呼吸42次/分，前囟饱满、张力增高，双目凝视、斜视，双侧上肢有抽动。诊断为新生儿颅内出血。

讨论分析：
1. 为明确诊断，应首选哪项辅助检查？
2. 根据患儿目前状况，其首要的护理问题是什么？
3. 对该患儿实施的主要护理措施有哪些？
4. 应如何开展健康教育？

新生儿颅内出血(intracranial haemorrhage of the newborn)是由于产伤、缺氧所致的一种脑损伤。早产儿多见，病死率高，存活者常留有神经系统后遗症。临床上以中枢神经系统兴奋或抑制症状相继出现为特征。

## 一、病因及发病机制

**1. 早产**　32周以下的早产儿，因脑的毛细血管发育不成熟、脆弱，且耗氧量大，对缺氧十分敏感，当动脉压突然升高时，易导致毛细血管破裂、出血。

**2. 缺氧**　如宫内窘迫、反复呼吸暂停等，多见于早产儿。因缺氧缺血窒息时，引起低氧血症及高碳酸血症，损伤脑血流的自主调节功能，形成压力被动性脑血流，导致颅内出血。出血部位以脑室周围-脑室内出血多见。

**3. 产伤**　多见于足月儿，因胎位不正、胎儿过大等使胎儿头部受压，或急产、高位产钳、负压吸引助产等机械性损伤，导致颅内出血，出血部位多见于硬脑膜下及蛛网膜下隙。

**4. 其他**　快速输入高渗液体、出血性疾病、机械通气不当等。

## 二、临床表现

临床表现与出血部位、出血量的多少有关。轻者无症状，大量出血者可在短期内死亡。一般在生后数小时至1周左右出现症状。

**1. 共同表现**　①神志改变：早期易激惹、过度兴奋，而后转为淡漠、嗜睡或昏迷。②呼吸改变：增快或减慢、不规则或呼吸暂停，伴发绀。③颅内压增高：前囟隆起、脑性尖叫、惊厥、抽搐、角弓反张。④眼征：凝视、斜视、眼球上转困难、眼球震颤等。⑤瞳孔不等大、对光反射减弱或消失。⑥肌张力：早期增高，以后减弱或消失。⑦其他：不明原因的贫血和黄疸。

**2. 不同部位出血的特点** ①脑室周围-脑室内出血：是新生儿颅内出血中常见的一种类型，多见于早产儿，24～72小时出现症状。②蛛网膜下隙出血：出血量小者无症状，出血量大者，24小时出现症状，以惊厥为主。③硬脑膜下出血：多见于产伤引起的颅内出血，以足月儿多见，生后24小时可出现惊厥、偏瘫和斜视等神经系统症状。

# 三、辅 助 检 查

**1. 影像学检查** 首选颅脑B超，可确定出血部位和出血的范围；颅脑CT、MRI，对于B超不易发现的部位有较好的诊断价值。

**2. 脑脊液检查** 脑脊液呈血性或镜下可见皱缩红细胞，有助于确诊，严重者出生24小时内脑脊液糖定量降低。但脑脊液检查阴性不排除此病，病情危重者不能进行此项检查。

# 四、治 疗 原 则

**1. 一般治疗** 保持患儿安静，尽可能避免搬动及刺激性操作，维持正常的 $PaO_2$、$PaCO_2$、pH、渗透压及灌注压。

**2. 控制出血** 可用维生素 $K_1$、维生素C、止血敏、立止血等。必要时可输入少量血浆或全血。

**3. 镇静止痉** 地西泮、苯巴比妥控制惊厥。

**4. 降低颅压** 有颅内压力增高症状可用呋塞米（速尿），有中枢性呼吸衰竭者可用小剂量甘露醇。

**5. 保护脑组织** 可给细胞色素c、谷氨酸、γ-酪氨酸、胞二磷胆碱、脑活素等，促进脑细胞代谢，恢复脑细胞功能。

# 五、护 理 问 题

**1. 潜在并发症** 颅内压增高。

**2. 低效性呼吸型态** 与呼吸中枢受抑制有关。

**3. 营养失调：低于机体需要量** 与摄入量减少有关。

# 六、护 理 措 施

**1. 提供舒适环境** 保持室内安静，减少噪声，空气新鲜，温、湿度适宜。

**2. 降低颅内压**

(1)保持安静、减少刺激：保持头肩抬高15°～30°，侧卧位（头与躯干同向侧位，使头始终处于正中位，防止颈动脉受压）；入院后3天内除臀部护理外免除一切清洁护理，护理操作尽量集中，做到轻、稳、准，尽量减少对患儿移动和刺激，静脉穿刺选用留置针，减少反复穿刺。

(2)按医嘱使用止血剂、利尿剂及脱水剂、镇静剂或呼吸兴奋剂，注意观察药物的疗效、不良反应。

(3)严密观察病情，监测颅内高压症：密切观察患儿生命体征、神志、瞳孔、肌张力及囟门情况，定期测量头围。若双侧瞳孔不等大，对光反射迟钝或消失，呼吸不规则或呼吸暂停等脑疝表现者应及时向医生报告，并配合抢救。

**3. 积极改善缺氧** 及时清除呼吸道内分泌物，保持呼吸道通畅，对分泌物多、抽搐重的患儿，可吸痰但禁止拍背。根据患儿缺氧程度选择不同的吸氧方式，维持 $PaO_2$ 在 60～80mmHg，必要时给予机械通气。

**4. 保证营养供给** 根据病情选择不同的喂养方式，病情较重者可推迟至生后72小时喂奶，禁食期间应按医嘱给予静脉营养,总量为每日 60～80ml/kg,滴速宜慢,应在 24 小时内均匀输入,有条件时可用输液泵输注;一般情况好转后,开始喂哺,喂养时不抱喂患儿,应将母乳用吸乳器吸出或用手挤出放入奶瓶中喂养,少量多次给奶,给奶速度应慢,喂奶后注意观察有无发绀、呕吐,防止发生溢奶引起的吸入性肺炎或窒息。

## 七、健康教育/出院指导

1.强调预防的关键在于做好孕期保健工作,避免早产及难产。

2.向家长解答病情,减轻紧张情绪。

3.鼓励坚持治疗和随访,如有后遗症,指导家长给患儿早期进行功能训练,增强战胜疾病的自信心。

---

**案例 5-3 护理分析**

1.首选辅助检查:颅脑 B 超。

2.首要护理问题:潜在并发症:颅内压增高。

3.主要护理措施:①保持安静,制动;②按医嘱应用止血剂、利尿剂、镇静剂;③密切观察病情,加强对症护理。

4.健康教育:①向患儿家长讲解疾病的有关知识;②鼓励家长尽早带患儿进行神经功能测定,有后遗症时,指导家长早期进行肢体功能训练。

---

# 第 6 节　新生儿寒冷损伤综合征

---

**案例 5-4**

早产儿,于 11 月 28 日出生。年龄 4 天,生后第 2 天开始吃奶减少,哭声小,下肢外侧皮肤颜色发红、发硬和水肿。查体:体温不升,肛温 29℃,皮肤黄染,心肺无异常;白细胞计数和中性粒细胞基本正常。

讨论分析:

1.该患儿最可能的临床诊断是什么?

2.根据患儿目前状况,其主要的护理问题有哪些?

3.复温的原则是什么?首先应将该患儿放置于何温度的温箱中?

---

新生儿寒冷损伤综合征(neonatal cold injury syndrome)是新生儿期由寒冷和(或)多种原因引起的皮肤和皮下脂肪变硬,伴有水肿、低体温的临床综合征,又称为新生儿硬肿症或新生儿冷伤,重症多合并多器官功能衰竭。生后 1 周内的新生儿容易发病,早产儿更多见。

## 一、病因及病理生理

**1. 内在因素**　①新生儿体温调节中枢发育不成熟,调节功能差,体温易随环境温度而波动。②新生儿体表面积大,皮肤薄,皮下脂肪少且血管丰富,易于散热。③新生儿皮下脂肪组织中饱和脂肪酸含量高,其熔点高,体温过低时易凝固变硬。④新生儿尤其是早产儿棕色脂肪含量少,在缺氧、酸中毒、休克时产热过程受抑制,不能产生足够热量以维持体温,同时新生儿寒冷时无寒战产热反应,故容易出现体温下降。

**2. 诱因**　寒冷、早产、低体重、保暖不当、窒息、感染、心力衰竭、休克、饥饿等。

**3. 多器官功能损害**　低体温及皮肤硬肿,使局部血液循环淤滞,引起缺氧和酸中毒,导致皮肤毛细血管通透性增加,出现水肿,同时使循环血量减少,影响各组织器官的血液供应。若低体温持续存在,硬肿面积扩大,缺氧和酸中毒进一步加重,则引起多器官功能损害。

## 二、临 床 表 现

多在寒冷季节发病,严重感染时亦可发生于夏季。低体温和皮肤硬肿是本病的主要特点。

**1. 一般表现** 反应低下,吮乳差或拒乳,哭声低微或不哭,肢体动作少或不动,心率减慢。

**2. 体温不升** 体温过低是主要表现,体温<35℃,严重者<30℃,四肢或全身冰冷。轻型:体温30～35℃,产热良好,腋-肛温差为正值;重型:体温<30℃,产热衰竭,腋-肛温差为负值。

**3. 皮肤硬肿** 表现为皮下脂肪硬化和水肿。硬肿常为对称性,皮肤发凉,变硬,不易提起,呈暗红色或苍黄色,可伴凹陷性水肿,按之似硬橡皮样。皮肤硬肿发生顺序为:小腿→大腿外侧→整个下肢→臀部→面颊→上肢→全身。

**4. 器官功能损害** 可发生心力衰竭、休克、DIC、肾衰竭及肺出血(本病最危重的临床征象和最主要的死亡原因)等。

**5. 病情分度** 根据临床表现,可将病情分为轻、中、重3度(表5-5)。

**表5-5 新生儿寒冷损伤综合征的病情分度**

| 分度 | 肛温 | 腋-肛温差 | 硬肿范围 | 全身情况及器官功能改变 |
|---|---|---|---|---|
| 轻度 | ≥35℃ | >0 | <20% | 无明显改变 |
| 中度 | <35℃ | ≤0 | 25%～50% | 反应差、功能明显低下 |
| 重度 | <30℃ | <0 | >50% | 休克、DIC、肺出血、急性肾衰竭 |

## 三、辅 助 检 查

根据病情选择血常规、动脉血气分析、血糖、电解质、尿素氮、凝血酶原时间、纤维蛋白原等检查,必要时进行心电图及胸部X线检查。

## 四、处 理 原 则

**1. 复温** 是治疗的关键措施,原则:循序渐进、逐步复温。

**2. 补充热量和液体** 增加产热有利于体温恢复。尽早哺乳,不能哺乳者静脉补液。

**3. 预防感染** 严格执行消毒隔离制度,遵守操作规程,根据血培养和药敏结果应用敏感抗生素。

**4. 纠正器官功能紊乱** 对心力衰竭、休克、弥散性血管内凝血、肾衰竭和肺出血等,应给予相应治疗。

## 五、护 理 问 题

**1. 体温过低** 与新生儿体温中枢发育不完善、早产、寒冷、缺氧、感染有关。

**2. 营养失调:低于机体需要量** 与吸吮困难、摄入量减少有关。

**3. 皮肤完整性受损** 与皮肤硬肿,局部血液循环不良有关。

**4. 有感染的危险** 与低温致机体免疫力低下有关。

**5. 潜在并发症** 感染、肺出血、DIC等。

# 六、护 理 措 施

**1. 复温**

(1)体温>30℃,腋-肛温差为正值的患儿,可置入预热至30℃的暖箱内,箱温在30~34℃范围,争取在6~12小时内恢复正常体温。

(2)体温<30℃,腋-肛温差为负值患儿,先以高于患儿体温1~2℃的暖箱开始复温,每小时提高箱温0.5~1℃(最高箱温不超过34℃),于12~24小时内恢复正常体温。

(3)若无暖箱,可采用温水浴、热水袋、火炕、电热毯或母怀等复温方法,防止烫伤。

(4)复温时应监测血压、心率、呼吸等,定时检测肛温、腋温、腹壁皮肤温度及室温和暖箱温度。准确记录出入量、液量。

**2. 补充热量及液体**　保证热量和液体的供应,以满足患儿的需要,同时也是复温及维持正常体温的关键。有吸吮能力的患儿采取母乳喂养,吸吮困难的患儿采取滴管喂养或鼻饲。热量开始可每日210kJ/kg,逐渐增至418~502kJ/kg,喂养困难者可通过静脉补充营养与热量。每日液体入量可按1ml/kcal给予;有明显心肾功能损害者,应严格限制输液速度和液量,输入的液体应加温至35℃。

**3. 预防感染**　①病室维持室温22~24℃,湿度55%~65%,实行保护性隔离,与感染患儿分室居住,做好病室、暖箱清洁消毒。②加强皮肤护理,避免皮肤破损,及时擦洗臀部及更换尿布,经常更换体位,防止体位性水肿和坠积性肺炎。③严格遵守无菌操作制度,避免医源性感染。④根据血培养和药敏结果选用敏感抗生素,慎用对肾脏有不良反应的药物,感染严重者可加用激素。

**4. 严密观察病情,防止并发症**

(1)观察并监测有无DIC的征象:密切观察体温、呼吸、心率、反应、哭声、吸吮及尿量等;若出现皮肤黏膜出血、消化道出血等表现,及时报告医生,并配合抢救。

(2)观察并监测肺出血:注意患儿如果出现面色青灰、呼吸急促、口鼻溢血,肺部听诊有湿啰音,及时报告医生,做好抢救准备。

# 七、健康教育/出院指导

1.向家长介绍新生儿寒冷损伤综合征的病因和预防方法。强调加强孕妇保健工作的重要性。介绍有关保暖、避免早产、窒息、预防感染等方面的知识。鼓励母乳喂养,保证足够的热量。

2.教会家长测量腋温的方法及家庭使用的复温方法。

---

**案例5-4 护理分析**

1.患儿所患疾病:新生儿寒冷损伤综合征。

2.主要护理问题:①体温过低;②营养失调:低于机体需要量;③皮肤完整性受损。

3.复温的原则是循序渐进,逐渐复温。应将患儿放置于30~31℃的暖箱中。

---

# 第7节　新生儿脐炎

---

**案例5-5**

患儿男,足月儿,生后5天,母乳喂养。出生第3天食奶量明显减少,第4天皮肤出现黄染而就诊。体检:体温37℃,脐部周围皮肤红肿,脐窝可见少许脓性分泌物,其他未见异常。

**讨论分析:**

1.该患儿最可能的临床诊断是什么?

2.对该患儿实施的主要护理措施有哪些?

新生儿脐炎(neonatal omphalitis)是指细菌入侵脐残端,并且在其繁殖所引起的急性炎症。脐部感染后,细菌很容易侵入血液而转变为新生儿败血症。

# 一、病因及发病机制

新生儿脐炎主要为细菌感染所致。金黄色葡萄球菌最常见,其次为大肠埃希菌、溶血性链球菌或混合性细菌感染等。胎儿娩出脐带被剪断后,脐根部残端组织通常于3～7天干燥脱落,但脐血管的体内部分在3～4周才达到结构上的闭合。如果在新生儿出生断脐时消毒不严或出生后处理不当,细菌由残端侵入、繁殖,则造成感染而引起急性炎症。

# 二、临床表现

轻者脐部与脐周皮肤轻度红肿,或伴有少量浆液脓性分泌物。重者脐部和脐周明显红肿发硬,分泌物呈脓性且量多,常有臭味。炎症可向周围皮肤或组织扩散,引起腹壁蜂窝织炎、皮下坏疽、腹膜炎、败血症等。轻者除脐部有异常外,体温及食欲均正常,重者可有发热、吃奶少等非特异性表现。慢性炎症常形成脐肉芽肿,妨碍脐创面愈合。

# 三、辅助检查

**1. 血常规** 白细胞计数及中性粒细胞可升高。
**2. 病原学检查** 脓液培养有助于明确病原菌诊断。当并发败血症时可做血培养。

# 四、处理原则

清除局部感染灶,选用适宜抗生素,对症治疗。

# 五、护理问题

**1. 皮肤完整性受损** 与脐部炎症有关。
**2. 潜在并发症** 败血症。

# 六、护理措施

**1. 保持皮肤完整性** 处理局部病灶可促进愈合,并有效防止感染扩散。
(1)轻症者用安尔碘或0.5%碘伏及75%乙醇溶液,从脐的根部由内向外环形彻底清洗消毒,每日2～3次。如有脓肿形成,则需行切开引流。
(2)脐部化脓,蜂窝组织炎或出现全身症状者遵医嘱应用抗生素,金黄色葡萄球菌感染可选用苯唑西林、氯唑西林等,也可用第一、二代头孢菌素等。
(3)肉芽肿形成者可用10%硝酸银溶液烧灼后,敷以油膏,每日更换敷料,直到愈合为止。如肉芽肿较大,可做手术切除。
(4)洗澡时,注意不要洗湿脐部,洗澡完毕,用消毒干棉签吸干脐部,并用75%乙醇溶液消毒,保持局部干燥。
**2. 观察病情,预防并发症** 观察患儿有无面色灰白、少吃或吸吮无力、少哭、少动、反应低下、发热或体温不升、黄疸等败血症的表现,出现后及时报告医生并配合治疗。

# 七、健康教育/出院指导

孕妇应到医院分娩,若发生特殊或紧急情况而不能去医院分娩时,要保证正确的断脐方法。注意保持新生儿脐部干燥清洁,避免被尿液浸湿,给新生儿洗澡时可采用上、下身分段洗的方法,注意保护脐部以免弄湿。

案例 5-5 护理分析

1. 患儿所患疾病:新生儿脐炎。

2. 主要护理措施:①局部用 0.5% 碘伏及 75% 乙醇溶液清洗;②遵医嘱应用抗生素;③密切观察病情,谨防并发症发生。

# 第8节 新生儿败血症

**案例 5-6**

患儿,女,足月儿,生后 10 天,近 5 天来皮肤黄染明显加深,少动、嗜睡、进乳量少且呛奶,哭声弱。体格检查:体温 39℃,前囟平,精神委靡,皮肤明显黄染,脐部少量脓性分泌物。腹胀,肝右肋下 3cm。实验室检查白细胞及中性粒细胞明显增高。初步诊断为新生儿败血症。

讨论分析:

1. 本病最常见的感染途径是什么?明确诊断的依据是什么?

2. 根据患儿目前状况,其主要的护理问题有哪些?

3. 对该患儿实施的主要护理措施有哪些?

新生儿败血症(neonatal septicemia)是指病原体侵入新生儿血循环,且在其中生长繁殖、产生毒素而发生全身炎症反应综合征。其发病率占活产婴儿的 1‰～10‰,早产儿多见,死亡率为 13%～50%。

# 一、病　　因

**1. 内在因素**　新生儿免疫系统功能不完善,皮肤、黏膜娇嫩,屏障功能差,尤其是脐部未愈合为病原菌提供了直接入侵的门户,淋巴结发育不全,白细胞在应激状态下杀菌力低下,T 细胞对特异性抗原反应差,补体及免疫球蛋白含量少,对感染的局限能力差。

**2. 病原体**　葡萄球菌最常见,其次是大肠埃希菌(大肠杆菌)。近年来随着新生儿重症监护病房(NICU)的发展,表皮葡萄球菌、铜绿假单胞菌(绿脓杆菌)、克雷白杆菌、肠杆菌等机会致病菌的感染有增加趋势。

**3. 感染途径**　①产前感染:母亲孕期有感染性疾病时,细菌可经胎盘血行感染胎儿,羊膜囊穿刺、经宫颈取绒毛标本等消毒不严引起胎儿感染。②产时感染:产程延长、难产、胎膜早破时,细菌可由产道上行进入羊膜腔,胎儿因吸入或吞下被污染的羊水而感染;也可因消毒不严、助产不当,复苏损伤等使细菌直接从皮肤、黏膜破损处进入血液而感染。③产后感染:最常见,细菌从脐部、皮肤黏膜损伤处及呼吸、消化道等侵入血循环,脐部是细菌最易侵入的门户。

新生儿败血症可分为早发型和晚发型。生后 7 天内起病者称为早发型败血症,发生在出生前和出生时,常由母亲垂直传播引起,病原菌以大肠埃希菌为主,病死率高。出生 7 天后起病者称为晚发型败血症,发生在出生时或出生后,由水平传播引起,病原菌以葡萄球菌、机会致病菌为主,病死率较早发型为低。

# 二、临 床 表 现

**1. 临床多无特异性表现**　一般表现为反应低下或精神委靡、发热或体温不升、不吃、不哭、体重不增等症状。如出现以下较特殊表现时,常提示有败血症可能。①黄疸:有时也是败血症的唯一表现,生理性黄疸迅速加重或退而复现。②肝脾肿大:尤其是无法解释的肝大。③出血倾向:皮肤淤点、淤斑、针眼处渗血不止,消化道出血,甚至 DIC。④休克表现:面色苍灰、皮肤出现花纹、脉细速、血压降低、尿少或无尿等。⑤其他:呕吐、腹胀、中毒性肠麻痹、呼吸窘迫或暂停、发绀。

**2. 并发症**　重症患儿容易并发化脓性脑膜炎、肺炎、肺脓肿、肝脓肿及其他部位转移性脓肿,亦可发生腹膜炎、坏死性小肠结肠炎、骨髓炎等。

# 三、辅 助 检 查

**1. 血常规**　白细胞计数 $<5\times10^9/L$ 或 $>20\times10^9/L$,伴核左移,出现中毒颗粒;血小板 $<100\times10^9/L$。

**2. 病原学检查**　①血培养:应在使用抗生素之前做血培养,抽血时严格消毒,阳性可确诊,阴性亦不能排除本病。②酌情选用脑脊液、尿、胃液、外耳道分泌物、皮肤拭子、咽拭子、脐残端、肺泡灌洗液等细菌培养,有助于诊断。③病原菌抗原检测:采用对流免疫电泳或酶联免疫吸附试验等方法检测血、脑脊液、尿中致病菌抗原,阳性可确诊。

# 四、处 理 原 则

**1. 控制感染**　选用合适的抗菌药物,早期、足量、足程、静脉、联合应用抗生素,疗程一般为10～14天。病原菌已明确者可按药敏试验用药;病原菌尚未明确前,结合当地菌种流行病学特点和耐药菌株情况选择两种抗生素联合使用。

**2. 对症、支持治疗**　抗休克,纠正酸中毒及电解质紊乱,清除感染病灶,注意保暖,供给足够热量和液体,必要时输注免疫球蛋白、新鲜血、粒细胞及血小板。

# 五、护 理 问 题

**1. 体温调节无效**　与感染、体温调节中枢未发育成熟有关。

**2. 营养失调:低于机体需要量**　与感染导致食欲下降、消耗过多有关。

**3. 皮肤完整性受损**　与脐部、皮肤化脓性感染等有关。

**4. 潜在并发症**　化脓性脑膜炎、肺炎、休克。

# 六、护 理 措 施

**1. 维持体温正常**

(1)舒适环境:病室应阳光充足、空气新鲜,室内温度、湿度适宜,定期消毒。

(2)高热的患儿,应松开包被,一般不宜用药物降温或乙醇擦浴等。供给足够的水分或用温水浴。1～2小时测量体温1次,体温平稳后,改为4小时测1次。

(3)体温不升的患儿,应置于暖箱内或红外线辐射床复温,随时观察体温的变化,一切护理工作应在暖箱中进行,避免打开箱盖影响暖箱温度。

(4)避免交叉感染:将患儿放于单间,工作人员在护理患儿前后应洗手,患儿所用医疗器械及日常用具均应消毒处理。

(5)遵医嘱选用抗生素:病原体不同选择的抗生素不同,金黄色葡萄球菌感染可选用苯唑西林、氯唑西林等,也可用第一、二代头孢菌素等;革兰阴性杆菌感染应选用氨苄西林或第三代头孢菌素。注意药物的毒副作用。

**2. 保证营养供给**　根据患儿病情采用不同的喂养方式,尽量坚持母乳喂养。有吸吮和吞咽能力者继续母乳喂养,每次不宜过多,少量多次;吸吮和吞咽差的患儿可用管饲喂乳。病情危重患儿,遵医嘱静脉补充营养。每天测体重 1 次,每日体重增加 10～30g 为宜。

**3. 维持皮肤完整性**

(1)保持皮肤清洁干燥,尤其注意小儿颈部、腋窝、腹股沟等皮肤皱褶处的护理。脐带未脱落者应保持脐部皮肤的干燥。

(2)清除局部感染灶:①脐炎患儿先用 3％过氧化氢溶液,再用 2.5％碘酊及 75％乙醇溶液消毒脐部,每日 2～3 次,直至好转。②脓疱疮患者先用 75％乙醇溶液消毒皮肤,然后用无菌针头刺破成熟的脓疱吸出脓液,再涂抗生素软膏。

**4. 密切观察病情,防止并发症**　观察有无化脓性脑膜炎的表现,如面色苍白、高声尖叫、吸吮无力、呕吐频繁、前囟饱满、两眼凝视等;观察有无肺炎的表现,如面色发灰、吐沫、气促、发绀等;观察有无休克的表现,如面色苍灰、血压下降、脉搏细速、四肢冰凉、尿量减少等。若有上述表现及时报告医生,准备好抢救的药物及用物,积极配合医生进行抢救。

# 七、健康教育/出院指导

1.向家长介绍本病的基本知识,强调预防感染的重要性。告诉家长若孩子发生脐部、皮肤、呼吸道及消化道感染时,应及时、彻底医治。

2.教会家长观察本病的方法,指导家长正确喂养和护理患儿,保持皮肤的清洁。

3.做好家长的心理护理,消除家长的担心和焦虑,使家长积极配合治疗。

---

**案例 5-6 护理分析**

1.最常见的感染途径是产后感染,明确诊断的依据是血培养阳性。

2.主要护理问题:①体温过高;②皮肤完整性受损;③营养失调:低于机体需要;④潜在并发症。

3.主要护理措施:①解包,观察体温的变化;②按医嘱应用抗感染药物;③清除脐部感染灶;④加强营养;⑤密切观察病情,谨防并发症发生。

---

# 第 9 节　新生儿黄疸

---

**案例 5-7**

早产儿,女婴,生后 21 小时,出现全身皮肤黄染,且进行性加重,生后 36 小时胆红素 310μmol/L。血型测定:母 O 型血,小儿 A 型血。

讨论分析:

1.该患儿最可能的临床诊断是什么?

2.根据患儿目前状况,其主要的护理问题有哪些?

3.对该患儿实施的主要护理措施有哪些?

---

新生儿黄疸(neonatal jaundice)是指新生儿时期血清胆红素浓度过高而导致皮肤、黏膜、巩膜黄染的临床现象,又称为新生儿高胆红素血症。可分为生理性黄疸和病理性黄疸两种。重者可导致胆红素脑病,常引起不同程度的后遗症,甚至死亡。

# 一、新生儿胆红素代谢特点

**1. 胆红素生成较多**　①胎儿时期处于相对缺氧的状态,红细胞代偿性增多,出生后血氧分压增高,过多的红细胞自行破坏。②新生儿红细胞寿命较短,为 80～100 天,且血红蛋白的分解速度是成人的 2 倍。③其他来源的胆红素产生较多。

**2. 肝功能发育不成熟** ①新生儿刚出生时肝脏 Y、Z 载体蛋白含量低,影响肝细胞对胆红素的摄取。②肝细胞内尿苷二磷酸葡萄糖醛酸基转移酶不足且活力低,不能有效地形成结合胆红素。③肝脏排泄结合胆红素的功能差。

**3. 联结的胆红素量少** 胆红素进入血循环,与白蛋白联结后,运送到肝脏进行代谢。与白蛋白联结的胆红素,不能透过细胞膜及血脑屏障引起细胞和脑组织损伤。早产儿胎龄越小,白蛋白含量越低,其联结胆红素的量也越少。刚出生的新生儿常有不同程度的酸中毒,可减少胆红素与白蛋白联结。

**4. 胆红素的肠-肝循环增加** 刚出生的新生儿肠道内正常菌群尚未建立,不能将进入肠道的胆红素还原成尿胆原、粪胆原排出体外,加之新生儿肠道内 β 葡萄糖醛酸苷酶活性较高,将结合的胆红素水解成葡萄糖醛酸及未结合胆红素,后者再被肠壁吸收经门静脉到达肝脏。

当母亲产前应用大量缩宫素等药物,或患儿饥饿、缺氧、便秘、寒冷、胎粪排出延迟、脱水、酸中毒及颅内出血时,则更易发生黄疸或使黄疸加重。

## 二、新生儿黄疸的分类

生理性黄疸和病理性黄疸在黄疸出现时间、进展速度、程度、临床特点等方面均有不同之处,见表5-6。

**表 5-6　生理性黄疸与病理性黄疸的鉴别**

|  | 生理性黄疸 | 病理性黄疸 |
| --- | --- | --- |
| 出现时间 | 生后 2~3 天 | 生后 24 小时内,进行性加重或退而复现 |
| 胆红素浓度 | 足月儿<205$\mu$mol/L<br>早产儿<257$\mu$mol/L | 足月儿≥205$\mu$mol/L<br>早产儿≥257$\mu$mol/L<br>血清结合胆红素>34$\mu$mol/L |
| 进展速度 | 慢,每日胆红素升高<85$\mu$mol/L | 快,每日胆红素升高>85$\mu$mol/L |
| 持续时间 | 足月儿≤2 周,早产儿≤4 周 | 足月儿>2 周,早产儿>4 周 |
| 一般状况 | 好 | 差,伴原发病表现 |

注:60%的足月儿和80%以上早产儿可出现生理性黄疸,表5-6中病理性黄疸具备其中任何一项者即可诊断。

## 三、病理性黄疸的病因及临床表现

**1. 感染性因素**

(1)新生儿肝炎:由病毒(乙肝病毒和巨细胞病毒常见)经胎盘或产道感染小儿所致,生后1~3周出现症状,主要表现为黄疸、厌食、呕吐、体重不增、大便色浅、尿深黄和肝脏肿大。

(2)新生儿败血症:细菌毒素使红细胞破坏增加,同时损坏肝细胞所致。患儿表现为黄疸、精神委靡、拒乳、体温升高或下降等全身中毒症状。

**2. 非感染性因素**

(1)新生儿溶血症:因母、婴血型不合而引起的同族免疫性溶血。在我国以 ABO 血型不合者占多数,多为母 O 型、婴 A 或 B 型血引起;Rh 血型不合见于母 Rh 阴性,子 Rh 阳性者。常于生后 24 小时以内出现黄疸,并迅速加重,伴不同程度的贫血、水肿、心力衰竭、肝脾肿大,严重者发生胆红素脑病。

(2)母乳性黄疸:可能是由于母乳中葡萄糖醛酸苷酶活性高,引起胆红素在肠道重吸收增加所致。一般于母乳喂养4～5天出现黄疸,2～3周达高峰,4～12周后逐渐消退,患儿一般状况良好,停哺母乳2～4天黄疸明显下降,6～8天降至正常,恢复母乳喂养,黄疸稍回升或消退延迟,最终1～3个月可自行消退,预后良好。

(3)先天性胆道闭锁:先天性胆道闭锁和先天性胆总管囊肿使肝内和肝外胆管阻塞,结合胆红素排泄障碍引起。常在生后1～3周出现黄疸,并进行性加重,皮肤呈黄绿色、大便呈灰白色,肝脏进行性肿大,边缘光滑、质硬。

(4)遗传性疾病:如红细胞葡萄糖-6-磷酸脱氢酶(G6PD)缺乏症,在我国南方多见。

(5)药物性黄疸:由磺胺类、维生素$K_3$、新生霉素、毛花苷C等药物引起。

(6)其他:先天性甲状腺功能低下、唐氏综合征等常伴有血胆红素升高或黄疸消退延迟。

# 四、辅助检查

**1. 新生儿溶血症**　血常规检查示红细胞、血红蛋白降低,网织红细胞、有核红细胞增多。抗红细胞抗体阳性、母婴血型不合、未结合胆红素增高等。

**2. 新生儿肝炎**　肝功能及相关检查项目异常。

# 五、处理原则

**1. 生理性黄疸**　一般不需特殊治疗,加强保暖、合理喂养、促进粪便排出即可。血清胆红素>171μmol/L时,每天监测胆红素,以免延误诊断。

**2. 病理性黄疸**

(1)寻找原因,针对不同病因进行治疗。

(2)降低血清胆红素:尽早喂养,适当应用酶诱导剂(如苯巴比妥)、血浆和清蛋白,必要时应用蓝光疗法及换血治疗,防止胆红素脑病发生。

(3)保护肝脏:预防和控制病毒、细菌感染,避免使用对肝细胞有损害作用的药物。

(4)纠正缺氧和水、电解质紊乱,维持酸碱平衡。

# 六、护理问题

**1. 潜在并发症**　胆红素脑病、发热、腹泻。

**2. 有体液不足的危险**　与光照疗法导致的不显性失水增多有关。

**3. 知识缺乏**　缺乏有关新生儿黄疸的相关知识。

# 七、护理措施

**1. 加强保暖**　患儿置于"中性温度"环境中,维持患儿体温在36～37℃,低体温影响胆红素与清蛋白的结合,使黄疸加重。

**2. 合理喂养**　早期充足喂养,可促进肠道蠕动,胎便排出,亦可帮助肠道建立菌群,减少胆红素肝肠循环,从而减轻黄疸程度。母乳性黄疸若胆红素未达到或接近胆红素脑病水平无需停止母乳喂养。

**3. 预防胆红素脑病**

(1)光照疗法:具体见第4章第5节光照疗法。

(2)药物治疗:按医嘱使用药物,并注意观察药物的不良反应,做好用药护理。

(3)换血疗法:护士应配合医生做好换血的各项准备和护理。

(4)病情观察,防止并发症:注意观察患儿的生命体征、黄疸的进展情况,如皮肤、巩膜的颜色,精神、意识状态,注意肌张力的改变。若黄疸颜色加深、有胆红素脑病的表现,应及时报告医生,准备好抢救的药物及用物,积极配合医生进行抢救。

**4. 密切观察** 光疗期间,每 1 小时测体温 1 次或根据病情、体温随时测量,使体温保持在 36～37℃,若体温超过 38.5℃,要暂停光疗。

**5. 供给充足水分** 光疗期间在两次喂奶中加喂 5％葡萄糖水 10ml/kg,以保证水分供给,或按医嘱补充液体。

**6. 心理护理** 护理人员应经常与家长沟通,耐心解答家长的询问,主动介绍患儿病情及治疗护理方案,减轻家长的焦虑和恐惧,积极配合治疗,促进患儿早日康复。

## 八、健康教育/出院指导

1. 讲解黄疸产生的病因及临床表现,使家长了解病情的转归,取得家长的配合。

2. 加强围生期宣教,做好孕期保健,尤其对于有异常孕产史的父母,发现异常及时治疗。

3. 胆红素脑病后遗症者,应给予康复治疗和护理指导。

4. 母乳性黄疸的患儿,母乳喂养可暂停 1～4 天或改为隔次母乳喂养,黄疸消退后再恢复母乳喂养;红细胞葡萄糖-6-磷酸脱氢酶(G6PD)缺陷者,应忌食蚕豆及其制品,患儿衣物保管时勿放樟脑,以免诱发溶血。

### 附 胆红素脑病

当新生儿血液中未结合胆红素≥340μmol/L 时,未结合胆红素通过血脑屏障,沉积于脑组织中,抑制脑组织对氧的利用,导致脑损伤,出现一系列神经系统症状时称胆红素脑病(又称核黄疸)。一般发生在出生后 2～7 天,早产儿多见。较小早产儿即使生理性黄疸,也有可能发生胆红素脑病。如不及时治疗,1/3～1/2 的患儿死亡,幸存者多于 2 个月左右出现后遗症。

临床分四期:①警告期:嗜睡、拒食、黄疸明显加深、肌张力减退、吸吮反射减弱,持续 12～24 小时。②痉挛期:两眼凝视、肌张力增高、惊厥或角弓反张、前囟隆起、尖叫、发热、呼吸不规则,可因呼吸衰竭或肺出血死亡,持续 12～48 小时。③恢复期:先是吸吮和反应逐渐恢复,继而呼吸好转,痉挛减轻或消失,肌张力逐渐恢复,持续约 2 周。④后遗症期:表现为手足徐动、眼球运动障碍、听觉障碍、牙釉质发育不良的胆红素脑病四联症及智力落后、脑性瘫痪等。

**案例 5-7 护理分析**

1. 患儿所患疾病:新生儿溶血症。

2. 主要护理问题:①潜在并发症:胆红素脑病;②有体液不足的危险。

3. 主要护理措施:①蓝光疗法,注意光疗的护理;②按医嘱应用酶诱导剂等药物;③加强保暖、喂养、液体的供给;④密切观察病情,谨防胆红素脑病的发生。

# 第 10 节 新生儿呼吸窘迫综合征

**案例 5-8**

早产儿,自然分娩,生后 6 小时出现呼吸困难,加重 2 小时,拒乳,口唇发绀,三凹征明显,肺部听诊呼吸音减低。胸部 X 线:肺透明度低,并有细小斑点及网状阴影。诊断为新生儿呼吸窘迫综合征。

**讨论分析:**

1. 导致该病的主要原因是什么?

2. 根据患儿目前状况,其首要的护理问题是什么?

3. 对该患儿实施的主要护理措施有哪些?

新生儿呼吸窘迫综合征(respiratory distress syndrome)又称新生儿肺透明膜病(neonatal pulmonary hyaline membrane disease),是由于缺乏肺泡表面活性物质(PS),而使肺泡进行性不张,临床上表现为生后不久出现进行性呼吸窘迫和呼吸衰竭。多见于早产儿,胎龄愈小,发病率愈高。病理上以肺泡壁至终末细支气管壁上附有嗜伊红的透明膜和肺不张为特征。

# 一、病因及发病机制

PS 主要成分为磷脂,孕 18～20 周开始产生,缓慢增加,35～36 周达肺成熟水平,具有降低肺泡表面张力、保持功能残气量,防止呼气末肺泡萎陷,稳定肺泡内压和减少液体自毛细血管向肺泡渗出的作用。

早产是 PS 不足或缺乏的最主要因素,此外 PS 的合成受体液 pH、体温和肺血流量的影响,因此,围生期窒息,低体温,前置胎盘、胎盘早剥和母亲低血压所致的胎儿血容量减少均可诱发新生儿呼吸窘迫综合征。

当 PS 缺乏时,肺泡表面张力增高,肺泡回缩力增加,肺泡逐渐萎缩,进行性肺不张,肺泡通气减少,缺氧、酸中毒发生,肺小动脉痉挛,肺动脉高压,右向左分流、肺血流灌注量下降,加重缺氧、酸中毒,肺组织缺氧、毛细血管通透性增高,液体漏出,肺间质水肿和纤维蛋白沉积,透明膜形成,使气体弥散障碍,缺氧、酸中毒更进一步加重,PS 的合成被抑制,形成恶性循环。

# 二、临床表现

起病后多数患儿于生后 2～6 小时出现进行性呼吸困难,表现为呼吸急促(>60 次/分)、发绀、烦躁不安、鼻翼扇动、吸气性三凹征和明显的呼气呻吟。严重时呼吸浅表,呼吸节律不整、呼吸暂停及四肢松弛。体格检查可见胸廓扁平,听诊两肺呼吸音低,肺底部偶闻少许湿啰音。心率快,心音由强变弱,甚至出现充血性心力衰竭。重者可并发肺出血等。

# 三、辅助检查

**1. X 线检查**　两肺透亮度普遍降低,伴网状、颗粒状阴影和支气管充气征。严重者可见整个肺野不充气呈"白肺"。

**2. 血气分析**　血 pH、$PaO_2$ 降低、$PaCO_2$ 增高。

**3. L/S 比值测定**　羊水或气管分泌物测定 L(卵磷脂)/S(鞘磷脂),如≥2 提示"肺成熟",1.5～2 可疑,<1.5 为"肺未成熟"。

**4. 胃液泡沫稳定试验**　胃液 1ml 加 95％乙醇溶液 1ml,振荡 15 秒后静置 15 分钟,若沿管壁有一圈泡沫为阳性。阳性者可排除本病。

# 四、处理原则

1. 给氧、辅助呼吸、保暖,供给所需营养和水分,控制肺部感染。

2. 肺表面活性物质替代疗法。

3. 维持酸碱平衡,支持治疗。

# 五、护理问题

**1. 自主呼吸受损**　与缺乏 PS 导致肺不张、呼吸困难有关。

**2. 气体交换受损**　与 PS 缺乏、肺泡萎缩、肺透明膜形成有关。

**3. 营养失调:低于机体需要量**　与摄入量不足有关。

**4. 潜在并发症**　感染。

# 六、护理措施

**1. 维持有效呼吸，保持呼吸道通畅**

(1)保持呼吸道通畅，体位正确，头稍后仰，使呼吸道伸直。及时清除口、鼻、咽部分泌物。

(2)保暖：置患儿于适中温度环境中，相对湿度在55%~65%，使患儿皮肤温度保持在36.5℃之间，以减少氧的消耗。

(3)供氧及辅助呼吸：根据病情及血气分析结果，选择用氧方法及调节用氧量。如采用头罩、面罩、鼻塞给氧等，使$PaO_2$维持在50~70mmHg(6.7~10.7kPa)，经皮血氧饱和度($TcSaO_2$)维持在85%~93%之间。也可应用持续呼吸道正压(CPAP)辅助呼吸、气管插管用氧等。

(4)协助医生尽早将肺表面活性物质由气管导管直接滴入肺内。滴入前彻底吸净气道内分泌物，于患儿吸气时滴入并转动患儿体位，从仰卧位转至右侧位、左侧位再至平卧位，使药物较均匀进入各肺叶；也可在滴入后，用复苏器加压给氧以助药液扩散。

(5)严密观察病情：重症患儿应送入监护室，用监护仪监测呼吸、心率、血压及血气等，并随时进行再评估，认真填写特别记录单。若有变化及时通知医生。

**2. 喂养** 保证营养供给，不能吸乳、吞咽者可用鼻饲法或静脉补充营养。

**3. 预防感染** 因为呼吸窘迫综合征患儿多为早产儿，住院时间较长，抵抗力较差，极易发生院内感染，做好各项消毒隔离工作至关重要。

# 七、健康教育/出院指导

1.做好孕期保健工作，预防早产。

2.对孕24~34周需提前分娩或有早产迹象的胎儿，出生前48小时给孕妇肌内注射地塞米松或倍他米松，可明显降低呼吸窘迫综合征的发病率及病死率。对孕24~34周出生的早产儿，力争在生后30分钟内应用PS，若条件不允许应争取在24小时内应用PS。

3.让家属了解治疗过程和进展，取得最佳配合，教会家长居家照顾的相关知识，为患儿出院后得到良好的照顾打下基础。

---

**案例5-8护理分析**

1.导致该病的主要原因：缺乏肺泡表面活性物质。

2.首要护理问题：气体交换受损。

3.主要护理措施：①保持呼吸道通畅，合理用氧；②按医嘱应用肺泡表面活性物质；③加强保暖及喂养；④做好消毒隔离，谨防感染发生。

---

# 第11节 新生儿低血糖

**案例5-9**

患儿男，33周早产儿，生后出现哭声异常，阵发性发绀，肢体抖动，实验室检查：血钙2.2mmol/L，血糖1.5mmol/L。诊断为新生儿低血糖。

讨论分析：

1.对该患儿实施的主要护理措施有哪些？

2.应如何监测血糖？

凡全血血糖<2.2mmol/L(40mg/dl),都诊断为新生儿低血糖(neonatal hypoglycemia),不需考虑出生体重、胎龄和生后日龄。分暂时性和持续性低血糖两类。

# 一、病因及发病机制

**1. 暂时性低血糖** 指低血糖持续时间较短,不超过新生儿期。

(1)葡萄糖储存不足:常见于早产儿、小于胎龄儿,围生期窒息、败血症、寒冷损伤、先天性心脏病等。

(2)葡萄糖消耗增加:常见于患糖尿病母亲的婴儿、Rh溶血病等。

**2. 持续性低血糖** 指低血糖持续到婴儿期或儿童期。主要见于胰岛细胞增生症、胰岛细胞腺瘤、先天性垂体功能不全、糖原累积病Ⅰ型等代谢性疾病。

# 二、临床表现

大多数低血糖患儿无症状;少数可有症状但无特异性,可出现喂养困难、反应差或烦躁、哭声异常、嗜睡、发绀、肌张力低、激惹、惊厥、呼吸暂停等。经补充葡萄糖后上述症状消失、血糖恢复正常,称"症状性低血糖"。

# 三、辅助检查

**1. 血糖测定** 常用微量纸片法测定血糖,异常者采静脉血测定血糖以明确诊断。

**2. 持续性低血糖** 根据病情做血胰岛素、胰高血糖素、生长激素及皮质醇等检查,以明确是否患有先天性内分泌疾病或代谢性缺陷病。

# 四、处理原则

1. 无症状低血糖可给予进食葡萄糖,如无效改为静脉输注葡萄糖。

2. 有症状患儿都应静脉输注葡萄糖,足月儿3～5mg/(kg·min),早产适于胎龄儿4～6mg/(kg·min),早产小于胎龄儿6～8mg/(kg·min)。

3. 持续或反复低血糖者除静脉输注葡萄糖外,结合病情给予氢化可的松静脉注射、胰高血糖素肌内注射或泼尼松口服。

# 五、护理问题

**1. 营养失调:低于机体需要量** 与葡萄糖摄入不足和利用增加有关。

**2. 潜在并发症** 呼吸暂停、惊厥等。

# 六、护理措施

**1. 维持血糖稳定**

(1)加强喂养,防止低血糖发生:生后能进食者尽早喂养,根据病情给予10%葡萄糖或吸吮母乳。早产儿或窒息儿尽快建立静脉通路,保证葡萄糖输入。

(2)监测血糖:高危儿应在生后4小时内反复监测血糖,以后每隔4小时复查,直到血糖浓度稳定,防止低血糖发生。取血标本后应及时送检,以免血糖值下降。

(3)无症状能进食者,可先进食,并密切观察血糖变化,如口服不能纠正者,可静脉滴注葡萄糖。

(4)静脉输入葡萄糖时,每4～6小时监测血糖一次,根据血糖测定结果调整静脉滴注葡萄糖的速度。

**2. 密切观察病情变化** 加强巡视,及时发现呼吸暂停、惊厥等症状的出现,报告医生并配合处理。

# 七、健康教育/出院指导

向家长解释病因与预后,让家长了解低血糖发生时的表现,定期门诊复查。

案例 5-9 护理分析
1. 主要护理措施:①静脉补充葡萄糖,监测血糖的变化;②密切观察病情,谨防并发症发生。
2. 具体血糖监测为每隔 4 小时复查血糖 1 次,直到血糖浓度正常、稳定。

# 第 12 节 新生儿低钙血症

案例 5-10

患儿女,3 天。因手足颤抖,烦躁不安 3 小时就诊。查体:体温 37℃,实验室检查:血钙 1.6mmol/L,血糖 2.9mmol/L。

讨论分析:
1. 该患儿最可能的临床诊断是什么?
2. 对该患儿实施的主要护理措施有哪些?

新生儿低钙血症(neonatal hypocalcemia)是指血清总钙低于 1.75mmol/L(7mg/dl)或血清游离钙低于 0.9mmol/L(3.5mg/dl)。是新生儿惊厥常见原因之一。

# 一、病因及发病机制

**1. 早期低血钙** 指生后 72 小时内发生。多见于早产儿、小于胎龄儿,有难产、感染、窒息、产伤等新生儿。

**2. 晚期低血钙** 指生后 72 小时以后发生。常见于牛乳喂养的足月儿,主要是牛乳中钙磷比例不适宜,磷的含量高,导致血磷过高,血钙沉积于骨,导致低钙血症。

**3. 其他** 可见于补充碱性药物或换血治疗时,母亲患甲状旁腺功能亢进、先天性永久性甲状旁腺功能不全的患儿。

发病机制主要与暂时的生理性甲状旁腺功能低下有关。妊娠晚期母血甲状旁腺激素(PTH)水平高,分娩时脐血总钙和游离钙均高于母血水平(早产儿血钙水平低),使胎儿及新生儿甲状旁腺功能暂时受到抑制。出生后因母亲供钙停止,外源性钙供应不足,新生儿 PTH 水平低,骨质中钙不能入血,导致低钙血症。

# 二、临 床 表 现

症状多出现在生后 5～10 天,轻、重不一,主要是神经肌肉兴奋性增高,表现为烦躁不安、肌肉抽动及震颤,可有惊跳及惊厥、手足搐搦;常伴有不同程度呼吸改变、心率增快和发绀等,严重时出现呼吸暂停、喉痉挛等。发作间期一般情况良好,但肌张力稍高,腱反射增强。

# 三、辅 助 检 查

血清总钙<1.75mmol/L(7mg/dl)或血清游离钙<0.9mmol/L(3.5mg/dl),血清磷>2.6mmol/L

(8mg/dl),碱性磷酸酶多正常。心电图 QT 间期延长(早产儿>0.2秒,足月儿>1.9秒)。

# 四、处 理 原 则

根据病因口服或静脉补充钙剂,有惊厥时控制发作。

# 五、护 理 问 题

**1. 营养失调:低于机体需要量**　与钙的吸收不良、血磷浓度过高等有关。

**2. 有窒息的危险**　与喉痉挛有关。

# 六、护 理 措 施

**1. 维持血钙浓度正常**

(1)加强喂养:提倡母乳喂养或配方奶喂养,保持适宜的钙、磷比例,防止低钙血症发生。

(2)补充钙剂:迅速提高血清总钙水平,降低神经肌肉的兴奋性。①发生惊厥时,遵医嘱缓慢静脉注射或滴注稀释的10%葡萄糖酸钙溶液,并专人监护心率,以免注入过快引起心搏骤停,如心率低于80次/分,应暂停注射。②注射钙剂时为避免药液外溢至血管外,导致组织坏死,应尽量选择粗、直、易于固定的静脉;穿刺成功后,连接含钙液体进行滴注或注射,完毕后,用 0.9%氯化钠溶液冲洗后再拔针,以保证钙剂完全进入血管。③一旦发生药液外渗,应立即停止注射,给予 25%~50%硫酸镁局部湿敷,以免造成组织坏死。④惊厥停止后可口服葡萄糖酸钙或氯化钙,如口服氯化钙溶液,应稀释后服用,较小婴儿服药时间一般不宜超过1周;钙剂应在两次喂奶间给药,禁忌与牛奶同服。

(3)嘱医嘱给予氢氧化铝,减少肠道磷的吸收。

**2. 病情观察**　严密观察病情变化,备好抢救物品及器械,避免不必要操作,防止惊厥和喉痉挛的发生。

# 七、健康教育/出院指导

向家长解释病因及预后,鼓励母乳喂养或应用钙磷比例适当的配方乳。合理搭配各种营养素,牛奶喂养者加服钙剂,按时添加维生素 D,坚持户外活动,减少低钙血症的发生。

> **案例 5 - 10 护理分析**
> 　　1. 患儿所患疾病:新生儿低钙血症。
> 　　2. 主要护理措施:①遵医嘱给予钙剂,注意给钙的注意事项;②母乳喂养或配方奶喂养;③密切观察病情,谨防并发症发生。

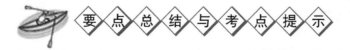

要 点 总 结 与 考 点 提 示

1. 新生儿的分类,足月儿、早产儿的外观特点及护理,新生儿的特殊生理状态。

2. 新生儿窒息的病因、Apgar 评分标准及护理。

3. 新生儿缺氧缺血性脑病的病因、临床表现的分度、处理原则及护理。

4. 新生儿缺氧缺血性脑病的处理原则及护理。

5. 新生儿颅内出血的病因、共同临床表现及护理。

6. 新生儿寒冷损伤综合征临床表现、护理问题及护理措施。

7. 新生儿脐炎的病因、临床表现及护理。

8.新生儿败血症的病原体及感染途径、临床表现、治疗原则及护理。

9.新生儿黄疸的分类、护理,新生儿溶血症的临床表现及处理。

10.新生儿呼吸窘迫综合征的临床表现及护理。

11.新生儿低血糖的诊断标准、治疗原则及护理。

12.新生儿低钙血症的诊断标准、临床表现及护理。

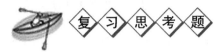

复习思考题

【A₁型题】

1.下列符合早产儿外观特点的是( )

A. 皮肤红润,胎毛少

B. 耳壳软骨发育好

C. 乳晕明显,有结节

D. 指甲长过指端

E. 足底光滑,纹理少

2.不属于新生儿常见的正常生理状态的是( )

A."马牙" B. 生理性黄疸

C. 臀红 D. 假月经

E. 乳腺肿大

3.新生儿败血症最常见的致病菌为金黄色葡萄球菌,治疗应首选的抗生素是( )

A. 庆大霉素 B. 头孢呋辛

C. 林可霉素 D. 红霉素

E. 丁胺卡那霉素

4.新生儿时期应预防接种的疫苗是( )

A. 乙肝疫苗、乙脑疫苗

B. 麻疹疫苗、卡介苗

C. 卡介苗、乙肝疫苗

D. 百白破疫苗、脊髓灰质炎疫苗

E. 脊髓灰质炎疫苗、乙脑疫苗

5.在新生儿护理中,下列哪项不妥当( )

A. 注意保暖

B. 每次大便后用温水洗臀部,以免发生臀红

C. 上腭中线和齿龈切缘上有黄白色小斑点需及时挑割

D. 皮肤皱褶处胎脂宜轻轻擦去

E. 为小儿洗澡时可用中性肥皂

6.新生儿室工作人员的做法下列哪项不妥( )

A. 入室前要穿清洁工作衣、戴帽子,更换清洁鞋

B. 护理新生儿前后均应洗手

C. 诊疗用具用后用消毒液擦洗

D. 带菌者及患感染性疾病者应戴口罩

E. 新生儿发生传染病应严格隔离,接触者隔离观察

7.早产儿呼吸特点下列哪项不正确( )

A. 节律不规则

B. 肺泡表面活性物质多

C. 呼吸中枢不成熟

D. 易发生缺氧

E. 易发生呼吸暂停

8.对新生儿颅内出血的护理,下列哪项错误( )

A. 保持安静,避免各种惊扰

B. 注意保暖,必要时给氧

C. 经常翻身,防止肺部淤血

D. 喂乳时应卧床,不要抱起

E. 婴儿头肩部抬高 15～30°,以减轻脑水肿

9.关于生理性黄疸描述错误的是( )

A. 生后 2～3 天开始出现

B. 早产儿可延迟至 3 周消退

C. 一般 5～7 天自然消退

D. 表现为食欲下降,哭声低弱

E. 血清胆红素浓度<221mol/L

10.新生儿硬肿症的护理,以下哪项不妥( )

A. 按循序渐进的原则复温

B. 按每小时升高 0.5～1℃箱温至 32℃

C. 不能吸吮者可用鼻管喂养

D. 预防感染

E. 重度硬肿症首先调节温箱温度为中性温度

【A₂型题】

11.早产儿,胎龄 35 周,目前体重 2100g,护士应将室温保持在( )

A. 18～20℃ B. 21～23℃

C. 24～26℃ D. 27～28℃

E. 29～30℃

12.足月儿,生后 4 天,护士在进行出院宣教时,指导家长为患儿口服维生素 D,正确的开始给药时间应在( )

A. 生后 1 周 B. 生后 2 周

C. 生后 3 周 D. 生后 1 个月

E. 生后 2 个月

13.一健康女婴,足月顺产后 5 天,因出现阴道血性分泌物被父母送来医院。该现象最有可能是

（　　）

A. 假月经　　　　　B. 阴道直肠瘘

C. 尿道阴道瘘　　　D. 会阴损伤

E. 血友病

14. 一男性新生儿经产钳助产娩出。出生后心率 95 次/分，呼吸浅慢，皮肤发绀，四肢稍屈，喉反射消失。Apgar 评分为（　　）

A. 4 分　　　　　　B. 5 分

C. 6 分　　　　　　D. 7 分

E. 8 分

15. 早产儿，男，日龄 1 天。有窒息史，主要表现为嗜睡，反应差，肌张力低，惊厥，查体：前囟张力稍高，拥抱、吸吮反射减弱，初步诊断为新生儿缺氧缺血性脑病。控制惊厥首选的药物是（　　）

A. 苯巴比妥　　　　B. 地西泮

C. 水合氯醛　　　　D. 氯丙嗪

E. 丙戊酸

16. 患儿，男，10 天。出生后诊断为颅内出血，经治疗后病情好转，留有后遗症。出院时护士应重点指导（　　）

A. 测量血压的方法

B. 测量体重、身长、头围的方法

C. 服用铁剂预防贫血的方法和注意事项

D. 补充叶酸、维生素 $B_{12}$ 的方法

E. 进行功能训练和智力开发的意义及方法

17. 患儿，男，10 天。于出生后 4 天出现全身皮肤和巩膜黄染，且黄疸持续加深而就诊，一般状态良好，医嘱改喂牛奶 3 天黄疸明显下降，该婴儿可能为（　　）

A. 新生儿肝炎　　　B. 新生儿溶血症

C. 新生儿败血症　　D. 母乳性黄疸

E. 先天性胆道闭锁

18. 患儿，男，10 天。足月顺产，3 天前开始出现吃奶差，少哭，皮肤发灰。体格检查：体温为 39.9℃，皮肤有脓疱疹。诊断为新生儿败血症。以下护理措施中错误的是（　　）

A. 给患儿进行温水擦浴

B. 清除创口，松解包被

C. 保证营养供给

D. 立即给患儿喂服退热药

E. 立即抽血做细菌培养

19. 患儿，男，孕 32 周早产儿。体重 1450g，体温不升，呼吸 50 次/分，血氧饱和度 95％，胎脂较多。护士首先应采取的护理措施是（　　）

A. 将患儿置于温箱中

B. 给予鼻导管低流量吸氧

C. 立即擦净胎脂

D. 接种卡介苗

E. 立即向患儿家长进行入院宣教

20. 患儿，女，日龄 4 天。患儿反应低下，拒乳，哭声低弱，下肢及臀部皮肤暗红、发硬，压时凹陷，拟诊为寒冷损伤综合征。在进一步收集的评估资料中，对判断病情最有价值的是（　　）

A. 体重　　　　　　B. 体温

C. 呼吸　　　　　　D. 脉搏

E. 血压

21. 新生儿，女，胎龄 35 周。生后第 1 天，基本情况可。其母尚无乳汁分泌。为预防新生儿低血糖，护理措施重点是（　　）

A. 可试喂米汤　　　B. 及时喂葡萄糖水

C. 应果断进行人工喂养

D. 配合进行静脉输注葡萄糖液

E. 等待母亲乳汁开始分泌再开奶，坚持母乳喂养

22. 患儿，女，出生后 5 天。诊断为新生儿硬肿症，肛温 34℃，腋温 35℃，复温时先将患儿置入温箱温度为（　　）

A. 29℃　　　　　　B. 30℃

C. 31℃　　　　　　D. 32℃

E. 33℃

23. 患儿，女，早产儿。母乳喂养，经过 10 天观察，身体状况良好，医生通知家长接其出院。护士应给予的正确指导是（　　）

A. 培养良好的生活习惯

B. 训练按时排便

C. 及早添加辅食

D. 预防感染

E. 预防外伤

24. 患儿，男，早产儿。诊断为新生儿肺透明膜病，现按医嘱应用表面活性物质，患儿的正确的体位是（　　）

A. 平卧—右侧卧—左侧卧—再平卧

B. 平卧—左侧卧—右侧卧

C. 平卧—左侧卧—平卧—右侧卧

D. 平卧—右侧卧—再平卧

E. 右侧卧—左侧卧—再平卧

25. 患儿，女，3 天。因手足颤抖，烦躁不安就诊，查体：体温 37℃，实验室检查：血糖 2.9mmol/L，血钙 1.6mmol/L。下列护理措施中哪项不正

确（　　）

A. 钙剂应稀释后静脉注射

B. 心率小于 80 次/分时应暂停注射

C. 静脉注射钙剂应速度快

D. 选择粗直、避开关节、易于固定的静脉

E. 避免发生药液外渗

【A₃ 型题】

（26～28 题共用题干）

新生儿，男，生后 3 天。体重 3200g，皮肤巩膜发黄，血清总胆红素 280μmol/L。

26. 根据该新生儿的临床表现，应考虑为（　　）

A. 正常新生儿　　B. 生理性黄疸

C. 高胆红素血症　　D. 新生儿低血糖

E. 新生儿颅内出血

27. 应立即采取的处理措施为（　　）

A. 换血疗法　　B. 光照疗法

C. 输全血　　D. 输血浆

E. 输白蛋白

28. 对新生儿的观察重点是（　　）

A. 尿量　　B. 瞳孔

C. 体重　　D. 体温变化

E. 皮肤、巩膜黄染的程度

（29、30 题共用题干）

足月儿，臀位产，生后即不安，前囟饱满，唇微发绀，心率 128 次/分，双肺呼吸音清。

29. 首先应考虑的护理问题为（　　）

A. 知识缺乏　　B. 营养失调

C. 自主呼吸紊乱　　D. 焦虑（家长）

E. 潜在并发症

30. 护理措施哪项不妥（　　）

A. 侧卧位　　B. 头偏向一侧

C. 每日沐浴　　D. 避免头皮穿刺输液

E. 选用留置针输液

（谢玲莉　桂小华）

# 第6章

# 营养与营养紊乱患儿的护理

## 第1节 能量与营养素的需要

营养是小儿生长发育的物质基础。小儿生长发育迅速,新陈代谢旺盛,需要营养相对较多,但消化功能尚未成熟,因此,小儿营养的基本原则是既要满足需要,又要适应消化能力。尤其是婴儿期更为重要。

### 一、能量的需要

适宜的能量供应是维持小儿健康的必要前提。能够供给人体能量的三大营养素是蛋白质、脂类和糖类。小儿机体对能量的需要分为以下5个方面。

**1. 基础代谢所需** 是在清醒、安静、空腹状态下,处于 20～25℃环境中,维持基本生理活动所需的最低能量。婴幼儿基础代谢率相对较高,占总能量的 50%～60%。

**2. 生长发育所需** 为小儿所特有。因小儿处于不断生长发育中,与小儿的生长发育速度成正比。婴儿时期占总能量的 25%～30%,以后逐渐减少,到青春期能量需要又增多。

**3. 食物特殊动力作用** 指食物在消化、吸收过程中所需的能量。蛋白质消耗的能量较高,碳水化合物和脂肪消耗的能量较低。婴儿期食物中蛋白质含量较高,此项需要占总能量的 7%～8%,而年长儿仅占总能量的 5%。

**4. 活动所需** 此项能量所需与活动类别、强度和持续时间有关,个体差异较大。新生儿只有吸吮、啼哭,消耗能量较少,以后随着年龄增长,活动量加大,能量的需要也加大。

**5. 排泄的消耗** 是指一部分未经消化吸收的食物成分排出体外丢失的能量,摄取混合膳食的婴幼儿此部分的能量损失一般不超过总能量的 10%。

上述五方面能量的总和为能量总需要量。常用的估算方法为:1 岁以内婴儿每日需 418～460kJ/kg(100～110kcal/kg),以后每增加 3 岁,能量需要减去约 40kJ/kg(10kcal/kg),至 15 岁时为 250kJ/kg(60kcal/kg)。

### 二、营养素的需要

**1. 蛋白质** 是人体细胞和组织的基本成分,具有参与调节人体的生理活动、供给能量、输送各种小分子物质、促进生化反应、防御病原体侵入等多项功能。对小儿来说,蛋白质不仅用来补充细胞的损耗,而且要用于构成和增长新的组织,维持正常的生长发育,因此,对蛋白质的需要相对较多。人乳喂养的婴儿每日需蛋白质 2～2.5g/kg,牛乳喂养者每日需 3～4g/kg。1 岁以后供给量逐渐减少,幼儿及学龄前小儿每日需 2.5～3.0g/kg,学龄期小儿每日需 2.0～2.5g/kg,至青春期又增加,成人每日约需 1.0g/kg。蛋白质所供能量约占每日总热量的 15%。

蛋白质来源于动物、植物食品,其中,奶、蛋、肉、鱼和豆类中含有的必需氨基酸较高。蛋白质长期缺乏,可出现营养不良、生长迟缓、智力发育障碍、贫血、感染及水肿等,严重者可导致死亡;而蛋白质摄入过多,可造成便秘、食欲不振等。

**2. 脂类** 是重要的供给能量的营养素,同时,可提供必需脂肪酸、协助脂溶性维生素吸收、防止散热及保护脏器。婴幼儿每日需脂类 4～6g/kg,占总能量的 30%～35%,其中必需脂肪酸占总能量的 1%～3%。

脂类来源于食物中的乳类、肉类、植物油或由体内糖类和蛋白质转化而来,必需脂肪酸必须由食物供给。必需脂肪酸对婴幼儿生长发育很重要,植物油含必需脂肪酸较动物脂肪多。长期缺乏脂类,可发生营养不良和脂溶性维生素缺乏等;脂类过多会影响食欲,易发生腹泻。

**3. 糖类** 为人体主要的产能物质。糖类所供给的能量占总能量的 50%。1 岁以内婴儿每日需 12g/kg,2 岁以上者每日需 10g/kg。

糖类的主要来源为谷类、根茎类食物和食糖,水果、蔬菜中含量少。糖类不足,机体动用脂类和蛋白质作为热量的来源,可发生营养不良、水肿、酸中毒等;糖类过多,体重增长过快,易导致肥胖症,但表现虚胖,因蛋白质缺乏、免疫力低下而发生各种感染。

**4. 维生素** 不能供给能量,对调节体内各种代谢过程和生理活动、维持正常生长发育十分重要。维生素需要量极少,大多数不能在体内合成,必须从食物中获得。维生素可分为脂溶性维生素和水溶性维生素。脂溶性维生素(维生素 A、维生素 D、维生素 E、维生素 K)可储存于体内,不需每日供给,过量可引起中毒;水溶性维生素(B族维生素和维生素 C)不能在体内储存,需每日供给,过量无毒性,不足则很快发生缺乏症。

**5. 矿物质** 为非供能物质,但参与机体的构成,具有维持体液渗透压,调节酸碱平衡等作用。包括常量元素和微量元素。钙、磷、镁、钠、钾、氯、硫为常量元素。铁、铜、锌及碘、氟等为微量元素,虽体内含量很少,但与小儿营养密切相关。婴幼儿最易缺乏的元素是钙、铁、锌和铜。

**6. 水** 参与体内所有的新陈代谢及体温调节活动,是机体重要的组成部分。机体内新陈代谢和能量的需要量决定了水的需要量,因小儿生长发育迅速,需水量也比成人多。婴儿每日约需 150ml/kg,以后每长 3 岁减少 25ml/kg,9 岁小儿每日约需 75ml/kg,至成人每日需 40～50ml/kg。

**7. 食物纤维** 无营养功能,但食物纤维能增加粪便体积,促进肠蠕动,降解胆固醇,改善肝代谢等。

# 第 2 节 小儿喂养与膳食安排

**案例 6-1**

某婴儿,2 个月,足月顺产。采集病史得知该婴儿每次喂乳后都易吐乳,而经检查又未发现器质性病变。

**讨论分析:**

1. 如何指导这位母亲正确的哺乳方法?

2. 向这位母亲宣教该如何给婴儿添加辅助食品。

## 一、婴儿喂养

婴儿喂养的方法分为母乳喂养、混合喂养、人工喂养 3 种。

### (一)母乳喂养

母乳是婴儿最适宜的天然食品,为了保障小儿的健康,应大力提倡母乳喂养。

**1. 母乳的成分** 初乳为产后 5 天内的乳汁,质稠而发黄,脂肪球含量少而蛋白质含量多,又富有微量元素及免疫物质,特别适合新生儿的需要,应尽量让新生儿得到宝贵的初乳。产后

6~10天的乳汁为过渡乳,含脂肪最高而蛋白质和矿物质逐渐减少。产后11天至9个月的乳汁为成熟乳,质较稳定,量随乳儿增长而增加。10个月后的乳汁为晚乳,各种营养成分均有所下降,量也减少。

**2. 母乳喂养的优点**

(1)营养丰富,比例合适,易于消化吸收:①母乳蛋白中乳白蛋白多,酪蛋白少,遇胃酸形成的凝块小,易消化吸收。②含不饱和脂肪酸及解脂酶多,有利于消化吸收。③母乳含乙型乳糖多,促进肠道乳酸杆菌生长,可抑制大肠埃希菌繁殖,减少腹泻的发生。④蛋白质、脂肪、糖的比例适当,为1:3:6;钙磷比例适宜(2:1),易于吸收,较少发生低钙血症。⑤矿物质总量低,对肾脏负担小,微量元素锌、铜、碘多,铁含量与牛乳相同,但其吸收率高于牛乳5倍。⑥含较多的消化酶如淀粉酶、乳脂酶等,有助于消化。

(2)促进神经系统发育:母乳含优质蛋白、必需氨基酸、乳糖、卵磷脂、长链不饱和脂肪酸等,这些均可促进中枢神经系统发育。

(3)提高婴儿的免疫力:①初乳含有SIgA较高,此外,母乳含有少量IgG和IgM抗体、B淋巴细胞及T淋巴细胞、巨细胞及中性粒细胞,也有一定免疫作用;②含有较多的乳铁蛋白可抑制大肠埃希菌和白色念珠菌的生长,另外,母乳含有溶菌酶、乳酸过氧化氢酶、抗葡萄球菌因子、补体等在预防小儿肠道或全身感染性疾病中起一定作用。

(4)喂养简便:母乳量随小儿生长而增加,温度适宜,几乎无菌,经济方便。

(5)良好的心理-社会反应:母乳喂养时,婴儿与母亲直接接触,通过逗引、拥抱、照顾、对视,达到母亲对婴儿的了解、熟悉,增进母婴感情;并使婴儿获得安全、舒适及愉快感,有利于建立母子间的信任感,有利于婴儿心理和智能发育。

(6)对母亲有利:哺乳可刺激子宫收缩,利于母亲早日康复;哺乳母亲发生乳腺癌、卵巢癌的机会少。

**3. 母乳喂养的护理**

(1)宣传母乳喂养的优点,鼓励母乳喂养:母亲在分娩前就应树立自己喂孩子的信心,并做好喂哺的具体准备,如孕第7个月起每日晚用温开水擦洗乳头,并向外轻拉几次,使乳头皮肤坚实及防止乳头内陷,有利于小儿吸吮。

(2)重视母亲健康、促进母乳分泌:保证母亲合理的营养,适量的活动,充足睡眠,精神愉快。室内空气新鲜,避免各种有害的理化因素影响。

(3)哺乳方法指导:喂哺前,先做好清洁准备,包括给婴儿更换尿布,母亲洗手,清洁乳头。喂哺时母亲多采取坐位,斜抱婴儿,使其头、肩置于母亲哺乳侧肘弯部,用另一手的示指、中指轻夹乳晕两旁,使婴儿含住乳头而不致堵鼻。每次哺乳先吸空一侧乳房,再吸另一侧,每次开始哺喂的乳房要交替进行(因为定时排空乳房是刺激母乳分泌的最好方法)。喂哺后将婴儿竖抱,头部靠在母亲肩上,轻拍背部,使空气溢出。保持右侧卧位,以防呕吐造成窒息。

(4)哺乳时间:正常足月新生儿生后半小时内喂母乳,早吸吮是母乳喂养成功的关键之一。1~2个月婴儿,提倡按需哺乳,不规定时间和次数,以促进乳汁分泌。随婴儿逐渐成长,吸奶量增多,可开始采取定时喂养,每次哺乳时间为15~20分钟。

(5)母乳喂养的注意事项:母亲患急、慢性传染病,活动性肺结核,严重心、肾疾病均应停止母乳喂哺。患乳腺炎时应暂停患侧喂乳。

(6)断奶:世界卫生组织建议,出生后6个月内婴儿应纯母乳喂养,以达到最佳的生长、发育和健康。此后,婴儿应接受营养充分和安全的辅食,同时坚持母乳喂养至两岁或以上。

## (二)混合喂养

母乳不足需添加牛、羊乳或其他代乳品进行喂养的方法称为混合喂养。有补授法和代授法两种。

**1. 补授法** 母乳不足时,可于每次哺乳后适当补充牛乳或其他食品。此法可使婴儿更多摄取母乳,又可定时排空乳房,对刺激母乳分泌有利。

**2. 代授法** 母亲因生活、工作条件限制,不能按时哺乳,则可每日哺几次母乳,另哺几次牛乳或其他代乳品代替。

### (三)人工喂养

母亲因各种原因不能喂哺婴儿时,完全选用牛、羊乳或其他代乳品喂养婴儿,称为人工喂养。应注意食品的营养成分,食品与人乳的营养成分越接近越好。

**1. 鲜牛乳**

(1)牛乳的特点:牛乳是人工喂养最常用的乳品,但牛乳和人乳比较有一定的缺点和不足,牛乳中蛋白质含量高,其中以酪蛋白为主,入胃后凝块较大,不易消化;脂肪中不饱和脂肪酸含量较低,脂肪颗粒大且缺乏脂肪酶,不易消化吸收;乳糖含量较少,且以甲型乳糖为主,有利于大肠埃希菌生长;矿物质较多,加重肾脏的负担,且吸收率低,钙磷比例不适宜为(1.2～1.5)∶1,钙吸收率低;缺乏各种免疫因子,且容易被细菌污染。

(2)牛乳缺点的纠正:经过物理和化学加工,如煮沸消毒、部分酸化、蒸发后再饮用,可使蛋白质凝块变小,有助于消化吸收;加糖增加能量,100ml牛乳加5～8g蔗糖;加水降低牛奶矿物质、蛋白质浓度,减轻小儿消化道、肾负荷,适用于新生儿。

(3)牛乳量的计算:以每日所需能量计算,婴儿每日需能量418～460kJ/kg,需水量150ml/kg。100ml 8%的糖牛乳约供能418kJ,故婴儿每日需8%糖牛奶100～110ml/kg,加水40～50ml/kg,分次喂哺。例如:某婴儿体重5kg,每日需喂8%糖牛乳110ml/kg×5kg＝550ml(鲜牛乳550ml,糖44g),每日需水量为150ml/kg×5kg＝750ml,除牛乳外每日尚需供水200ml。全日奶量可分5次喂哺,两次喂奶之间加水。

**2. 牛乳制品**

(1)全脂奶粉:由鲜牛奶浓缩、干燥制成,按重量计算,比例为1∶8(1g奶粉加8g水),按容量计算,比例为1∶4(1匙奶粉加4匙水),将其调配成鲜牛奶的浓度。

(2)配方奶粉:指全脂奶粉经加工处理后,其营养素成分接近母乳。即在牛乳中强化某些营养物质,模拟人乳的热量、蛋白质、脂肪与碳水化合物的比例,减低蛋白质的总量,改变乳清蛋白与酪蛋白的比例,用不饱和脂肪酸代替饱和脂肪酸,加入乳糖提高糖量到人乳水平,降低矿物质的含量,调整钙、磷比例,加入缺乏的微量元素和维生素等,以保证适合婴儿的消化能力和肾功能。不同月龄的婴儿应使用不同的婴儿配方奶粉。

(3)酸奶:由鲜牛乳中加入乳酸杆菌,或稀盐酸、乳酸、柠檬酸制成,其凝块细,酸度高,有利于消化吸收。

**3. 其他乳类和代乳品** 其他乳类和代乳品,如羊乳(叶酸的含量极低,维生素$B_{12}$也少,故羊乳喂养婴儿应添加叶酸和维生素$B_{12}$,否则可引起巨幼红细胞性贫血)、米粉、豆浆、豆浆粉等。

**4. 人工喂养的护理** 乳品和代乳品的量和浓度应按小儿年龄和体重计算,不可过稀或过浓;以直式奶瓶较好,易清洗消毒,奶头软硬合适,奶头开孔大小应按婴儿吸吮力而定,以奶瓶盛水倒置,水滴连续滴出为宜;每次喂哺后所有食具均应洗净并煮沸消毒,奶头应煮沸5分钟以上;每日喂哺次数和间隔时间与母乳喂哺相近,小婴儿间隔3.5～4小时;每次喂哺前可将乳汁滴几滴于前臂内侧处试乳汁温度,以不烫手为宜;喂奶时奶瓶斜度应使乳汁始终充满奶头,以免将空气吸入,哺乳完毕应竖抱婴儿,拍其背至嗝气后再让婴儿右侧卧数分钟。

### (四)辅助食品的添加

通常6个月龄的儿童需要从纯母乳喂养过渡到家庭食物,即所谓辅食喂养。

**1. 添加辅助食品的原则**　①从少到多:使婴儿有一个适应过程。如添加蛋黄,先由 1/4 个开始,如无不良反应,2～3 天后增至 1/3～1/2 个,逐渐加到一个。②由稀到稠:如先从米汤开始到稀粥,再逐渐到软饭。③从细到粗:如增添绿叶菜,从菜水至菜泥,乳牙萌出后可试食碎菜。④由一种到多种:不能同时添加几种食品,以免发生腹泻。应在婴儿健康、消化功能正常时添加。

**2. 添加辅助食品的顺序**　根据小儿生长发育所需及消化吸收功能成熟情况,按月龄顺序添加各类辅食(表 6-1)。

表 6-1　辅食添加顺序

| 月龄 | 添加辅食 | 供给的主要营养素 |
| --- | --- | --- |
| 6 个月 | 米汤、米糊、稀粥 | 补充热能 |
|  | 蛋黄、鱼泥、豆腐 | 补充动、植物蛋白、铁、维生素 |
|  | 菜泥、水果泥 | 补充维生素、纤维素、矿物质 |
| 7～9 个月 | 粥、烂面、饼干 | 补充热能 |
|  | 蛋、鱼、肝泥、肉末 | 补充蛋白质、铁、锌、维生素 |
| 10～12 个月 | 稠粥、软饭、挂面、馒头、面包 | 补充热能、维生素 |
|  | 豆制品、碎肉、油 | 补充维生素、蛋白质、纤维素、矿物质 |

# 二、儿童、少年的膳食

幼儿生长发育较快,食物的量应酌情增加,食物应细、软、碎,易于咀嚼,每日饮食次数 5～6 餐;学龄前儿童与成人饮食接近,做到粗与细、荤与素搭配,食品制作尽量多样化,食谱要经常更换,以促进小儿食欲;学龄儿童食物种类同成人,但因体格和智力发育加快、学习紧张、体力活动加大,故对营养素和能量的需求比成人相对多,供给充足的营养十分重要,特别是蛋白质的供应需量足质优;青春期少年体格发育进入高峰时期,尤其肌肉、骨骼的增长速度快,对各种营养素和总能量的需要量增加,此外,青春期女孩因月经来潮,应供给足够的铁剂。

**案例 6-1 护理分析**

1. 见正文哺乳方法指导。

2. 向母亲宣教添加辅助食品的目的和原则,并宣教添加辅助食品的顺序,见正文辅助食品的添加。

# 第 3 节　蛋白质-能量营养不良

**案例 6-2**

患儿,女,5 个月。以吃奶少、消瘦 2 个月,伴全身水肿 1 月余入院。患儿 2 个月前吃奶明显减少,消瘦明显,且出现颜面及双下肢水肿。入院查体:T35.8℃,P140 次/分,R40 次/分,体重 4kg,发育迟缓,营养差,神志清,精神差,急性重病容,全身皮肤干燥、苍白、有皲裂,皮肤弹性差。头颅无畸形,前囟2.0cm×2.0cm,平坦,双眼睑及颜面水肿,双眼睑结膜及口唇苍白,三凹征(十),双肺呼吸音稍粗,未闻及干、湿啰音。心脏听诊未见异常。腹壁皮下脂肪菲薄,肝肋下 4cm,质地中等,脾肋下 3cm,质地中等,肠鸣音稍活跃,双下肢呈凹陷性水肿。生理反射存在,病理反射未引出。血生化示血糖和胆固醇水平下降,白蛋白、总蛋白量减低,碱性磷酸酶下降;腹部 B 超示肝脾肿大。诊断为蛋白质-能量营养不良。

**讨论分析:**

1. 该患儿营养不良的分度情况是什么?

2. 根据患儿目前状况,其主要的护理问题有哪些?

3. 对该患儿实施的主要护理措施有哪些?

蛋白质-能量营养不良（protein-energy malnutrition，PEM）简称营养不良，是因喂养不当或疾病引起能量和（或）蛋白质摄入不足或吸收障碍所致的一种慢性营养缺乏症。多见于3岁以下的婴幼儿。临床表现为体重下降，皮下脂肪减少或水肿，伴有各器官功能紊乱。

# 一、病 因

**1.喂养不当** 长期母乳量不足或人工喂养时调配不当，又未及时添加辅食；骤然断奶，小儿胃肠道不适应，造成消化功能紊乱；食物成分不合理，如长期以淀粉食物为主，缺乏蛋白质和脂肪；较大儿的长期偏食、吃零食、进食不规律等。

**2.疾病** 最常见的是消化系统疾病和先天畸形，如慢性腹泻、肠吸收不良综合征、唇裂、腭裂、肥厚性幽门狭窄等致吸收障碍的疾病；肾病综合征、长期发热、恶性肿瘤、烧伤等使蛋白质消耗量增加的疾病。

**3.需要量增加** 早产、双胎或多胎；急、慢性传染病的恢复期；生长发育快速时期等蛋白质相对不足可引起营养不良。

# 二、病 理 生 理

由于长期能量供应不足，导致自身组织消耗，体温偏低；蛋白质供给不足或消耗致血清蛋白下降、低蛋白水肿；脂肪消耗致血清胆固醇下降、脂肪肝；糖原不足或消耗过多致低血糖；各系统器官退行性病变及功能低下，免疫功能下降。

# 三、临 床 表 现

**1.主要表现**

（1）体重改变：最早表现为体重不增，继之体重下降。

（2）皮下脂肪减少：顺序为腹部→躯干→臀部→四肢→面颊；严重者皮下脂肪消失，患儿额部出现皱褶，两颊下陷，颧骨凸出，貌似"老人"状。

（3）其他状况：皮肤干燥、苍白、肌肉松弛；各系统器官功能低下，如体温降低、心率减慢、血压下降、食欲低下、腹泻等；严重蛋白质缺乏者出现营养不良性水肿。

**2.并发症** 最常见的并发症是营养性贫血，也可出现多种维生素缺乏，尤其是维生素A缺乏，约有3/4患儿伴有锌缺乏。因患儿免疫功能低下，易患感染性疾病。还可并发自发性低血糖，患儿可突然出现面色苍白、神志不清、呼吸暂停、脉搏缓慢、体温不升，若不及时治疗可致死亡。

**3.分度**（表6-2）

表 6-2 婴幼儿营养不良的分度

| | 营养不良分度 | | |
| --- | --- | --- | --- |
| | 轻度 | 中度 | 重度 |
| 体重低于正常均值 | 15%～25% | 25%～40% | ＞40% |
| 腹部皮褶厚度 | 0.4～0.8cm | ＜0.4cm | 消失 |
| 身高（长） | 正常 | 低于正常 | 明显低于正常 |
| 消瘦 | 不明显 | 明显 | 皮包骨样 |
| 皮肤 | 干燥 | 干燥、苍白 | 苍白、干皱、无弹性 |
| 肌张力 | 正常 | 降低、肌肉松弛 | 肌张力低下、肌肉萎缩 |
| 精神状态 | 正常 | 烦躁不安 | 兴奋与抑制交替出现 |

**4. 分型**

(1)体重低下型：以年龄：体重作为评价指标。患儿体重低于同年龄、同性别正常小儿体重的中位数减2个标准差。是指由于营养不良导致的体重过轻，主要反映患儿有急性或慢性营养不良。

(2)生长迟缓型：以年龄：身高作为评价指标。患儿身高低于同年龄、同性别正常小儿身高的中位数减2个标准差。主要因过去或长期慢性营养不良造成。

(3)消瘦型：以身高：体重作为评价指标。患儿体重低于同年龄、同身高正常小儿体重的中位数减2个标准差。主要反映近期、急性营养不良。

# 四、辅 助 检 查

血清白蛋白降低为最突出的表现。胰岛素样生长因子1(IGF-1)水平下降被认为是诊断蛋白质-能量营养不良的较好指标。血清酶活性、血糖、胆固醇水平下降，多种维生素和矿物质缺乏。

# 五、处 理 原 则

尽早发现，早期治疗。采取中西医结合的综合措施，祛除病因。迅速纠正液体及电解质失衡。控制并发症，治疗原发病。调整与补充营养物质，促进消化功能的改善。

# 六、护 理 问 题

**1. 营养失调：低于机体需要量** 与能量、蛋白质长期摄入不足和吸收障碍有关。

**2. 有感染的危险** 与营养素缺乏、免疫功能低下有关。

**3. 潜在并发症** 低血糖、营养性贫血、维生素缺乏。

**4. 成长发展改变** 与营养素缺乏，不能满足小儿成长发展有关。

**5. 知识缺乏** 与患儿家长缺乏小儿营养和喂养知识有关。

# 七、护 理 措 施

**1. 调整饮食**

(1)饮食的量和内容应根据患儿的消化能力和病情调整，原则为循序渐进，逐步补充。

(2)轻度营养不良患儿，可从每日每千克体重250～330kJ(60～80kcal)开始，逐渐增加至每日每千克体重500～628kJ(120～150kcal)，待体重接近正常后，再逐渐恢复正常能量的供应。

(3)重度营养不良患儿消化能力弱，对食物的耐受性较差，食欲低下，需用较长的时间调整饮食。能量供应先从每日每千克体重165～230kJ(40～55kcal)开始，逐步小量增加至每日每千克体重500～727kJ(120～170kcal)，并按实际体重计算所需热能，待生长发育接近正常后，恢复正常生理需要量。

(4)食物的选择，应选用高蛋白、高能量、富含维生素和微量元素的饮食。母乳喂养者可根据患儿的食欲按需哺乳，人工喂养儿从稀释奶开始，适应后逐渐增加奶量和浓度。

(5)注意喂养方法，因患儿体质较差，食欲低下，有的患儿甚至出现厌食，应耐心、细心地喂养，防止呕吐，必要时采用鼻饲喂养。

**2. 改善食欲，促进消化吸收**

(1)给予胃蛋白酶、胰酶或多酶片以帮助消化。

(2)加用维生素A、维生素C、复合维生素B以改善代谢和促进食欲。

(3)可试用苯丙酸诺龙促进机体蛋白质合成。

(4)对食欲差者可皮下注射胰岛素。

(5)必要时少量多次输血或氨基酸、脂肪乳等静脉高营养。

(6)因患儿体液量相对较多,而心、肾功能较差,故输液速度宜慢。

**3. 预防感染**　实行保护性隔离,保持室内环境舒适卫生。保持皮肤清洁干净,做好口腔护理。防止交叉感染。

**4. 密切观察病情**　在夜间或清晨时,患儿易发生低血糖而出现头晕、出冷汗、面色苍白、神志不清、呼吸暂停,甚至死亡。故一旦发现应立即静脉输入25%～50%葡萄糖溶液抢救。

# 八、健康教育/出院指导

根据患儿及家长的文化程度及理解力,讲解营养不良的常见病因、预防方法及对患儿的护理方法。同时向家长讲述婴儿科学喂养知识及合理膳食搭配与制作方法,教会家长观察病情,及时发现病情变化。加强小儿体格锻炼,增强体质,预防小儿各种感染性疾病及贫血。

**案例 6-2 护理分析**
1. 该小儿为中度蛋白质-能量营养不良。
2. 主要护理问题有:①营养失调:低于机体需要量;②有感染的危险;③潜在并发症;④成长发展改变。
3. 主要护理措施:①调整饮食;②改善食欲,促进消化吸收;③预防感染;④密切观察病情。

# 第 4 节　单纯性肥胖

**案例 6-3**

患儿,男,10岁,肥胖10年。出生时体重3.9kg,6年前无明显诱因突然出现体重增加加快,在不到1年的时间内增至60余斤,家长未予重视,未予诊治。4年前出现活动后左膝关节疼痛,同时其母发现其阴茎短小,为查明肥胖原因,到医院就诊。查体:T 36℃,P 80次/分,R 20次/分,BP 98/75mmHg(13/10kPa),体重66kg,身高160cm,发育正常,营养良好,四肢躯干匀称肥胖,双大腿根部有小量白色细纹。实验室检查:三酰甘油增高;B超显示为脂肪肝;皮质醇正常。

讨论分析:
1. 该患儿最可能的医疗诊断是什么?
2. 根据患儿目前状况,为其制订合理的食谱方案。

肥胖症(obesity)是指长期能量摄入超过人体的消耗,使体内脂肪储存过多而造成的营养代谢障碍性疾病。体重超过同年龄、同身高小儿正常标准的20%即可诊断。我国小儿肥胖的发生率呈现明显增高的趋势,应引起社会和家长的重视。

# 一、病　因

肥胖症可以分为单纯性肥胖症和继发性肥胖症,小儿肥胖大多为单纯性肥胖症。肥胖的发病可能与下列因素有关:①多食:是本病的主要原因;过多的能量超过机体代谢需要,就以脂肪的形式储存于体内而导致肥胖。②少动:虽然摄入不多,但消耗减少也可导致肥胖;大多数肥胖小儿不喜欢运动,造成恶性循环。③遗传因素:父母均肥胖者子女中有70%～80%出现肥胖。④其他:如进食过快、精神创伤、心理因素等。⑤继发于其他疾病:如内分泌疾病、先天性代谢病、长期使用糖皮质激素等。

## 二、病 理 生 理

肥胖的主要病理改变是脂肪细胞数目增多或体积增大。尤其是出生前3个月、生后第1年和11～12岁,这三个阶段发生肥胖的小儿,均为脂肪数目增多性肥胖,治疗较困难且易复发;而不在此期发生的肥胖,治疗较易奏效。

肥胖患儿对环境温度变化的反应不敏感,有低体温现象;血脂和血尿酸水平增高,易并发动脉硬化、冠心病、高血压及痛风等疾病;患儿内分泌发生改变,如血清生长激素减少,男性雄激素水平下降,女性雌激素水平增加等。

## 三、临 床 表 现

肥胖症可发生在小儿的任何年龄阶段,尤其以婴儿期、5～6岁及青春期最多见。患儿食欲旺盛,喜吃甜食和高脂食品。骨龄、智力、性发育正常或较一般早。因体重过重可致膝外翻和扁平足。体态肥胖,皮下脂肪分布均匀,尤以乳房、腹部、臀部、肩背部明显,皮肤可出现红色或紫色条纹;女童胸部脂肪堆积应与乳房发育相鉴别,男童阴茎常被大腿内侧脂肪组织掩盖,常被误认为阴茎发育不良。严重肥胖小儿由于胸部和膈肌的活动受限,使肺泡换气量减少,造成低氧血症,出现气促、发绀、红细胞增多、心脏扩大及充血性心力衰竭,甚至死亡,称肥胖通气低下综合征(pickwickian syndrome)。行动不便,不爱活动,怕被讥笑而不愿与他人交往,常有孤僻、胆怯、自卑等心理问题。

小儿体重超过同性别、同身高参照人群均值的10%～19%者为超重;超过20%以上者为肥胖症。超过20%～29%者为轻度肥胖;超过30%～49%者为中度肥胖;超过50%者为重度肥胖。

## 四、辅 助 检 查

肥胖小儿可有血三酰甘油、胆固醇增高;高胰岛素血症;肝脏超声检查常有脂肪肝。

## 五、处 理 原 则

采取控制饮食、加强运动、消除心理障碍、配合药物治疗的综合措施。饮食疗法和运动疗法是两项最主要的措施。

## 六、护 理 问 题

**1. 营养失调:高于机体需要量** 与进食高能量食物过多和(或)运动过少有关。

**2. 社交障碍** 与肥胖造成行动不便有关。

**3. 自我形象紊乱** 与肥胖造成自身形体变化有关。

**4. 知识缺乏** 与父母缺乏正确的营养知识有关。

## 七、护 理 措 施

**1. 控制饮食**

(1)遵循逐渐减少的原则,既不影响生长发育又能达到减肥的目的。应选择高蛋白、低(或正常)脂肪、低糖、高维生素的食物。青春期生长发育迅速,此期蛋白质供能可增至50%～60%。补充适量的矿物质和维生素以保证正常的生长发育。

(2)应设法满足小儿的食欲,可给予体积大、能量少的食物,如蔬菜、水果等,主食宜适当限制,避免油煎食品及甜食。取得家长和小儿的合作,不吃零食,培养良好的饮食习惯,并鼓励患儿持之以恒。

**2. 增加运动** 帮助家长和患儿一起制订运动计划,鼓励患儿逐渐增加运动时间和活动量。活动应多样化,选择容易坚持且能促进能量消耗的项目,如散步、慢跑、体操等。避免剧烈活动,以免食欲大增。

**3. 心理护理** 鼓励患儿正确对待形象的改变,建立信心,坚持自觉接受治疗。让家长为患儿创造更多的社会交往机会,避免过于保护。及时表扬患儿的进步,使其由被动转为主动地参与群体活动。

## 八、健康教育/出院指导

1. 纠正家长不正确的健康观,使之认识到肥胖对小儿健康的危害。

2. 教给家长科学的喂养方法。避免孕期母亲体重增长过快,防止胎儿营养过剩;提倡母乳喂养,强调过度喂养的害处;指导家长为年长儿制订正确的饮食制度。

3. 坚持生长发育监测,及早发现体重增长过快的趋势。婴儿期、5～6 岁小儿及青春期容易长胖,应特别注意预防。

> **案例 6-3 护理分析**
> 1. 患儿所患疾病:单纯性肥胖症。
> 2. 食谱方案主要选择高蛋白、低(或正常)脂肪、低糖、高维生素的食物。

# 第 5 节 维生素 D 缺乏性佝偻病

> **案例 6-4**
> 　　患儿,女,1 岁。多汗,易惊 3 个月。自入院前 3 个月起,患儿出现多汗,睡觉时出汗更明显,常常湿透枕巾。逐渐患儿易惊,稍有声响即惊醒,并哭闹不止,此症状在夜间更明显,患儿白天玩耍正常,吃奶好,大、小便均正常。患儿系母孕 35 周早产,11 月出生,因没有母乳,人工喂养,至今未添加辅食。体格检查:T36.2℃,P108 次/分,R30 次/分,体重 5kg,发育正常,营养中等,神志清楚。方颅,颅后枕秃(＋),颈软。胸廓肋缘外翻,串珠(一),心、肺检查未见异常,病理反射未引出。实验室检查:ALP 300U/L(明显升高),Ca²⁺ 1.2mmol/L(降低)。X 线骨正位片显示临时钙化带模糊。考虑为维生素 D 缺乏性佝偻病。
> 　　讨论分析:
> 　　1. 该患儿的临床分期是什么?
> 　　2. 根据患儿目前状况,其主要的护理问题有哪些?
> 　　3. 对该患儿实施的主要护理措施有哪些?
> 　　4. 对该患儿家长实施健康教育的主要内容有哪些?

维生素 D 缺乏性佝偻病(rickets of vitamin D deficiency)是由于小儿体内维生素 D 缺乏导致钙、磷代谢紊乱,产生的一种以骨骼病变为特征的全身慢性营养性疾病。本病常见于婴幼儿时期,严重时发生骨骼畸形,是我国儿科重点防治的四大疾病之一。

## 一、病　　因

**1. 日光照射不足** 是主要发病因素。如缺乏户外活动,居住在高层楼群区、多烟雾尘埃区、北方地区等,均可影响体内维生素 D 的生成。

**2. 维生素 D 摄入不足** 天然食物中维生素 D 含量较少,即使乳、蛋、肝等含维生素 D 较丰富的食物,也不能满足小儿生长发育的需要。因此,若不及时添加鱼肝油,易发生佝偻病。

**3. 生长发育迅速,维生素 D 相对不足** 机体对维生素 D 和钙的需要量与骨骼的生长速度成正比。婴儿期生长速度快,故维生素 D 需要量相对大,佝偻病的发生率也高,尤以早产儿、双胞胎更为多见。

**4. 疾病与药物的影响** 胃肠道疾病(如慢性腹泻、慢性痢疾、肠结核等)、肝胆疾病(如婴儿肝炎综合征等)、肾脏疾病(如慢性肾功能不全)可影响到维生素 D 的吸收、利用和羟化,致钙、磷代谢障碍。长期服用抗惊厥药物(如苯妥英钠)可使维生素 D 分解为无活性的代谢产物;糖皮质激素可影响维生素 D 对钙的转运作用。

# 二、发病机制

当维生素 D 缺乏时,肠道对钙、磷的吸收减少,使血中钙、磷水平下降,血钙降低刺激甲状旁腺分泌功能亢进,加速了旧骨的吸收,钙、磷释放到血中,使血钙暂时恢复正常。但甲状旁腺素抑制肾小管对磷的再吸收,故大量磷经肾排出,使血钙和磷乘积下降,由此导致骨样组织钙化障碍,成骨细胞代偿增生,局部造成骨样组织堆积,碱性磷酸酶分泌增加,出现一系列骨骼变化及生化异常(图 6-1)。

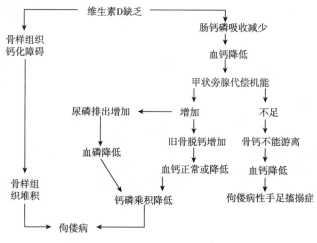

图 6-1 维生素 D 缺乏症的发病机制

# 三、临床表现

本病多见于婴幼儿,尤其是 1 岁以内的婴儿。主要表现是生长最快部位的骨骼改变、肌肉松弛和神经精神症状。临床上根据病情演变分为初期、激期、恢复期和后遗症期 4 个时期。

**1. 初期** 多自 3 个月左右开始发病,主要表现为神经精神症状。如小儿易激惹、烦躁、睡眠不安、夜间惊啼、多汗(与室温和季节无关)等。因汗液刺激头部导致患儿常摇头擦枕,可出现"枕秃"征(图 6-2)。

**2. 激期** 主要表现为骨骼改变、运动功能及智力发育迟缓。

(1)骨骼改变:①头部:3~6 个月婴儿易出现颅骨软化,以手指轻压颞部或枕部有乒乓球感;8~9 个月婴儿易发生方颅甚或鞍形颅;前囟增大或晚闭;出牙延迟或出牙顺序颠倒,易患龋齿。②胸部:可出现肋骨串珠(图 6-3),以第 7~10 肋最明显;胸骨突出呈鸡胸(图 6-4)或漏斗胸(图 6-5);因膈肌附着处的肋骨受牵拉而内陷形成肋膈沟(或赫氏沟),影响肺呼吸功能。③四肢:6 个月以后小儿腕和踝部骨骺处膨大形成手镯(图 6-6)、脚镯征;1 岁左右站立行走后可引起下肢呈"O"型腿(图 6-7)或"X"型腿(图 6-8)。④其他:可见脊柱侧弯、后突、扁平骨盆等。

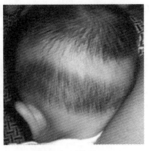
图 6-2　枕秃

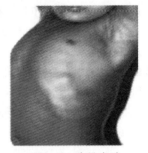
图 6-3　肋骨串珠

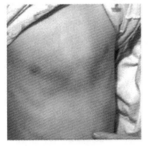
图 6-4　鸡胸

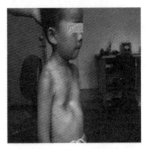
图 6-5　漏斗胸

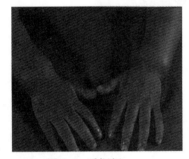
图 6-6　手镯征

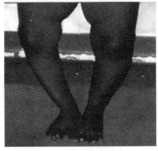
图 6-7　"O"型腿

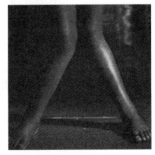
图 6-8　"X"型腿

（2）肌肉关节松弛：全身肌张力低下，肌肉关节松弛。小儿颈项软弱无力，坐、立、行等发育较晚，腹部膨隆，如蛙形腹。

（3）神经精神发育迟缓：重症患儿条件反射形成慢，情感、动作及语言发育落后。

**3. 恢复期**　经适当治疗后，临床症状及实验室、X线检查逐渐好转或接近正常。

**4. 后遗症期**　多见于3岁以上小儿。此期临床症状消失，血生化及骨X线检查正常，只留下不同程度的骨骼畸形。

# 四、辅 助 检 查

**1. 血生化检查**　①初期：血维生素D水平下降，血钙正常或稍低、血磷降低、钙磷乘积稍低、碱性磷酸酶正常或增高。②激期：血钙稍低、血磷明显降低、钙磷乘积明显减低、碱性磷酸酶增高。③恢复期：血清钙、磷、钙磷乘积逐渐恢复正常，碱性磷酸酶下降。④后遗症期：各项血生化指标均正常。

**2. X线检查**　①初期：正常或临时钙化线稍模糊。②激期：骨骺端明显增宽，临时钙化线消失，呈毛刷样、杯口状改变，骨质密度减低。③恢复期：出现不规则的钙化线，骨骺软骨带逐渐恢复正常。④后遗症期：仅见骨骼畸形表现。

# 五、处 理 原 则

主要控制激期症状,供给富含维生素 D 的食物,多晒太阳。给予维生素 D 制剂及根据病情补充钙剂。加强体格锻炼,矫正畸形。

# 六、护 理 问 题

**1. 营养失调:低于机体需要量**　与日光照射少、维生素 D 摄入不足有关。

**2. 潜在并发症**　骨骼畸形、维生素 D 过量引起的中毒。

**3. 有感染的危险**　与免疫功能低下有关。

**4. 有受伤的危险**　与骨质疏松、肌肉关节松弛有关。

**5. 知识缺乏**　与家长缺乏佝偻病的预防和护理知识有关。

# 七、护 理 措 施

**1. 补充维生素 D**

(1)增加户外活动:让小儿直接接受日光照射。活动时间可从每次 10 分钟开始,逐渐延长至 1 小时以上。夏季选择合适的时间(一般选择上午 9 点前,下午 4 点后)与地点进行户外活动,以防小儿皮肤灼伤或中暑;冬季在室内活动时应开窗,使紫外线能够直接射入室内。

(2)增加富含维生素 D 及矿物质的食物:如母乳、肝、蛋黄、蘑菇或强化维生素 D 的代乳品等。

(3)按医嘱给予维生素 D:以口服维生素 D 制剂为主。一般剂量为 2000~4000U/d,1 个月后改为预防量(400U/d);重症或伴有其他疾病及无法口服者可肌内注射维生素 $D_2$ 40 万 U 或维生素 $D_3$ 30 万 U 一次,3 个月后改为预防量。

**2. 预防骨骼畸形及骨折**

(1)衣着应柔软、宽松,床铺松软。

(2)避免早坐、早站、早走和久坐、久站、久走,以免发生骨骼畸形。

(3)护理操作时动作应轻柔,不可用力过大或过猛,以防发生骨折。

**3. 预防维生素 D 中毒**　严格按医嘱应用维生素 D 制剂,密切观察病情。如患儿出现食欲减退、烦躁、恶心、呕吐、顽固性便秘、低热、体重下降、血钙过高等,提示可能是维生素 D 过量,应立即报告医生。

**4. 预防感染**　保持室内空气清新,温、湿度适宜,阳光充足,避免交叉感染。

# 八、健康教育/出院指导

**1. 佝偻病的预防及护理知识**　①多晒太阳:从孕妇开始应多到户外活动,增加日光照射。②饮食:提倡母乳喂养,及时添加辅食,多食含有维生素 D 和钙的食物。③维生素 D 制剂:生后 2 周的新生儿需开始服用预防量维生素 D(400~800U/d)至 2 岁;未成熟儿头 3 个月内预防量加倍。④预防感染:尽量少带患儿去公共场所,减少呼吸道感染的机会;加强皮肤护理,衣、被保持干燥,防止受凉。⑤防止骨骼畸形:激期患儿不要急于坐、立、行;护理动作要轻柔,以防骨折。⑥后遗症的护理:若患儿已有骨骼畸形,可向家长示范矫正方法,如胸部畸形,可让小儿做俯卧位抬头展胸运动;"O"型腿按摩下肢外侧肌群,"X"型腿按摩下肢内侧肌群;行外科手术矫形者应指导家长正确使用矫形器具。

**2. 维生素 D 中毒**　指导家长掌握维生素 D 的服用方法,告知过量服用有造成中毒的危险,并告知医院的联系方法。

**案例 6-4 护理分析**

1. 患儿的临床分期为维生素 D 缺乏性佝偻病激期。

2. 主要护理问题：①营养失调：低于机体需要量；②潜在并发症；③有感染的危险；④有受伤的危险；⑤知识缺乏。

3. 主要护理措施：①补充维生素 D；②预防骨骼畸形及骨折；③预防维生素 D 中毒；④预防感染。

4. 健康教育：①介绍佝偻病的预防及护理知识；②预防维生素 D 中毒。

# 第 6 节　维生素 D 缺乏性手足搐搦症

**案例 6-5**

男婴，6 个月，因惊厥 2 次于 12 月 10 日下午来诊。惊厥为突然发作，伴意识丧失、面肌及四肢抽动，历时数十秒钟缓解，不发热。患儿近 2 个月来夜间常哭闹不睡，多汗。患儿系第一胎，33 周早产，混合喂养。查体：体温 36.4℃，体重 6.6kg，未出牙，神志清，精神可；枕部脱发，前囟门 3cm×3cm，平坦；心、肺、腹未查及异常；颈无抵抗，病理反射阴性。

**讨论分析：**

1. 该患儿最可能的临床诊断是什么？

2. 根据患儿目前状况，其主要的护理问题有哪些？

3. 对该患儿实施的主要护理措施有哪些？

4. 使用钙剂时护理中应注意哪些问题？

维生素 D 缺乏性手足搐搦症（tetany of vitamin D deficiency）又称佝偻病性低钙惊厥，婴幼儿时期多见。主要由于维生素 D 缺乏，引起血钙离子降低，导致神经肌肉兴奋性增高，出现惊厥、喉痉挛和手足搐搦等症状。

## 一、病因及发病机制

发病原因与佝偻病基本相同，主要因维生素 D 缺乏使血钙降低，而甲状旁腺反应迟钝，不能代偿性分泌增加，致血磷正常，而骨钙不能及时游离入血，使血钙继续降低。正常血钙浓度为 2.25～2.27mmol/L（9～11mg/dl），当血钙浓度＜1.75～1.88mmol/L（7～7.5mg/dl）或离子钙＜1.0mmol/L（4mg/dl）时，可引起神经肌肉兴奋性增高，出现惊厥或手足搐搦。

常见的诱因有：①维生素 D 缺乏的早期，甲状旁腺代偿功能还未建立，血钙降低。②春季开始，小儿户外活动增多，阳光直接照射增加，或大剂量维生素 D 肌内注射时，可使血中维生素 D 的水平急剧上升，大量钙沉积于骨骼，使血钙降低。③感染、饥饿、发热时组织分解而释放磷，血磷升高，与钙结合以磷酸钙形式沉着于骨上，造成血钙降低。

## 二、临 床 表 现

维生素 D 缺乏性手足搐搦症主要表现为惊厥、喉痉挛和手足搐搦，并伴有不同程度的佝偻病的表现。

**1. 显性症状**

（1）惊厥：为该病最常见的症状，多见于婴儿期。表现为突然发生四肢及面肌抽动，两眼上翻，神志不清，大小便失禁，一般不发热。发作时间可数秒钟至数分钟不等，发作次数可数日 1

次或1日数次至数十次。发作停止后,意识恢复,精神委靡而入睡,醒后活泼如常。

(2)手足搐搦:为该病特殊症状,多见于2岁以上的小儿。表现为腕部和掌指关节屈曲,手指伸直,拇指内收贴近掌心,呈"助产士手"(图6-9);足部踝关节伸直,足趾略弯曲成弓状,呈"芭蕾舞足"(图6-10)。

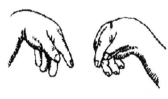　　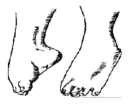

图6-9　助产士手　　　　　图6-10　芭蕾舞足

(3)喉痉挛:多见于6个月以下的小婴儿,发生率低,危险性高。突发声门和喉部肌肉痉挛,表现为吸气性呼吸困难、声嘶、犬吠样咳嗽、喉鸣等;哭闹时加剧,严重者可发生窒息而死亡。

**2. 隐性体征**　在不发作时,通过刺激可引出下列神经、肌肉兴奋的体征。

(1)面神经征:用指尖或叩诊锤叩击耳前面神经传出处(颧弓和口角间的面颊部),引起眼睑和口角抽动为面神经征阳性。新生儿可出现假阳性。

(2)陶瑟(Trousseau)征:用血压计的袖带包裹上臂,打气使压力保持在收缩压与舒张压之间,5分钟之内出现手搐搦为阳性。

(3)腓反射:用叩诊锤叩击膝下外侧腓骨头上方,引起足部向外侧收缩为阳性。

# 三、辅 助 检 查

血钙降低(低于1.75~1.88mmol/L或7~7.5mg/dl),血磷正常或升高,尿钙阴性。

# 四、处 理 原 则

先控制惊厥和喉痉挛,再补充钙剂,急性期后补充维生素D。

# 五、护 理 问 题

**1. 有窒息的危险**　与惊厥、喉痉挛发作有关。

**2. 有外伤的危险**　与惊厥、手足搐搦有关。

**3. 营养失调:低于机体需要量**　与维生素D缺乏有关。

**4. 知识缺乏**　与家长缺乏惊厥和喉痉挛的护理知识有关。

# 六、护 理 措 施

**1. 防止窒息**

(1)惊厥发作时,首先应就地抢救。保持室内安静,避免家长大声呼叫;松开衣领将患儿头转向侧位,以免误吸分泌物或呕吐物造成窒息;密切观察患儿呼吸、神志的变化,在缺乏医疗条件或医生到来前可试用指压人中、合谷穴等方法来制止惊厥。

(2)喉痉挛时,应立即将患儿舌体轻轻拉出口外,保证呼吸道通畅;按医嘱给氧,备好插管的用具,必要时协助医生做气管插管。

(3)按医嘱用镇静剂,注意地西泮静脉注射时速度不宜过快,以每分钟1mg为宜,以免过快抑制呼吸。

(4)按医嘱给予钙剂,注意钙剂不能肌内或皮下注射,静脉注射不能过快,以防血钙骤升发生心搏骤停;注射时应选择较大的血管,避免使用头皮静脉,以防止钙剂外渗而造成组织坏死,如果渗出可用2%普鲁卡因溶液局部封闭;发作停止后口服10%氯化钙溶液,服前应用3~5倍的糖水稀释,以减少对胃的刺激,同时注意与乳类分开服用,最好在两餐之间,以免钙与脂肪酸结成凝块而影响吸收;服用3~5天后可改用葡萄糖酸钙或乳酸钙,防止高氯性酸中毒。

**2. 预防受伤** 抽搐发作时应就地抢救,避免将患儿紧抱、摇晃或抱起急跑,以免外伤或加重抽搐,造成机体缺氧引起脑损伤;注意保护患儿,防止发生坠床;若患儿抽搐时处于坐位,应立即轻轻将患儿置放于床上或地上,头下垫以柔软物品,以免摔伤;对已出牙的小儿,应在上下齿之间放置牙垫,避免舌咬伤;勿强力撬开紧咬的牙关,不要对患儿肢体强加约束,以免造成损伤。

**3. 补充维生素 D** 惊厥症状控制后可按佝偻病治疗方法补充维生素 D。

**4. 给予心理支持** 解释本病的原因和预后,患儿发作时尽量陪伴、安慰家长和患儿。

# 七、健康教育/出院指导

(1)向患儿家长介绍手足搐搦症的病因,减轻家长的心理压力,以配合治疗和护理。

(2)讲解患儿抽搐时的急救方法。如就地抢救,指压人中、合谷穴;松解衣领、颈部伸直、头后仰、保持呼吸道通畅;保持镇静,不要大声喊叫,通知医务人员。

(3)指导家长在患儿出院后多晒太阳、合理喂养;遵医嘱给小儿补充维生素 D 和钙剂,强调口服钙剂时应与乳类分开,两餐之间服用,以免影响钙的吸收。

---

**案例6-5护理分析**

1. 患儿所患疾病:维生素 D 缺乏性手足搐搦症。

2. 主要护理问题有:①潜在并发症:惊厥、骨骼畸形;②营养失调;③有窒息的危险。

3. 主要护理措施:①急救处理:吸氧,保持呼吸道通畅;地西泮或10%水合氯醛;②钙剂治疗用10%葡萄糖酸钙(溶液)或10%氯化钙溶液;③定期户外活动,补充维生素 D;④防止窒息:及时吸氧、保持呼吸道通畅、密切观察病情、备好牙垫、做好气管插管或气管切开的术前准备;⑤预防感染:保持空气清新,温、湿度适宜,阳光充足;⑥预防骨骼畸形:衣着宽松,避免早坐、早站、早走、久坐、久站、久走及重压。

4. 使用钙剂时护理应注意:按医嘱给予钙剂,注意钙剂不能肌内或皮下注射,静脉注射不能过快,以防血钙骤升发生心搏骤停;注射时应选择较大的血管,避免使用头皮静脉,以防止钙剂外渗而造成组织坏死,如果渗出可用2%普鲁卡因溶液局部封闭;发作停止口服10%氯化钙溶液,服前应用3~5倍的糖水稀释,以减少对胃的刺激,同时注意与乳类分开服用,最好在两餐之间,以免钙与脂肪酸结成凝块而影响吸收;服用3~5天后可改用葡萄糖酸钙或乳酸钙,防止高氯性酸中毒。

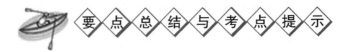

## 要 点 总 结 与 考 点 提 示

1. 小儿能量与营养素需要的特点。

2. 各种喂养方法的优缺点;规范操作配奶方并能进行奶量计算;小儿辅食添加的原则、目的和顺序。

3. 蛋白质-能量营养不良分类及常见的病因、典型临床表现、治疗要点及护理。

4. 单纯性肥胖症的典型临床表现及护理。

5. 维生素 D 缺乏性佝偻病常见的病因、典型临床表现及护理。

6. 维生素 D 缺乏性手足搐搦症病因、临床表现、治疗要点及护理。

# 复习思考题

**【A₁型题】**

1. 婴儿每日每千克体重需水为（  ）

   A. 100ml         B. 50ml

   C. 150ml         D. 175ml

   E. 180ml

2. 婴儿每日每千克体重需能量为（  ）

   A. 100kcal/kg         B. 110kcal/kg

   C. 120kcal/kg         D. 130kcal/kg

   E. 140kcal/kg

3. 儿童特有的能量需要是（  ）

   A. 基础代谢所需

   B. 食物的特殊动力作用

   C. 生长发育所需         D. 活动所需

   E. 排泄损失

4. 出生1个月的婴儿出现了出血性疾病，首先考虑缺乏（  ）

   A. 维生素K         B. 维生素A

   C. 维生素C         D. 维生素B₁

   E. 维生素D

5. 将4汤匙全脂奶粉配成全乳应加水（  ）

   A. 5汤匙         B. 10汤匙

   C. 16汤匙         D. 20汤匙

   E. 25汤匙

6. 婴儿每日需要的能量和水量分别为（  ）

   A. 110kcal/kg、150ml/kg

   B. 120kcal/kg、140ml/kg

   C. 130kcal/kg、130ml/kg

   D. 150kcal/kg、110ml/kg

   E. 140kcal/kg、120ml/kg

7. 一般小儿可完全断奶的时间是（  ）

   A. 8～10个月         B. 10～12个月

   C. 12～18个月         D. 18～24个月

   E. 24个月以后

8. 下列哪项不是母乳的优点（  ）

   A. 含乙型乳糖多         B. 含不饱和脂肪酸多

   C. 含分泌型IgA         D. 含酪蛋白多

   E. 钙磷比例适宜

9. 人工喂养小儿，现体重4kg，每日应给予8%糖牛乳量及水量分别是（  ）

   A. 400ml、100ml         B. 440ml、160ml

   C. 500ml、50ml         D. 350ml、200ml

   E. 400ml、300ml

10. 下述哪组辅助食品最适合5个月的小儿（  ）

   A. 稀粥、青菜汤         B. 蛋黄、鱼泥、菜泥

   C. 软饭、带馅食品         D. 面条、带馅食品

   E. 饼干、碎肉

11. 3个半月的健康小儿，鲜牛乳喂养，全日奶量分几次喂哺较为合适（  ）

   A. 8次         B. 6次         C. 4次

   D. 3次         E. 2次

12. 喂乳前测试乳汁温度应在（  ）

   A. 测试者手腕腹面         B. 测试者掌心

   C. 测试者手腕背面         D. 测试者手背

   E. 测试者示指腹面

13. 营养不良的最初症状是（  ）

   A. 智力发育障碍         B. 肌张力低下

   C. 身长低于正常         D. 运动功能发育迟缓

   E. 体重不增

14. 营养不良的小儿皮下脂肪首先消减的部位是（  ）

   A. 面部         B. 臀部         C. 腹部

   D. 躯干         E. 四肢

15. 营养不良易并发各种维生素的缺乏，其中最常见的是（  ）

   A. 维生素C缺乏         B. 维生素D缺乏

   C. 维生素A缺乏         D. 维生素K缺乏

   E. 维生素B缺乏

16. 营养不良早期诊断最敏感的指标是（  ）

   A. 转铁蛋白

   B. 甲状腺素结合前白蛋白

   C. 前白蛋白

   D. 视黄醇结合蛋白

   E. IGF-1

17. 下列哪项是诊断营养不良的主要依据（  ）

   A. 食欲下降

   B. 体重低于正常的15%以上

   C. 肌肉松弛

   D. 血清蛋白降低

   E. 精神委靡

18. 营养不良患儿突然发生面色苍白、神志不清、脉搏减慢、呼吸暂停等，应首先考虑（  ）

   A. 心力衰竭         B. 低钙血症

   C. 低钠血症         D. 低血糖症

   E. 呼吸衰竭

19. 营养不良的食物选择应为(  )
    A. 高蛋白、高脂肪、高糖
    B. 高糖、高热量、高维生素
    C. 高蛋白、高维生素、高糖
    D. 高蛋白、高热量、高维生素
    E. 高糖、高脂肪、高维生素

20. 营养不良治疗原则中,应放在第一位的是(  )
    A. 消除病因,治疗原发病
    B. 药物治疗,必要时给予复方氨基酸
    C. 加强护理,预防感染
    D. 调整饮食,供给充足的热量
    E. 针灸、推拿等中医疗法

21. Ⅲ度营养不良患儿每天供应的热量应为(  )
    A. 由少逐渐增至超过正常每千克体重需要量
    B. 由少逐渐增加至稍低于正常每千克体重需要量
    C. 由少迅速增至超过正常每千克体重需要量
    D. 由少逐渐增加至正常每千克体重需要量
    E. 由少迅速增至正常每千克体重需要量

22. 营养不良的水肿型主要由下列哪种因素造成(  )
    A. 喂养不当        B. 蛋白质严重缺乏
    C. 疾病影响        D. 总热量不足
    E. 先天不足

23. 营养不良患儿皮下脂肪消失的顺序是(  )
    A. 面部→躯干→腹部→臀部→四肢
    B. 躯干→腹部→臀部→四肢→面部
    C. 腹部→躯干→臀部→四肢→面部
    D. 臀部→四肢→面部→躯干→腹部
    E. 腹部→躯干→四肢→面部→臀部

24. 7个月小儿,体重 6kg,生后母乳喂养,未添加辅食。体检:精神可,面色稍苍白,腹部皮下脂肪 0.5cm,可能诊断是(  )
    A. Ⅱ度营养不良      B. 正常儿
    C. Ⅲ度营养不良      D. 佝偻病
    E. Ⅰ度营养不良

25. 关于营养不良的预防,以下错误的是(  )
    A. 大力提倡母乳喂养并逐渐增加辅食
    B. 定期注射苯丙酸诺龙以促进蛋白质合成
    C. 适当安排户外活动保证充足睡眠
    D. 及早纠正消化道先天畸形
    E. 做好预防接种,防治各种传染病

26. 维生素 D 缺乏性佝偻病的主要原因是(  )
    A. 单纯牛乳喂养

B. 内源性维生素 D 缺乏
C. 生长发育过快
D. 食物中钙磷比例不当
E. 肝肾功能不全

27. 预防佝偻病应强调(  )
    A. 经常口服钙片
    B. 母孕期与哺乳期的保健
    C. 经常晒太阳
    D. 经常口服鱼肝油
    E. 合理喂养

28. 下列哪项是佝偻病初期的主要表现(  )
    A. 方颅          B. 肋骨串珠
    C. 出牙延迟      D. 肌张力低下
    E. 易激惹、多汗

29. 预防佝偻病,维生素 D 的剂量是(  )
    A. 200U          B. 400～800U
    C. 1000～1500U    D. 2000U
    E. 3000U

30. 4个月的佝偻病激期患儿可有下列哪项表现(  )
    A. 方颅          B. 鸡胸
    C. "O"型腿       D. 手镯征
    E. 颅骨软化

31. 为预防佝偻病,一般应服维生素 D 至(  )
    A. 1 岁    B. 2 岁    C. 2.5 岁
    D. 3 岁    E. 4 岁

32. 以下哪项是佝偻病骨样组织堆积的表现(  )
    A. 鸡胸          B. 方颅
    C. 赫氏沟        D. 颅骨软化
    E. 脊柱侧弯

33. 维生素 D 缺乏性手足搐搦症,最常见的表现是(  )
    A. 面神经征阳性    B. 手足搐搦
    C. 惊厥          D. 腓反射阳性
    E. 喉痉挛

34. 引起手足搐搦发作时,血清离子钙低于(  )
    A. 1.0mmol/L      B. 1.75mmol/L
    C. 1.88mol/L      D. 2.25mol/L
    E. 2.75mol/L

35. 维生素 D 缺乏性手足搐搦症惊厥发作时,下列哪项处理措施不妥(  )
    A. 立即使用止惊剂
    B. 静脉补充钙剂
    C. 保持呼吸道通畅
    D. 钙剂控制症状后再用维生素 D

E. 立即肌内注射维生素 D

【A₂型题】

36.4 个月小儿,冬季出生,近半个月来多汗、夜惊。前囟约 2cm×2cm,枕秃。血钙正常,血磷稍低,碱性磷酸酶轻度增高。骨 X 线检查正常。应给予的健康指导哪项不妥(　　)

 A. 多晒太阳

 B. 增加富含维生素 D 及钙的辅食

 C. 维生素 D 预防量口服至 2 岁

 D. 口服维生素 D 2000U,1 个月后改预防量

 E. 肌内注射维生素 D₃ 30 万 U,共 2～3 次

【A₃型题】

(37、38 题共用题干)

　　13 个月小儿,人工喂养,平时烦躁易惊、多汗。方颅、枕秃、鸡胸。血钙磷乘积<30,碱性磷酸酶增高。X 线检查:临时钙化带消失。临床诊断为维生素 D 缺乏性佝偻病。

37. 该患儿的临床分期为(　　)

 A. 初期　　　　　　B. 激期

 C. 恢复期　　　　　D. 后遗症期

 E. 活动早期

38. 对该患儿的护理措施以下哪项不妥(　　)

 A. 多晒太阳

 B. 添加含维生素

C. 护理动作要轻柔

 D. 按医嘱肌内注射维生素 D₃ 30 万 U

 E. 为促进运动发育,应尽快加强站、立、行训练

(39、40 题共用题干)

　　患儿,男,5 个月,人工喂养,未加辅食。突然发现四肢抽动,持续 3 分钟。查体:体温 37℃,颈软,前囟 2cm×2cm,枕部按压有乒乓球感,神经系统检查未见异常。

39. 该患儿的初步诊断为(　　)

 A. 化脓性脑膜炎

 B. 维生素 D 缺乏性手足搐搦症

 C. 高热惊厥

 D. 癫痫

 E. 低血糖症

40. 首选的处理方法为(　　)

 A. 静脉输入 10％葡萄糖溶液

 B. 给予 20％甘露醇降颅压

 C. 立即肌内注射维生素 D 10 万 U

 D. 立即用 10％葡萄糖酸钙溶液 5～10ml 加 10％葡萄糖溶液稀释后缓慢静脉滴注

 E. 立即缓慢静脉注射地西泮,再用 10％葡萄糖酸钙溶液 5～10ml 加 10％葡萄糖溶液稀释后缓慢静脉滴注

(李彦丽)

# 第7章
# 消化系统疾病患儿的护理

## 第1节 小儿消化系统解剖生理特点

**1.口腔** 足月新生儿出生时已具有较好的吸吮、吞咽功能,双颊脂肪垫发育良好,早产儿则较差。新生儿、婴幼儿口腔黏膜干燥、柔嫩,血管丰富,唾液腺发育不够完善,易受损伤和感染;3～4个月婴儿唾液分泌开始增加,5～6个月时明显增多,但由于口底浅,不能及时吞咽所分泌的全部唾液,常可出现生理性流涎。

**2.食管、胃** 新生儿和婴儿的食管呈漏斗状,黏膜薄嫩,腺体缺乏,弹力组织及肌层不发达,食管下端贲门括约肌发育不成熟,控制能力差,常发生胃食管反流,绝大多数在8～10个月时症状消失。婴儿胃呈水平位,贲门括约肌发育不成熟,幽门括约肌发育良好,婴儿吸奶时常同时吸入空气,故易导致溢乳和呕吐。新生儿胃容量30～60ml,1～3个月90～150ml,1岁时250～300ml。胃排空时间随食物种类不同而异,稠厚而乳凝块大的乳汁排空慢;水排空时间为1.5～2小时;母乳为2～3小时;牛乳为3～4小时。胃分泌的消化酶少且活性较成人弱,消化功能差。

**3.肠** 小儿肠管相对比成人长,一般为身长的5～7倍。有利于消化吸收。但肠系膜柔软而细长,升结肠与后壁固定差,易发生肠扭转和肠套叠。肠壁薄且通透性高,屏障功能差,肠内毒素、消化不全产物和过敏原等可经肠黏膜进入体内,引起全身感染和变态反应性疾病。早产儿肠蠕动协调能力差,易发生粪便滞留,可致胎便性肠梗阻。肠乳糖酶活性低,易发生乳糖吸收不良综合征。

**4.胰腺** 胰腺分泌胰岛素和胰液,前者调节糖代谢,后者内含各种消化酶。婴儿出生时可分泌少量胰液,3～4个月时增多,其胰腺液及其消化酶的分泌易受天气和各种疾病影响而被抑制。6个月以内婴儿胰淀粉酶较低,1岁后才接近成人,故3～4个月以前不宜过早喂淀粉类食物。新生儿及婴幼儿胰脂肪酶和胰蛋白酶的活性都较低,故对脂肪和蛋白质的消化和吸收都不够完善。

**5.肝** 年龄越小,肝相对越大。正常婴幼儿在锁骨中线右肋缘下和剑突下可触及肝,6～7岁以后一般不能触及。小儿肝血管丰富,肝细胞再生能力强,不易发生肝硬化,但肝细胞发育尚未完善,肝功能亦不成熟,解毒能力差。在感染、缺氧、中毒等情况下易发生肝肿大和变性。婴儿期胆汁分泌较少,影响脂肪的消化和吸收。

**6.肠道细菌** 胎儿消化道内无细菌,生后数小时细菌即从空气、乳头、用具等经口、鼻、肛门入侵至小儿肠道。一般情况下胃内几乎无菌,十二指肠及上部小肠也较少,而以结肠和直肠细菌最多。肠道菌群受食物成分影响,母乳喂养者以双歧杆菌为主,人工喂养和混合喂养者主要是大肠埃希菌、嗜酸杆菌、双歧杆菌及肠球菌,它们所占比例几乎相等。正常肠道菌群对侵入肠道的致病菌有一定的拮抗作用。消化道功能紊乱时,肠道细菌大量繁殖可进入小肠甚至胃而致病。小儿肠道正常菌群脆弱,易受许多内外界因素影响而致菌群失调,引起消化功能紊乱。

**7.健康小儿粪便**

(1)胎粪:由胎儿肠道脱落的上皮细胞、消化液及吞下的羊水组成,呈深墨绿色、黏稠、无臭味,多在生后10～12小时内开始排便,如24小时内无胎粪排出,应注意有无肛门闭锁等消化道畸形。进食后2~3天逐渐过渡为黄糊状粪便。

（2）母乳喂养儿粪便：为金黄色，糊状，不臭，呈酸性反应，每日2~4次，一般在添加辅食后次数即减少。

（3）牛、羊乳喂养儿粪便：为淡黄色，较干稠，有时可混有白色酪蛋白凝块，有臭味，呈中性或碱性反应，每日1~2次，易发生便秘。

（4）混合喂养小儿粪便：与人工喂养儿相似，但较软、黄。添加淀粉类食物、各类蔬菜、水果等辅食时大便外观和成人相似，每日1~2次。

# 第2节 口 炎

口炎（stomatitis）是指口腔黏膜的炎症，若病变仅局限于舌、齿龈、口角，亦可称舌炎、牙龈炎或口角炎等。本病在小儿时期较为多见，尤其是婴幼儿。可单独发生，亦可继发于全身性疾病，如急性感染、腹泻、营养不良、久病体弱和维生素B、维生素C缺乏症等。可由微生物（细菌、病毒、真菌和螺旋体）引起，亦可因局部受理化因素引起。

## 一、病 因

由于婴幼儿口腔解剖生理特点及食具消毒不严、口腔不卫生或由于各种疾病导致机体抵抗力下降等因素均可导致口炎的发生。本节主要介绍鹅口疮、疱疹性口炎、溃疡性口炎。

鹅口疮病原体为白色念珠菌，多见于新生儿，以及营养不良、腹泻、长期使用广谱抗生素或激素的患儿，新生儿多由产道感染或使用不洁乳具及奶头而感染。疱疹性口炎病原体为单纯疱疹病毒，传染性强，无明显季节性，可在集体托幼机构引起小流行。溃疡性口炎由链球菌、金黄色葡萄球菌、肺炎链球菌等引起，多见于婴幼儿，常发生于急性感染、长期腹泻等抵抗力下降时，口腔不洁更利于细菌繁殖，容易致病。

## 二、临 床 表 现

**1. 鹅口疮**（thrush, oral candidiasis） 又名雪口病，本病特征是在口腔黏膜上出现白色乳凝块样物。初起时呈点状和小片状，渐融合成片，不易拭去，重拭之可有溢血。以颊黏膜多见，舌面、齿龈、上腭等处均可受累。患处不痛，不流涎，一般无全身症状，不影响吃奶，偶可累及咽、喉、食管、肠道、喉、气管、肺等，出现呕吐、吞咽困难、声音嘶哑或呼吸困难。

**2. 疱疹性口炎**（herpetic stomatitis） 亦称疱疹性齿龈炎，多见于1~3岁小儿。起病时发热，可达38~40℃，齿龈红肿（齿龈炎），触之易出血，继而在齿龈、舌、唇内、颊黏膜处出现散在或成簇的黄白色小水疱，直径2~3mm，迅速破溃后形成浅溃疡，上面覆盖黄白色纤维渗出物，周围绕以红晕，有时累及上腭及咽部，口角及唇周皮肤亦常发生疱疹。局部疼痛、拒食、流涎、烦躁，颌下淋巴结肿大。病程1~2周。

本病应与由柯萨奇病毒引起的疱疹性咽峡炎相鉴别。后者疱疹主要在咽部和软腭，有时见于舌，但不累及齿龈和颊黏膜，颌下淋巴结不肿大，多发生于夏秋季。

**3. 溃疡性口炎**（ulcerative stomatitis） 口腔的各部位均可发生溃疡性口炎，常见于舌、唇内、颊黏膜等处，可延至唇、咽喉部。初起充血水肿，以后发生糜烂或溃疡，散在或融合成片，上有纤维素性炎性渗出物形成的假膜，呈灰白色，边界清楚，易拭去而遗留溢血创面，不久又被假膜覆盖。局部疼痛、流涎、拒食、烦躁，常发热，重者由于进食过少可出现脱水和酸中毒。局部淋巴结肿大。

# 三、辅助检查

溃疡性口炎:口腔黏膜溃疡涂片检查可见大量细菌,白细胞计数增高;疱疹性口炎:白细胞计数正常或偏低;鹅口疮:可见真菌菌丝和孢子。

# 四、处理原则

以清洁口腔及局部涂药为主,发热时可用退热剂,有继发细菌感染时可用抗生素。应适当增加水分及维生素 $B_2$ 和维生素 C 等。

# 五、护理问题

**1. 口腔黏膜受损** 与护理不当、理化因素刺激、口腔不洁、抵抗力低下等有关。

**2. 疼痛** 与口腔黏膜炎症有关。

**3. 体温过高** 与感染有关。

**4. 知识缺乏**(家长) 缺乏口炎预防及护理知识。

# 六、护理措施

**1. 口腔护理**

(1)清洁口腔:溃疡性口炎、疱疹性口炎患儿用3%过氧化氢溶液或0.1%依沙吖啶(利凡诺)溶液清洗溃疡面,鹅口疮患儿宜用2%碳酸氢钠溶液清洗口腔。鼓励患儿多饮水,进食后漱口,减少口腔细菌繁殖,保持口腔黏膜湿润和清洁。清洁口腔时动作要轻、快、准,减轻患儿疼痛。

(2)局部用药:鹅口疮患儿局部涂抹制霉菌素鱼肝油混悬溶液;疱疹性口炎创面局部可涂疱疹净、锡类散等;溃疡性口炎局部可喷洒西瓜霜、锡类散及涂2.5%金霉素甘油等,亦可用消毒防腐含片(克菌定)或含漱剂。

(3)正确涂药:涂药前先清洁口腔,然后用干棉球放在颊黏膜腮腺管口处,以隔断唾液,防止药物被冲掉,然后把病变表面水分吸干再涂药。涂药后闭口10分钟左右再取出棉球或纱布,勿立即饮水或进食。小婴儿不配合时可直接涂药;注意滚动式涂药,切不可摩擦,以免疼痛加重。

**2. 饮食护理** 供给足够的热量及维生素,选用温凉流质、半流质食物,避免酸、粗、硬等刺激性食物。因口腔糜烂影响进食者可在进食前局部涂2%利多卡因。不能进食者可静脉补充足够的液体和热量,防止脱水和酸中毒发生。

**3. 监测体温** 由于体温升高易造成机体消耗增加,体温过高还可诱发惊厥。故应卧床休息,监测体温,使之控制在38.5℃以下。体温超过38.5℃(腋温)应采用物理降温或使用解热药。

# 七、健康教育/出院指导

教育孩子养成良好的卫生习惯,不吮指,年长儿应教导其进食后漱口,口腔清洁时避免用力或粗暴动作擦伤口腔;食具专用,定期煮沸消毒或高压灭菌消毒;给家长讲解口炎发生的原因,示教口炎时饮水、饮食及局部涂药时的护理方法;宣传均衡膳食对提高机体抵抗力的重要性,避免挑食、偏食,培养良好的饮食习惯。

# 第3节 小 儿 腹 泻

**案例7-1**

　　患儿,女,10个月。腹泻三天,每日10余次,呈水样便,已8小时未排尿。入院体检:体温37.6℃,脉搏148次/分,呼吸38次/分,意识模糊,前囟及眼窝凹陷明显,嘴唇极干燥,皮肤弹性极差,四肢冰凉,有皮肤花纹,腹平软,膝腱反射正常,肛周皮肤发红。辅助检查:大便镜检见少量白细胞;血白细胞$5.2×10^9$/L,中性粒细胞0.42,血清钠138mmol/L。临床诊断为婴儿腹泻。

　　**讨论分析:**

　　1.请判断该患儿脱水程度和性质。

　　2.患儿入院给予补液治疗后,脱水症状缓解,但患儿精神较差,四肢软弱无力,腹胀明显,该患儿可能出现了哪种情况?

　　3.如患儿在补液过程中突然惊厥,其最可能的原因是什么?

　　4.如何做好该患儿臀部皮肤的护理?

　　小儿腹泻(infantile diarrhea),亦称腹泻病,是一组由多病原、多因素引起的以大便次数增多和性状改变为特点的消化道综合征,是我国婴幼儿最常见的疾病之一。6个月至2岁婴幼儿发病率高,一年四季均可发病,但夏秋季多见。严重者可引起脱水和电解质紊乱。是造成小儿营养不良、生长发育障碍的主要原因之一。

# 一、病 因

**1. 易感因素**

(1)婴幼儿期是生长发育最快的时期,所需营养物质多,消化道负担重,易发生消化功能紊乱。

(2)婴幼儿消化系统尚未发育成熟,胃酸和消化酶分泌不足,消化酶活性低,对食物的耐受力差。

(3)机体防御功能差,婴儿血液中免疫球蛋白(尤以IgM和IgA)和肠道分泌型IgA(SIgA)均较低。婴儿胃酸偏低,对进入胃内的细菌杀灭能力较弱。另外,新生儿正常肠道菌群尚未建立或因使用广谱抗生素等引起肠道菌群失调,易患肠道感染。

(4)人工喂养儿不能从母乳中获得有很强抗肠道感染作用的大量体液因子(SIgA、乳铁蛋白等)、巨噬细胞和粒细胞等成分,家畜乳中虽有上述某些成分,但在加热过程中易破坏,加上食物、食具易污染,故人工喂养儿肠道感染发病率明显高于母乳喂养儿。

**2. 感染因素**

(1)肠道内感染:肠道内感染的诱因多是食物污染、饮食不卫生、长期应用广谱抗生素或糖皮质激素致肠道菌群失调或机体免疫力低下继发感染等,感染可由病毒、细菌、寄生虫等引起,以前两者多见。寒冷季节的婴幼儿腹泻80%由病毒感染引起,病毒感染以轮状病毒引起的秋冬季腹泻最常见,其次是腺病毒、埃可病毒和柯萨奇病毒等。细菌感染(不包括法定传染病)以致腹泻大肠埃希菌为主,包括致病性大肠埃希菌、产毒性大肠埃希菌、出血性大肠埃希菌及侵袭性大肠埃希菌,其次为空肠弯曲菌、耶尔森菌、鼠伤寒沙门菌等。真菌和寄生虫也可引起肠炎,如白色念珠菌、蓝氏贾第鞭毛虫和阿米巴原虫等。

(2)肠道外感染:由于发热及病原体的毒素作用可使消化功能紊乱,故患中耳炎、上呼吸道感染、肺炎、肾盂肾炎、皮肤感染及急性传染病时可伴腹泻。肠道外感染的某些病原体(主要是病毒)也可同时感染肠道。

(3)滥用抗生素引起肠道菌群紊乱:长期大量使用广谱抗生素使正常菌群减少,耐药性金黄色葡萄球菌、变形杆菌、铜绿假单胞菌或白色念珠菌等可大量繁殖,引起药物较难控制的肠炎。营养不良、免疫功能低下、长期应用肾上腺皮质激素者更易发病。

**3. 非感染因素**

(1)饮食因素:多见于人工喂养儿。由于喂养不定时,量过多或过少,或食物成分不适宜等;如给予含高果糖或山梨醇的果汁可引起高渗性腹泻;个别婴儿对牛奶或某些食物成分过敏或不耐受,均可发生腹泻。

(2)气候因素:腹部受凉使肠蠕动增加;天气过热使消化液分泌减少,而由于口渴又吃奶过多,增加消化道负担而致腹泻。

# 二、发 病 机 制

导致腹泻的机制有:肠腔内存在大量不能吸收的具有渗透性的物质;肠腔内电解质分泌过多;炎症所致的液体大量渗出;肠道运动功能异常等。但临床上不少腹泻并非由某种单一机制引起,而是多种机制共同作用的结果。

**1. 非感染性腹泻**　主要由饮食不当引起,多见于人工喂养的小儿。当进食过量或食物成分不恰当时,消化、吸收不良的食物积滞于小肠上部,使肠内的酸度减低,肠道下部细菌上移并繁殖,产生内源性感染,使消化功能更加紊乱。加之食物分解后产生胺类刺激肠道,使肠蠕动增加,引起腹泻、脱水、电解质紊乱及中毒症状。

**2. 感染性腹泻**　病原微生物多随污染的食物、日用品、手或水进入消化道,当机体防御机能下降,大量病原微生物侵袭并产生毒素,可引起腹泻。如各种产生肠毒素的细菌可引起分泌性腹泻。病原体侵入肠道后,细菌在肠腔中释放不耐热肠毒素(LT)和耐热肠毒素(ST),两者都是抑制肠上皮细胞对 $Na^+$ 和水的吸收,促进 $Cl^-$ 的分泌,使小肠液量增多,导致分泌性腹泻。侵袭性大肠埃希菌、空肠弯曲菌、鼠伤寒沙门菌以及金黄色葡萄球菌等,可直接侵入肠黏膜组织,产生广泛的炎性反应,出现血便或黏冻状大便。轮状病毒侵袭小肠绒毛的上皮细胞,使之变性、坏死、绒毛变短脱落,引起水、电解质吸收减少,肠液在肠腔内大量积聚而导致腹泻,同时,继发的双糖酶分泌不足使食物中糖类消化不完全而积滞在肠腔内,并被细菌分解成小分子的短链有机酸,使肠液的渗透压增高,进一步造成水和电解质的丧失。

# 三、临 床 表 现

## (一)急性腹泻

病程在 2 周以内,根据病情分轻重两型。

**1. 轻型腹泻**　多为饮食因素或肠道外感染引起。每天大便多在 10 次以下,呈黄色或黄绿色,稀糊状或蛋花样,有酸臭味,可有少量黏液及未消化的奶瓣(皂块)。无中毒症状,精神尚好,偶有低热,无明显水、电解质紊乱。大便镜检可见大量脂肪球。多在数日内痊愈。

**2. 重型腹泻**　多由肠道内感染所致或由轻型腹泻发展而来。患儿有以下 3 组表现:

(1)胃肠道症状:腹泻频繁,每日大便 10 次以上,多者可达数十次。大便水样或蛋花样,有黏液,量多,可使肛周皮肤发红或糜烂。伴有呕吐,甚至吐出咖啡渣样物。大便镜检有少量白细胞,少数患儿也可有少量血便。

(2)全身中毒症状:高热或体温不升,烦躁不安,精神委靡,嗜睡,甚至昏迷、惊厥。

(3)水、电解质、酸碱平衡紊乱:见本章第 4 节。

### (二)几种常见类型肠炎的临床特点

**1. 轮状病毒肠炎**　又称秋季腹泻。多发生在秋冬季节。常见于 6 个月至 2 岁小儿,大于 4 岁者少见。潜伏期 1~3 天,起病急,常伴发热和上呼吸道感染症状。多先有呕吐,每日大便 10 次以上,甚至数十次,量多,水样或蛋花汤样,黄色或黄绿色,无腥臭味,常出现水及电解质紊乱。本病为自限性疾病,数日后呕吐渐停,腹泻减轻,不喂乳类的患儿恢复更快,病程多为 3~8 天。大便镜检偶见少量白细胞。血清抗体一般在感染后 3 周上升。

**2. 大肠埃希菌肠炎**　多发生在 5~8 月气温较高季节,可在新生儿室、托儿所甚至病房内流行。营养不良儿、人工喂养儿或更换饮食时更易发病。致病性大肠埃希菌肠炎和产毒性大肠埃希菌肠炎大便呈蛋花汤样或水样、混有黏液,常伴呕吐,严重者可伴发热、脱水、电解质紊乱和酸中毒;侵袭性大肠埃希菌肠炎可排出痢疾样黏液脓血便,常伴恶心、呕吐、腹痛和里急后重,可出现严重的全身中毒症状甚至休克。出血性大肠埃希菌肠炎开始为黄色水样便,后转为血水便,有特殊臭味,伴腹痛,大便镜检有大量红细胞,一般无白细胞;黏附-集聚性大肠埃希菌肠炎多见于婴幼儿,多有发热,腹泻,大便为黄色稀水样。

**3. 空肠弯曲菌肠炎**　多发生在夏季,可散发或暴发流行,6 个月至 2 岁婴幼儿多见,为人畜共患的疾病,常侵犯空肠和回肠。发病急,症状与细菌性痢疾相似,表现为恶心、呕吐、腹痛、排黏液脓血便,有腥臭味,大便镜检有大量白细胞及数量不等的红细胞。

**4. 耶尔森菌小肠结肠炎**　多发在冬春季节,以口-粪途径传播为主,常累及婴儿和较大儿童,可散发或暴发流行;症状因年龄而异,5 岁以下患儿以急性水样腹泻起病,可有黏液便、脓血便伴里急后重,可引起淋巴肿大,亦可产生肠系膜淋巴结炎。大便镜检有红细胞、白细胞。5 岁以上患儿除腹泻外,可伴有发热、头痛、呕吐和腹痛,需与阑尾炎鉴别。

**5. 鼠伤寒沙门菌小肠结肠炎**　夏季发病率高,新生儿和 1 岁以内的婴儿多见,常引起暴发流行。发病较急,临床表现轻重不一,有恶心、呕吐、腹痛、腹泻、腹胀、发热;大便每天数次至数十次,呈稀糊状、带有黏液甚至脓血,亦可排深绿色脓便和白色果冻样便,有特殊臭味;镜检有红细胞、白细胞和脓细胞。

**6. 抗生素诱发的肠炎**　多继发于使用大量抗生素后,营养不良、免疫功能低下、长期应用肾上腺皮质激素者更易发病。病程和症状常与耐药菌株的不同及菌群失调的程度有关。婴幼儿病情都较重。真菌性肠炎多为白色念珠菌所致,常并发于其他感染。大便次数增多,黄色稀便,泡沫较多带黏液,有时可见豆腐渣样细块(菌落);大便镜检有真菌孢子体和菌丝。常伴鹅口疮、肛周黄白色伪膜。

### (三)迁延性腹泻和慢性腹泻

病程 2 周至 2 个月为迁延性腹泻,超过 2 个月为慢性腹泻。这两种腹泻病因复杂,感染、过敏、酶缺陷、免疫缺陷、药物因素、先天性畸形等均可引起。多与营养不良和急性期治疗不彻底有关,以人工喂养儿、营养不良儿多见。表现为腹泻迁延不愈,病情反复,大便次数和性质极不稳定,严重时可出现水、电解质紊乱。由于营养不良患儿患腹泻时易迁延不愈,持续腹泻又加重了营养不良,两者又可互为因果,最终引起免疫功能低下,继发感染,形成恶性循环,导致多脏器功能异常。

### (四)生理性腹泻

生理性腹泻多见于出生 6 个月以内的婴儿,外观虚胖,常有湿疹,生后不久即腹泻,但除大便次数增多外,精神、食欲及体重增长良好,不影响生长发育。有人认为生理性腹泻发生与婴儿食奶较多,小肠乳糖酶相对不足有关;也有人认为是由于母乳中前列腺素 $E_2$ 含量较高所致。添加辅食后,大便即逐渐转为正常,不需特殊治疗。

# 四、辅 助 检 查

**1. 血常规**　白细胞计数及中性粒细胞增多提示细菌感染,降低多提示病毒感染,嗜酸粒细胞增多常属寄生虫感染或过敏性病变。

**2. 大便检查**　大便内有较多的白细胞者常由于各种侵袭性细菌感染引起。大便培养可检出致病菌。真菌性肠炎,大便涂片发现念珠菌孢子及假菌丝有助于诊断。疑为病毒感染者应做病毒学检查、肠道菌群分析、酸度、还原糖试验和培养。

**3. 血液生化检查**　血钠测定可了解脱水性质;血钾测定可了解有无低钾血症;血气分析可了解体内酸碱平衡紊乱的程度和性质。重症患儿应同时测尿素氮,必要时查血钙和血镁。

# 五、处 理 原 则

治疗原则是调整饮食、预防和纠正脱水和电解质酸碱平衡紊乱、控制感染及预防并发症。急性腹泻侧重于维持水、电解质平衡及抗感染,迁延性腹泻及慢性腹泻则应注意纠正肠道菌群失调及饮食疗法。

**1. 饮食疗法**　腹泻时进食和吸收减少,而丢失和发热使营养需要量增加。如限制饮食过久、过严易造成营养不良。故无论何种类型腹泻,都要坚持继续喂养,并于恢复期增加喂养的次数和量。

**2. 纠正水和电解质紊乱及酸碱平衡失调**　脱水和电解质紊乱是急性腹泻死亡的主要原因。合理的液体疗法是降低病死率的关键(见本章第 4 节)。ORS 液用于预防或治疗轻、中度脱水;中、重度脱水伴有循环衰竭者应静脉补液。

**3. 控制感染**　对侵袭性细菌性肠炎及新生儿、婴幼儿、免疫功能低下者可选用敏感的抗生素;病毒性肠炎以饮食管理和支持疗法为主,一般不需用抗生素。

**4. 肠道微生态疗法**　有助于恢复肠道正常菌群生态平衡,抑制病原菌定植、侵袭,常用乳酸杆菌、嗜乳酸杆菌等制剂。

**5. 肠黏膜保护剂**　能吸附病原体和毒素,维持肠细胞的吸收和分泌功能,与肠道黏液糖蛋白相互作用可增强其屏障功能,阻止病原微生物的攻击,常用蒙脱石散(思密达)。

**6. 补锌治疗**　WHO/联合国儿童基金会建议,对于急性腹泻患儿,年龄>6 个月者,应每日给予锌元素 20mg;年龄<6 个月者,应每日给予锌元素 10mg。疗程为 10~14 天,可缩短病程。

**7. 对症治疗**　腹泻一般不宜用止泻剂,因止泻会增加毒素的吸收。腹胀明显者可用新斯的明皮下或穴位注射,或肛管排气。呕吐严重者可针刺内关穴或用氯丙嗪肌内注射。高热者给予物理降温或解热药。

**8. 预防并发症**　迁延性腹泻和慢性腹泻常伴有营养不良和其他并发症,病情较为复杂,须针对病因采用综合治疗措施。

# 六、护 理 问 题

**1. 腹泻**　与喂养不当、感染导致胃肠道功能紊乱有关。

**2. 体液不足**　与腹泻、呕吐丢失过多和摄入不足有关。

**3. 体温过高**　与肠道感染有关。

**4. 皮肤完整性受损的危险**　与频繁大便刺激肛周皮肤有关。

**5. 知识缺乏**　与家长缺乏喂养、卫生、疾病治疗及护理知识有关。

**6. 潜在并发症**　酸中毒、低血钾。

# 七、护 理 措 施

**1. 腹泻及并发症的护理**

(1)饮食管理:腹泻患儿存在消化功能紊乱,应根据患儿病情适当调整饮食,以减轻胃肠道负担,逐步恢复消化功能。继续喂养是必要的护理措施,以避免发生营养障碍。严重呕吐者可暂禁食4~6小时。母乳喂养的婴儿继续哺乳、暂停辅食;出生6个月以内人工喂养的小儿,用稀释的牛奶或发酵奶(酸奶),也可用奶—谷类混合物,每天6次,以保证足够的热量。出生6个月以上的婴儿可用平常已经习惯的饮食,选用稀粥、面条,并酌加熟的植物油、蔬菜、肉末等,但需由少到多,并逐渐过渡到正常饮食。病毒性肠炎多有双糖酶缺乏,不宜用蔗糖,暂停乳类喂养,改为豆制代用品或发酵奶,以减轻腹泻,缩短病程。对牛奶和大豆过敏者应该用其他饮食。对少数严重病例口服营养物质不能耐受者,应加强支持疗法,必要时全静脉营养。

(2)控制感染:感染是引起腹泻的重要原因,细菌性肠炎应根据临床特点,针对病原体选用抗生素治疗。病毒性肠炎用饮食疗法和支持疗法常可痊愈。

(3)消毒隔离:严格执行消毒隔离措施,护理患儿前后要认真洗手,对患儿所用衣物、用具等进行分类消毒,防止交叉感染。

(4)严密观察病情:①注意大便的变化,观察并记录大便次数、颜色、性状、量,及时送检,并注意采集黏液脓血部分。根据大便常规检验结果,调整治疗和输液方案。②观察患儿的神志、精神、皮肤弹性、前囟及眼眶有无凹陷,体重、尿量有无变化等,记录24小时出入量,估计患儿脱水的程度,动态观察补液后脱水症状是否得到改善。③密切观察有无代谢性酸中毒表现,按医嘱及时做动脉血气分析和使用碱性药物。④输液后密切观察患儿有无低钾血症、低钙血症、低镁血症等表现,按医嘱及时做血电解质分析和补充钾、钙、镁。⑤观察患儿体温变化,体温过高应给予头枕冰袋、乙醇擦浴、温水擦浴等物理降温措施或遵嘱给予药物降温。鼓励患儿多喝水,做好口腔及皮肤护理。

**2. 体液不足的护理**　　见本章第4节。

**3. 臀部护理**　　由于腹泻频繁,大便呈酸性或碱性,含有大量肠液及消化酶,臀部皮肤常处于被大便腐蚀的状态,容易发生肛门周围皮肤糜烂,严重者引起溃疡及感染,每次便后须用温水清洗臀部并吸干,局部皮肤发红处涂以5%鞣酸软膏或40%氧化锌软膏并按摩片刻,促进血液循环。局部皮肤破溃者,可暴露于空气中,也可用灯光照射,每次照射时间20~30分钟,每日1~2次,专人守护,避免烫伤。应选用柔软、透气性好的棉尿布并及时更换,避免使用不透气塑料布或橡皮布,防止发生尿布性皮炎。注意女婴会阴部的清洁,预防上行性尿路感染。

# 八、健康教育/出院指导

1.宣传母乳喂养的优点,指导合理喂养,如乳品及乳制品的调剂方法、辅食添加方法、断奶时间选择及方法。

2.注意饮食卫生,食物要新鲜,食具、奶具应定时煮沸消毒。培养小儿饭前便后洗手、勤剪指甲的良好卫生习惯。

3.增强体质,适当户外活动,防止受凉或过热。营养不良、佝偻病时及早治疗,避免长期滥用广谱抗生素。

**案例 7－1 护理分析**

1. 患儿是重度等渗性脱水。

2. 入院后给予补液治疗,脱水症状缓解,但患儿精神较差,四肢软弱无力,腹胀明显,此时患儿可能是低钾血症。

3. 补液过程中突然惊厥,其最可能的原因是低钙血症。

4. 臀部护理 选用柔软、透气性好的棉尿布并及时更换,避免使用不透气塑料布或橡皮布;每次便后须用温水清洗臀部并吸干,局部皮肤发红处涂以 5％鞣酸软膏或 40％氧化锌软膏并按摩片刻,促进血液循环;局部皮肤破溃者,暴露于空气中,也可用灯光照射,应专人守护,防止烫伤;注意会阴部的清洁,预防上行性尿路感染。

# 第 4 节　小儿体液平衡的特点和液体疗法

**案例 7－2**

某小儿,腹泻 3 天入院,体重 15kg,重度脱水,血钠 125mmol/L,查体:前囟眼窝极度低陷,四肢冰凉,脉细弱,无尿。临床判断为重度低渗脱水。

**讨论分析:**

1. 补液时应首先给予哪种液体? 如何配制?

2. 如临床上用的是 10％氯化钠、5％碳酸氢钠的高渗溶液,又该如何配制?

# 一、小儿体液平衡的特点

**1. 体液的总量和分布**　体液包括血浆、间质液和细胞内液,前两者合称为细胞外液。细胞内液和血浆量相对稳定,间质液量变化较大。年龄越小,体液总量相对越多,间质液量所占的比例也越大,细胞内液和血浆液量的比例则与成人相近(表 7-1)。小儿发生急性脱水时,由于细胞外液首先丢失,故脱水症状出现早。

表 7－1　不同年龄的体液分布(占体重的％)

| 年龄 | 细胞内液 | 细胞外液 | | 体液总量 |
| --- | --- | --- | --- | --- |
| | | 间质液 | 血浆 | |
| 新生儿 | 35 | 40 | 5 | 80 |
| ～1 岁 | 40 | 25 | 5 | 70 |
| 2～14 岁 | 40 | 20 | 5 | 65 |
| 成人 | 40～45 | 10～15 | 5 | 55～60 |

**2. 体液的电解质代谢特点**　小儿体液电解质组成与成人相似,细胞外液的电解质以 $Na^+$、$Cl^-$、$HCO_3^-$ 为主,其中 $Na^+$ 占该区阳离子总量的 90％,对维持细胞外液的渗透压起主导作用。细胞内液以 $K^+$、$Mg^{2+}$、$HPO_4^{2-}$ 和蛋白质为主。$K^+$ 大多处于离解状态,维持细胞内液的渗透压。生后数日的新生儿血钾、氯、磷和乳酸偏高,血钠、钙和碳酸氢盐偏低,较易发生代谢性酸中毒。

**3. 水代谢的特点**　小儿新陈代谢旺盛,水的需要量大,交换率高,不显性失水较多(为成人的 2 倍),对缺水的耐受力差,在病理情况下如呕吐、腹泻时容易出现脱水。

正常情况下,水分排出的多少主要靠肾脏浓缩和稀释功能调节,由于小儿肾功能不成熟,体液调节功能较差,因此易出现水、电解质、酸碱平衡紊乱。

# 二、水、电解质和酸碱平衡紊乱

## (一)脱水

指水分摄入不足或丢失过多,造成体液量尤其是细胞外液量的减少。除失水外,尚有钠、钾等电解质的丢失。

**1. 脱水程度** 为患病后累计的体液损失量,根据临床表现综合分析、判断,将脱水分为轻、中、重3度(表7-2)。营养不良患儿因皮下脂肪少,皮肤弹性较差,容易把脱水程度估计过高;而肥胖小儿皮下脂肪多,脱水程度常易估计过低,临床上应予注意,不能单凭皮肤弹性来判断,应综合考虑。

表7-2 不同程度脱水的临床表现

|  | 轻度 | 中度 | 重度 |
|---|---|---|---|
| 精神状态 | 无明显改变 | 烦躁或委靡 | 昏睡或昏迷 |
| 皮肤及黏膜 | 皮肤弹性稍差 | 皮肤弹性差 | 皮肤弹性极差 |
|  | 口腔黏膜稍干燥 | 口腔黏膜干燥 | 口腔黏膜极干燥 |
| 眼窝及前囟凹陷 | 轻度 | 明显 | 极明显 |
| 眼泪 | 有 | 少 | 无 |
| 尿量 | 略减少 | 明显减少 | 少尿或无尿 |
| 周围循环衰竭 | 无 | 不明显 | 明显 |
| 酸中毒 | 无 | 有 | 严重 |
| 失水占体重百分比 | 5%以下 | 5%～10% | 10%以上 |
| 估计累积损失 | 30～50ml/kg | 50～100ml/kg | 100～120ml/kg |

**2. 脱水性质** 指现存体液渗透压的改变。脱水的同时亦伴有电解质的丢失,由于腹泻时水与电解质丢失比例不同,因而导致体液渗透压发生不同的改变,据此可将脱水分为等渗性脱水、低渗性脱水、高渗性脱水3种。其中以等渗性脱水最常见,其次为低渗性脱水,高渗性脱水少见(表7-3)。由于决定细胞外液渗透压的主要成分是钠,故通常用血钠浓度判定细胞外液的渗透压情况。

表7-3 不同性质脱水的临床表现

|  | 低渗性 | 等渗性 | 高渗性 |
|---|---|---|---|
| 原因及诱因 | 以失盐为主,补充非电解质过多,常见于病程较长、营养不良和重度脱水者 | 水与电解质丢失大致相同,常见于病程较短、营养状况较好 | 以失水为主,补充高钠液体过多,高热入水量少,大量出汗等 |
| 血钠浓度 | <130mmol/L | 130～150mmol/L | >150mmol/L |
| 口渴 | 不明显 | 明显 | 极明显 |
| 皮肤弹性 | 极差 | 稍差 | 尚可 |
| 血压 | 很低 | 低 | 正常或稍低 |
| 神志 | 嗜睡或昏迷 | 精神委靡 | 烦躁易激惹 |

### (二)小儿常见的电解质和酸碱平衡紊乱

**1. 低钾血症** 临床上较为多见。当血清钾浓度低于 3.5mmol/L 时称低钾血症。

(1)病因:①摄入不足:长期禁食或进食量少,液体疗法时补钾不足。②丢失增加:经消化道和肾脏失钾,如呕吐、腹泻、应用排钾利尿剂(呋塞米、甘露醇等)、原发性失钾性肾病(肾小管酸中毒、先天性肾上腺皮质增生症、醛固酮增多症等)。③钾分布异常:酸中毒纠正后,大量 $K^+$ 进入细胞内导致血清钾骤降,其他如家族性周期性麻痹、碱中毒和胰岛素治疗等均可使血钾过低。

(2)临床表现:①神经肌肉兴奋性降低:如全身乏力、精神委靡、躯干和四肢肌无力、腱反射减弱或消失、腹胀和肠鸣音减弱或消失。②心脏损害:如心率增快、心肌收缩无力、心音低钝、心脏扩大、心律失常、心力衰竭、猝死等,心电图示 S-T 段下降、T 波平坦或倒置、Q-T 间期延长、出现 u 波、室上性或室性心动过速、心室颤动,亦可发生心动过缓和房室传导阻滞、阿-斯综合征。③肾脏损害:浓缩功能减低,出现口渴、多饮、多尿、夜尿;肾小管泌 $H^+$ 和回吸收 $HCO_3^-$ 增加,氯的回吸收减少,发生低钾、低氯性碱中毒时伴反常性酸性尿。

**2. 低钙血症和低镁血症** 腹泻、营养不良或有活动性佝偻病的患儿,当脱水和酸中毒被纠正后,大多有钙缺乏,少数可有镁缺乏。低血钙或低血镁时表现为手足抽搐、惊厥,若经静脉缓慢注射 10% 葡萄糖酸钙溶液后症状仍不见好转时,应考虑有低镁血症,给予深部肌内注射 25% 硫酸镁溶液。

**3. 代谢性酸中毒** 是小儿最常见的酸碱平衡紊乱类型,由于代谢紊乱致血浆中的 $HCO_3^-$ 的量减少或 $H^+$ 浓度增高所致。

(1)病因:①腹泻丢失大量碱性物质。②呕吐、进食少和吸收不良,热量摄入不足,体内脂肪氧化增加、酮体生成增多。③血容量减少,血液浓缩、循环迟缓,组织缺氧致乳酸堆积。④肾血流量不足,尿量减少,酸性代谢产物在体内堆积等。

(2)临床表现:中、重度脱水伴有不同程度的酸中毒,临床根据 $HCO_3^-$ 测定值可将酸中毒分为轻(13～18mmol/L)、中(9～13mmol/L)、重(<9mmol/L)3 度。轻度酸中毒症状、体征不明显,常被原发病所掩盖,仅有呼吸稍快,不做血气分析难于做出诊断。典型酸中毒表现为精神委靡或烦躁不安,呼吸深快,口唇樱桃红色,恶心,呕吐,昏睡,昏迷。酸中毒时 $H^+$ 进入细胞与 $K^+$ 交换,导致细胞外液的 $K^+$ 增高,可促发心律失常。新生儿和小婴儿的呼吸代偿功能较差,酸中毒时其呼吸改变常不典型,往往仅有精神委靡,拒食和面色苍白等。酸中毒时血浆游离钙增高,在酸中毒纠正后下降,使原有低钙血症的患儿可能发生手足搐搦。

# 三、小儿液体疗法常用的溶液及其配制

## (一)非电解质溶液

常用的 5% 葡萄糖溶液为等渗液,10% 葡萄糖溶液为高渗液。但葡萄糖输入体内后,很快被氧化成二氧化碳和水,或转变成糖原而贮存体内,失去其渗透压的作用。故输入葡萄糖溶液,主要用以补充水分和部分热量,不能起到维持血浆渗透压的作用,故视为无张力溶液。

## (二)电解质溶液

主要用以补充所丢失的体液、所需的电解质,纠正体液的渗透压和酸碱平衡失调。

**1. 0.9% 氯化钠溶液(生理盐水)** 在 0.9% 氯化钠溶液中含 $Na^+$ 和 $Cl^-$ 均为 154mmol/L,与血浆离子渗透压近似,为等渗液。但与血浆中的 $Na^+$(142mmol/L)和 $Cl^-$(103mmol/L)相比,0.9% 氯化钠溶液中 $Cl^-$ 的含量相对较多,故大量输入体内可致血氯升高,造成高氯性酸中毒(尤其在肾功能不全时)。因此,临床常以 2 份 0.9% 氯化钠溶液和 1 份 1.4% 碳酸氢钠溶液混合,使其钠与氯之比为 3:2,与血浆中钠、氯之比相近。

**2. 高渗氯化钠溶液**　临床常用 3% 氯化钠溶液和 10% 氯化钠溶液,前者用以纠正低钠血症,后者用以配制各种混合溶液。

**3. 碱性溶液**　主要用于纠正酸中毒。常用的有:①碳酸氢钠溶液:可直接增加缓冲碱,纠正酸中毒的作用迅速。1.4% 碳酸氢钠为等渗溶液,5% 碳酸氢钠为高渗溶液,可用 5% 或 10% 葡萄糖溶液稀释 3.5 倍,即为等渗液。在抢救重度酸中毒时,可不稀释而直接静脉注射,但不宜多用。②乳酸钠溶液:需在有氧条件下,经肝代谢产生 $HCO_3^-$ 而起作用,显效较缓慢,因此在肝功能不全、缺氧、休克、新生儿期以及乳酸潴留性酸中毒时,不宜使用,1.87% 乳酸钠溶液为等渗液,用 11.2% 乳酸钠溶液,稀释 6 倍即为等渗液,现已较少使用。

**4. 氯化钾溶液**　用于纠正低钾血症。临床常用 10% 氯化钾溶液,不可直接静脉注射,需缓慢静脉滴注,时间不小于 6 小时。注入太快,有发生心脏骤停的危险,在静脉滴注时应稀释成 0.2%～0.3% 浓度,最高浓度不超过 0.3%。此外,在患儿尿少或无尿时应禁用。

### (三)混合溶液

将各种溶液按不同比例配成混合溶液,目的是减少或避免各自的缺点,而更适合于液体疗法的需要。几种常用混合溶液的简便配制方法见表 7-4。

**表 7-4　几种常用混合溶液的简便配制**

| 混合溶液 | 张力 | 加入溶液(ml) | | |
|---|---|---|---|---|
| | | 5% 或 10% 葡萄糖溶液 | 10% 氯化钠溶液 | 5% 碳酸氢钠溶液(11.2% 乳酸钠溶液) |
| 2∶1 溶液 | 1 | 加至 500 | 30 | 47(30) |
| 1∶1 溶液 | 1/2 | 加至 500 | 20 | — |
| 1∶4 溶液 | 1/5 | 加至 500 | 10 | — |
| 2∶3∶1 溶液 | 1/2 | 加至 500 | 15 | 24(15) |
| 4∶3∶2 溶液 | 2/3 | 加至 500 | 20 | 33(20) |

2∶1 溶液:即 2 份 0.9% 氯化钠溶液和 1 份 1.4% 碳酸氢钠溶液(或 1.87% 乳酸钠溶液)组成,$Na^+$ 与 $Cl^-$ 之比为 3∶2,与血浆相仿,渗透压与血浆相仿,为等渗液,常用于低渗性脱水或重度脱水。

1∶1 溶液:即 1 份 0.9% 氯化钠溶液和 1 份 5%～10% 葡萄糖溶液配制而成,为血浆渗透压的一半即 1/2 张液,常用于轻、中度等渗性脱水。

1∶4 溶液:即 1 份 0.9% 氯化钠溶液和 4 份 5%～10% 葡萄糖溶液组成,为 1/5 张液,常用于高渗性脱水或生理需要量的补充。

2∶3∶1 溶液:即 2 份 0.9% 氯化钠溶液、3 份 5%～10% 葡萄糖溶液和 1 份 1.4% 碳酸氢钠溶液(或 1.87% 乳酸钠溶液)组成,为 1/2 张液。$Na^+$ 与 $Cl^-$ 之比为 3∶2,用途同 1∶1 液。

4∶3∶2 溶液:即 4 份 0.9% 氯化钠溶液、3 份 5%～10% 葡萄糖溶液和 2 份 1.4% 碳酸氢钠溶液(或 1.87% 乳酸钠溶液)组成,为 2/3 张液,$Na^+$ 与 $Cl^-$ 之比为 3∶2。常用于低渗性脱水。

### (四)口服补液盐溶液(oral rehydration salts,ORS 溶液)

世界卫生组织(WHO)推荐用 ORS 溶液给急性腹泻脱水患儿进行口服补液疗法,经临床应用已取得良好疗效,其传统配方(旧)为:氯化钠 3.5g,碳酸氢钠 2.5g,枸橼酸钾 1.5g,葡萄糖 20g。临用前以温开水 1000ml 溶解之。此溶液为 2/3 张。目前有多种 ORS 配方,2002 年 WHO 推荐的低渗透压口服补液盐液新配方(表 7-5)与传统配方比较同样有效,但更为安全。

表 7-5　新、旧 ORS 配方

| 成分 | 新 | 旧 |
|------|------|------|
| 氯化钠 | 2.6g | 3.5g |
| 枸橼酸钠 | 2.9g | |
| 碳酸氢钠 | | 2.5g |
| 氯化钾 | 1.5g | 1.5g |
| 葡萄糖 | 13.5g | 20g |
| 温开水 | 1000ml | 1000ml |

# 四、小儿液体疗法的实施

## (一)补液方法

补液方法包括口服补液法和静脉输液法两种。

**1. 口服补液法**　适用于中度以下脱水、呕吐不严重的患儿。有明显休克、心肾功能不全或其他严重并发症以及新生儿不宜口服补液。口服补液主要用于补充累积损失量和继续损失量。补充累积损失量:轻度脱水 50~80ml/kg,中度脱水 80~100ml/kg,每 5~10 分钟喂 1 次,每次 10~20ml,在 8~12 小时内喂完。继续损失量按实际损失补给。ORS 传统配方含电解质较多,脱水纠正后宜加入等量水稀释使用,一旦脱水纠正即停服。口服补液过程中要密切观察病情变化,如病情加重则随时改用静脉补液。

**2. 静脉输液法**　适用于严重呕吐、腹泻,伴中、重度脱水的患儿。主要用于快速纠正水、电解质平衡紊乱。第 1 天补液包括累积损失量、继续损失量、生理需要量 3 个部分,具体实施时应做到"三定、三先、三见"的补液原则,即:"定量、定性、定速","先盐后糖、先浓后淡、先快后慢","见尿补钾、见惊补钙(或镁)、见酸补碱"。

(1)累积损失量:即发病后水和电解质总的损失量。

1)补液量:根据脱水程度决定;轻度脱水约 50ml/kg,中度脱水 50~100ml/kg,重度脱水 100~120ml/kg。

2)输液种类:根据脱水的性质决定:低渗性脱水补给 2/3 张含钠液;等渗性脱水补给 1/2 张含钠液;高渗性脱水补给 1/5~1/3 张含钠液。若临床上判断脱水性质有困难时,可先按等渗性脱水处理。

3)补液速度:取决于脱水程度,原则上应先快后慢。累积损失量应于 8~12 小时补足,每小时 8~10ml/kg。伴有明显周围循环障碍者开始应快速输入等渗含钠液(0.9%氯化钠溶液或 2:1溶液),按 20ml/kg(总量不超过 300ml)于 30 分钟至 1 小时内静脉输入。低渗性脱水输液速度可稍快,高渗性脱水的输液速度应稍慢,否则易引起脑细胞水肿,发生惊厥。

(2)继续损失量:在液体疗法实施过程中,腹泻和呕吐可继续存在,使机体继续丢失体液,此部分按实际损失量及性质予以补充,腹泻患儿一般按 10~40ml/(kg·d)计算,用 1/3~1/2 张含钠液于补充累计损失量完成后的 12~16 小时均匀静脉输液,同时应注意钾的补充。

(3)生理需要量:生理需要量主要供给基础代谢所需的水分。按每代谢 418kJ(100kcal)热量,需要 120~150ml 水计算,婴儿每天需能量 230.12~251.04kJ/(kg·d)[50~60kcal/(kg·d)],每天需水 60~80ml/kg。根据病情一般可口服补充每日生理需要量,如仍需静脉补充,可用 1/5~1/4 张含钠液(加 0.15%氯化钾溶液)。继续损失量和生理需要量可在 12~16 小时内输入,一般为每小时 5ml/kg。

以上三部分液体量合计,婴儿第一天应供给的液体总量为:轻度脱水 90～120ml/kg,中度脱水 120～150ml/kg,重度脱水 150～180ml/kg。学龄前儿童和学龄儿童酌减 1/4～1/3。第 2 天以后的补液需根据病情轻重估计情况来决定,一般只需补充继续损失量和生理需要量,于 12～24 小时内均匀输入。能够口服者应尽量口服。

## (二)几种特殊情况的液体疗法原则

**1.新生儿液体疗法** 新生儿肾脏发育尚不完全成熟,调节水、电解质和酸碱平衡的能力较差,容易发生水、电解质平衡紊乱,而脱水、代谢性酸中毒临床表现却不明显,故应密切观察病情变化。输液注意:①补液量宜少一点。②液体张力低一点,以 1/5 张为宜,低渗性脱水时宜补 1/2 张含钠液。③输液速度宜慢一点。④因有生理性溶血,出生头几日一般不补钾。

**2.婴幼儿肺炎伴腹泻液体疗法** 婴幼儿肺炎,多数无明显的脱水与电解质紊乱。但重症肺炎,特别是病毒性肺炎,因病程长,进食少,体温高,呼吸快,若伴有腹泻、呕吐,则可有脱水、电解质紊乱的表现。输液注意:①补液量宜少一点,按腹泻的补液量约减少 1/3。②液体张力宜低一点,含钠量应比腹泻补液减少 1/3。③输液速度宜慢一点。④烦躁不安者,输液前可适当用一点镇静剂使患儿安静,以减轻心脏负担及耗氧量。

**3.营养不良患儿伴腹泻液体疗法** 营养不良时患儿皮下脂肪少,脱水估计程度易于偏高。腹泻脱水多为低渗性脱水,补液过程中易发生缺钾、缺钙、缺镁;肝糖原储存不足,易发生低血糖。输液注意:①由于心功能差,输液速度不宜过快,以在 24 小时内匀速输完为妥,一般每小时为 3～5ml/kg,补液总量比一般腹泻减少 1/3。②含钠量高一点,常用 2/3 张含钠液。③扩充血容量后宜及时补钾,给钾时间约持续 1 周。同时早期补钙,尤其是合并佝偻病的患儿。④补液时应注意补充热量和蛋白质。

## (三)液体疗法的护理

**1.补液前的准备**

(1)全面评估患儿,确定护理问题,制订护理计划。

(2)遵医嘱备输液用品,如药物、液体、器械等,熟悉液体的成分、性能、配制方法与注意事项。

(3)严格按查对制度核对患儿姓名、床号及药物(含液体)等。

(4)严格遵守无菌操作规程,做好输液前的准备工作。

(5)做好患儿及家长的心理护理,消除紧张、恐惧、焦虑心理,争取他们配合,保证输液顺利进行。

**2.输液中的注意事项**

(1)严格掌握输液速度:心肺功能较好的腹泻患儿,按照先快后慢的原则输液。低血容量休克患儿,应快速静脉滴注或直接静脉注射等张含钠液,以便迅速扩充血容量,改善微循环,纠正休克。对新生儿及有心、肺、肾、脑疾病或营养不良患儿,输液速度宜稍慢些,以免导致心力衰竭、肺水肿、脑水肿的发生。

(2)保证输液管道的通畅:注意输液管有无扭曲、受压,针头有无阻塞、滑脱,液体有无外漏,局部有无红肿、疼痛等。有上述情况发生时,应及时采取补救及处理措施。

(3)观察输液效果:准确记录第 1 次排尿时间,补液合理,3～4 小时应排尿,表明血容量恢复;患儿皮肤弹性及前囟、眼窝凹陷恢复,说明脱水已纠正;如果仅是尿多而脱水未纠正,可能是液体中葡萄糖比例过高;若补液后患儿出现眼睑水肿说明钠盐过多,应及时调整。

(4)密切观察病情变化:观察生命体征及一般情况;注意有无输液反应,若发现应及时与医师联系,寻找原因并采取措施;观察酸中毒表现,注意酸中毒纠正后,有无低钾、低钙的表现。

(5)准确记录24小时液体出入量：入量包括口服液量和静脉补液量，出量包括呕吐量、尿、大便和不显性失水。婴幼儿大小便不易收集，可用"称尿布法"计算液体排出量。

**案例7-2 护理分析**

1. 应首先给予2:1含钠液300ml(小儿15kg，按20ml/kg计算，总量不超过300ml)。配制：用0.9%氯化钠溶液200ml+1.4%碳酸氢钠溶液100ml即可。

2. 如用10%氯化钠溶液、5%碳酸氢钠溶液，则需10%氯化钠溶液18ml、5%碳酸氢钠溶液27ml加5%或10%葡萄糖溶液至300ml即可。

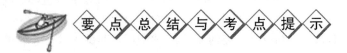

1. 小儿口腔、食管、胃、肠、胰腺、肝的解剖生理特点。

2. 生理性流涎。

3. 常见口炎的病原体。

4. 鹅口疮、疱疹性口炎、溃疡性口炎临床特点。

5. 鹅口疮、疱疹性口炎、溃疡性口炎护理要点。

6. 小儿腹泻病因及发病机制。

7. 不同类型腹泻的临床表现。

8. 脱水程度及性质。

9. 腹泻的护理。

10. 低钾血症、低钙血症及代谢性酸中毒的临床表现。

11. 液体疗法常用溶液的组成及临床应用。

12. 液体疗法实施及护理。

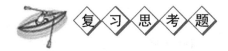

**【A₁型题】**

1. 以下各项论述错误的是(    )

　　A. 鹅口疮为金黄色葡萄球菌感染

　　B. 溃疡性口炎为致病链球菌感染

　　C. 疱疹性咽峡炎为柯萨奇病毒感染

　　D. 疱疹性口炎为单纯疱疹病毒感染

　　E. 口角炎为维生素 $B_2$ 缺乏

2. 溃疡性口炎的护理措施下列哪项错误(    )

　　A. 食具专用

　　B. 用2%碳酸氢钠溶液清洁口腔

　　C. 做好口腔清洁

　　D. 注意水分和营养的补充

　　E. 正确涂药

3. 鹅口疮患儿特征性的改变是(    )

　　A. 在咽部和软腭上可见小疱疹

　　B. 在齿龈、唇内、舌、颊黏膜可见小疱疹

　　C. 舌、唇、颊黏膜充血、水肿、糜烂或溃疡

　　D. 口腔黏膜可见白色乳凝块，不易拭去

　　E. 口腔黏膜、口唇疱疹、糜烂

4. 小儿腹泻重型与轻型的主要区别是(    )

　　A. 发热、口渴

　　B. 每日大便超过10次

　　C. 有水、电解质紊乱

　　D. 大便有脂肪球

　　E. 呕吐、腹痛明显

5. 婴儿腹泻的饮食治疗下列哪项不正确(    )

　　A. 腹泻严重者应禁饮食1天

　　B. 母乳喂养者可继续哺喂

　　C. 双糖酶显著缺乏者慎用糖类食品

　　D. 病毒性肠炎者暂停乳类，改为豆制代乳品

　　E. 随着病情稳定和好转，逐步过渡到正常饮食

6. 生理性腹泻多见于哪个年龄的小儿(    )

　　A. 新生儿　　　　　　　B. 6个月以内

　　C. 6~9个月　　　　　　D. 9~12个月

　　E. 1~2岁

7. 口炎患儿不正确的涂药方法是(    )

A. 涂药前先清洗口腔

B. 无菌纱布或干棉球隔断唾液

C. 涂药后立即漱口

D. 婴儿不配合时可直接涂药

E. 涂药后嘱患儿闭口10分钟

8. 婴儿腹泻补液方法下列哪项不正确( )

A. 轻、中度脱水可用ORS口服补液

B. 中度以上脱水或腹泻严重者静脉补液

C. 重度脱水或有休克者先于30~60分钟内扩容

D. 补充累积损失量时,滴速为每小时5ml/kg

E. 维持补液阶段,补液量于12~16小时滴完

9. 判断脱水性质最有效的辅助检查是( )

A. 测量体重

B. 尿量

C. 血钠浓度

D. 血钾浓度

E. 二氧化碳结合力

10. 评估婴儿腹泻致重度脱水的主要依据是( )

A. 眼窝、前囟深凹

B. 皮肤弹性极差

C. 哭无泪、尿量极少

D. 精神极度委靡

E. 外周循环衰竭

11. 下列哪组液体为1/2张( )

A. 1:1溶液

B. 2:1溶液

C. 4:3:2溶液

D. 1:4溶液

E. 0.9%氯化钠溶液

12. 下列除哪项外,均为低渗性脱水的特点( )

A. 失钠大于失水

B. 主要为细胞外液减少

C. 黏膜干燥、口渴剧烈

D. 易出现休克表现

E. 多发生于长期腹泻或营养不良患儿

13. 下列哪项不是代谢性酸中毒的表现( )

A. 呼吸深快

B. 精神委靡,烦躁不安

C. 口唇樱桃红色

D. 腹胀,心音有力

E. 呼吸有丙酮味

14. 欲纠正新生儿代谢性酸中毒,应先用的溶液是( )

A. 5%碳酸氢钠溶液

B. 5%葡萄糖溶液

C. 11.2%乳酸钠溶液

D. 1.4%碳酸氢钠溶液

E. 4:3:2溶液

15. 4:3:2(2/3张)混合液的组成是( )

A. 4份10%葡萄糖溶液,3份0.9%氯化钠溶液,2份1.4%碳酸氢钠溶液

B. 4份0.9%氯化钠溶液,3份10%葡萄糖溶液,2份5%碳酸氢钠溶液

C. 4份5%葡萄糖溶液,3份0.9%氯化钠溶液,2份5%碳酸氢钠溶液

D. 4份0.9%氯化钠溶液,3份5%葡萄糖盐水,2份11.2%乳酸钠溶液

E. 4份0.9%氯化钠溶液,3份5%葡萄糖溶液,2份1.4%碳酸氢钠溶液

16. 静脉补钾,浓度一般不超过( )

A. 3%

B. 3‰

C. 0.3‰

D. 2%

E. 2‰

17. 小儿中度脱水,丢失水分约为体重的( )

A. <5%

B. 5%~6%

C. 5%~10%

D. 7%~10%

E. 10%~12%

18. 低渗性脱水表现为( )

A. 血钠<130mmol/L

B. 血钠130~150mmol/L

C. 血钠>150mmol/L

D. 血钾<3.5mmol/L

E. $CO_2CP$<18mmol/L

19. 护理腹泻患儿时,下列哪项措施不正确( )

A. 详细记录出入水量

B. 加强臀部护理

C. 腹胀时应注意有无低钾血症

D. 急性腹泻早期应使用止泻剂

E. 呕吐频繁者应禁食、补液

20. 儿科常用的ORS溶液内不含( )

A. 氯化钠

B. 氯化钾

C. 氯化钙

D. 葡萄糖

E. 碳酸氢钠

21. 口服补液盐适用于( )

A. 肠炎

B. 腹泻并重度脱水

C. 呕吐

D. 腹泻、脱水、酸中毒

E. 轻、中度脱水,无酸中毒

22. 一脱水患儿表现烦躁、烦渴、高热、尿少、肌张力高,应考虑( )

A. 低渗性脱水

B. 高渗性脱水

C. 等渗性脱水

D. 低钾血症

E. 低钙血症

23. 2:1液的成分中以下哪项正确( )

A. 2份0.9%氯化钠溶液:1份1.4%碳酸氢钠

溶液

    B. 2 份 1.4% 碳酸氢钠溶液：1 份 0.9% 氯化钠溶液

    C. 2 份 5% 葡萄糖溶液：1 份 0.9% 氯化钠溶液

    D. 2 份 10% 葡萄糖溶液：1 份 1.4% 碳酸氢钠溶液

    E. 2 份 5%a 葡萄糖溶液：1 份 1.87% 乳酸钠溶液

24. 下列液体是等渗电解质溶液的是（    ）

    A. 5% 葡萄糖溶液

    B. 5% 碳酸氢钠溶液

    C. 0.9% 的氯化钠溶液

    D. 10% 的氯化钾溶液

    E. 11.2% 的乳酸钠溶液

【A₂型题】

25. 患儿，11 个月。腹泻，冬季发病，大便呈蛋花汤样水便，每日数十次，量多，尿少，有明显脱水体征，大便常规镜检偶见白细胞。感染的病原可能是（    ）

    A. 产毒性大肠埃希菌    B. 轮状病毒

    C. 白色念珠菌    D. 鼠伤寒沙门氏菌

    E. 侵袭性大肠埃希菌

26. 患儿，女，2 岁。近 3 天来恶心、腹泻和里急后重，排黏液样血便，大便镜检有红细胞、白细胞。感染的病原可能是（    ）

    A. 产毒性大肠埃希菌    B. 轮状病毒

    C. 白色念珠菌    D. 鼠伤寒沙门氏菌

    E. 侵袭性大肠埃希菌

27. 患儿，男，3 个月。混合喂养，腹泻 2 个月，大便 5～6 次/天，稀或糊状大便，无脓血，食欲好，面部有湿疹，体重 6kg，最可能的诊断是（    ）

    A. 生理性腹泻    B. 迁延性腹泻

    C. 慢性腹泻    D. 菌痢

    E. 轮状病毒肠炎

28. 患儿，男，10 个月。因呕吐、腹泻 3 天住院，发育、营养中等，精神差，尿少，口干，皮肤弹性差，血压为 85/60mmHg，呼吸深快，口唇樱红. 前囟凹陷，心音低钝，肺部无啰音，腹胀，四肢无力，稍凉，血钠 132mmol/L。可能的诊断是（    ）

    A. 中度等渗性脱水，酸中毒，低血钾

    B. 中度低渗性脱水，酸中毒

    C. 重度等渗性脱水，酸中毒，低血钾

    D. 重度低渗性脱水，酸中毒，低血钾

    E. 中度高渗性脱水，酸中毒，低血钾

29. 患儿，6 个月。腹泻 2 天，稀便每日 10 次左右，精神尚好，皮肤弹性稍差，轻度眼窝下陷，尿稍少，四肢不凉，其脱水程度是（    ）

    A. 轻度脱水    B. 中度脱水

    C. 重度脱水    D. 不脱水

    E. 重度脱水、酸中毒

30. 患儿，8 个月。呕吐、腹泻 3 天入院，烦躁，口渴，前囟明显凹陷，口唇黏膜干燥，皮肤弹性较差，尿量明显减少，血钠 135mmol/L，第一天补液宜用（    ）

    A. 2:1 等渗液    B. 3:2:1 液

    C. 4:3:2 液    D. 口服补液盐溶液

    E. 0.9% 氯化钠溶液

31. 患儿，8 个月。呕吐、腹泻 3 天，大便每日 15 次，皮肤弹性极差，无尿，血清钠 140mmol/L，患儿脱水的程度和性质是（    ）

    A. 轻度高渗性脱水

    B. 重度低渗性脱水

    C. 轻度等渗性脱水

    D. 重度等渗性脱水

    E. 轻度低渗性脱水

32. 患儿，男，1 岁。平常体重 10kg，1 天来腹泻伴中度脱水，该患儿液体丢失量约为（    ）

    A. 300ml    B. 500ml

    C. 800ml    D. 1200ml

    E. 2000ml

33. 婴儿腹泻伴脱水、酸中毒，当补液纠正脱水与酸中毒时突然发生惊厥，应首先考虑（    ）

    A. 低血糖    B. 低血钠

    C. 低血镁    D. 低血钙

    E. 碱中毒

【A₃型题】

（34～36 题共用题干）

    患儿，8 个月人工喂养。因腹泻、呕吐 6 天，伴口渴、尿少半天，门诊以婴儿腹泻伴脱水收入院。脱水征明显，精神委靡，呼吸深快，口唇樱红色。

34. 该患儿呼吸深快、口唇樱红的原因可能为下列哪项（    ）

    A. 休克    B. 代谢性酸中毒

    C. 中毒性脑病    D. 低钾血症

    E. 败血症

35. 该患儿此时最应做下列哪项辅助检查（    ）

    A. 血常规    B. 尿常规

    C. 血生化    D. 大便常规

    E. 大便细菌培养

36. 若该患儿经补液后脱水体征基本消失,突然出现惊厥,应首先考虑下列哪种情况(　)
    A. 中毒性脑病
    B. 化脓性脑膜炎
    C. 低钙血症
    D. 低镁血症
    E. 高钠血症

(37~39 题共用题干)

患儿,7 个月。腹泻、呕吐 3 天,大便为蛋花汤样,1 天来伴明显口渴、尿少、精神不振。查体:方颅,皮肤弹性差,眼窝及前囟明显凹陷,血清钠 140mmol/L。

37. 请判断该患儿的脱水程度及性质(　)
    A. 轻度等渗性脱水
    B. 中度等渗性脱水
    C. 重度等渗性脱水
    D. 轻度高渗性脱水
    E. 中度低渗性脱水

38. 对该患儿的补液应选用以下哪种液体(　)
    A. 1/2 张含钠液　　　B. 2∶1 等张含钠液
    C. 1/3 张含钠液　　　D. 1/4 张含钠液
    E. 1/5 张含钠液

39. 腹泻患儿补液过程中出现下列哪种情况表明血容量恢复(　)
    A. 补液后 3~4 小时排尿
    B. 皮肤弹性恢复
    C. 眼窝凹陷恢复
    D. 精神好转
    E. 眼睑水肿

(40、41 题共用题干)

患儿,11 个月。因呕吐、腹泻 3 天来院,初步诊断为婴儿腹泻伴重度等渗性脱水。

40. 补充累积损失量应选用下列哪种液体(　)
    A. 等张含钠液　　　　B. 1/2 张含钠液
    C. 1/5 张含钠液　　　D. 1/3 张含钠液
    E. 1/4 张含钠液

41. 患儿经输液 6 小时后,脱水情况好转,开始排尿,但又出现精神委靡,心音低钝,腹胀,肠鸣音减弱,这时应首先考虑为(　)
    A. 酸中毒未纠正　　　B. 中毒性肠麻痹
    C. 低血钾　　　　　　D. 低血钙
    E. 低血镁

(42~44 题共用题干)

患儿,男,10 个月。平时发育、营养正常,人工喂养,3 天来腹泻,大便每日 15~20 次,蛋花汤样大便,伴低热,偶有呕吐,1 天来尿少,6 小时来无尿。查体:精神委靡,口干,眼窝及前囟凹陷,皮肤弹性差,四肢凉,血压 64/40mmHg,血清钠 132mmol/L。

42. 该患儿的临床诊断是(　)
    A. 婴幼儿腹泻轻型
    B. 婴幼儿腹泻重型
    C. 婴幼儿腹泻
    D. 消化不良轻型
    E. 消化不良重型

43. 该患儿脱水的程度是(　)
    A. 轻度脱水　　　　　B. 中度脱水
    C. 重度脱水　　　　　D. 低渗性脱水
    E. 高渗性脱水

44. 该患儿脱水的性质是(　)
    A. 低渗性脱水　　　　B. 等渗性脱水
    C. 高渗性脱水　　　　D. 中度脱水
    E. 重度脱水

(45、46 题共用题干)

患儿,9 个月。腹泻 2 天,伴发热,大便稀水样,无黏液及脓血,每日 10 余次。近 1 天来高热 39.8℃,呕吐 4~5 次,一日无尿,哭无泪,入院查体:精神委靡,面色灰白,眼窝明显凹陷,皮肤弹性差,四肢凉,心率 150 次/分,脉细弱,血钠 138mmol/L,血钾 4mmol/L,血氯 98mmol/L,CO_2CP15mmol/L。

45. 该患儿第一天补液总量应为(　)
    A. 90~120ml/kg　　　B. 120~150ml/kg
    C. 150~180ml/kg　　　D. 180~200ml/kg
    E. 200~220ml/kg

46. 该患儿的脱水程度及性质是(　)
    A. 轻度低渗性脱水
    B. 中度低渗性脱水
    C. 中度等渗性脱水
    D. 重度等渗性脱水
    E. 轻度等渗性脱水

(曲桂玉　李素玲)

# 第8章

# 呼吸系统疾病患儿的护理

呼吸系统疾病是小儿常见病,以急性上呼吸道感染、支气管炎、支气管肺炎最为多见。由于小儿各年龄时期呼吸系统的解剖生理特点不同,而使疾病的发生、发展、预后及护理方面各具特点。

## 第1节 小儿呼吸系统解剖、生理特点

呼吸系统以环状软骨为界分为上、下呼吸道。上呼吸道包括鼻、鼻窦、咽、咽鼓管、会厌及喉;下呼吸道包括气管、支气管、毛细支气管、呼吸性毛细支气管、肺泡管及肺泡。

## 一、解剖特点

### (一)上呼吸道

**1. 鼻** 小儿鼻腔较成人短,无鼻毛,后鼻道狭窄,黏膜柔嫩,血管丰富,易于感染;炎症时充血肿胀出现鼻塞,导致呼吸与吸吮困难。

**2. 鼻窦** 鼻腔黏膜与鼻窦黏膜相连,且鼻窦口相对较大,故急性鼻炎时易致鼻窦炎,以筛窦及上颌窦最易感染。

**3. 咽部** 咽部相对狭小及垂直,腭扁桃体至1岁末逐渐增大,4~10岁达发育高峰,14~15岁时逐渐退化,故扁桃体炎多见于年长儿,婴儿少见。

**4. 咽鼓管** 宽、短、直、呈水平位,故鼻咽炎时易侵及中耳而致中耳炎。

**5. 喉** 喉部相对较长,喉腔狭窄,呈漏斗形,软骨柔软,声带及黏膜柔嫩,血管丰富,易发生炎性肿胀,由于喉腔及声门都狭小,喉炎时易发生梗阻而致吸气性呼吸困难和声音嘶哑。

### (二)下呼吸道

**1. 气管和支气管** 婴幼儿的气管、支气管较成人短且较狭窄,黏膜柔嫩,血管丰富,软骨柔软,因缺乏弹力组织而支撑作用差,黏液腺发育不良,分泌黏液不足易致气道干燥,因纤毛运动较差而清除能力差,故婴幼儿容易发生呼吸道感染。一旦感染发生充血、水肿导致呼吸道不畅。右侧支气管粗短,是由气管直接延伸,左侧支气管则自气管侧方分出,因此异物易进入右侧支气管。

**2. 肺** 肺组织发育尚未完善,弹力组织发育差,肺泡数量少,气体交换面积不足,间质发育良好,血管丰富,而使其含气量少而含血量相对多,易于感染。感染时易致黏液堵塞,引起间质性炎症、肺不张及肺气肿等。

**3. 胸廓与纵隔** 婴幼儿胸廓较短,其前后径约与横径相等,呈桶状。肋骨呈水平位,膈肌位置较高,胸腔小而肺相对较大,几乎充满胸廓,加上胸部呼吸肌不发达,主要靠膈肌呼吸,易受腹胀等因素影响,肺的扩张受到限制不能充分地进行气体交换,使小儿的呼吸在生理和病理方面经常处于不利的境地。小儿纵隔体积相对较大,周围组织松软,在胸腔积液或气胸时,易致纵隔移位。

# 二、生 理 特 点

## (一)呼吸频率和节律

由于小儿胸廓解剖特点,肺容量相对较小,使呼吸受到一定限制,而小儿代谢旺盛,需氧量接近成人,为满足机体代谢和生长需要,只有增加呼吸频率来代偿。故年龄越小,呼吸频率愈快,各年龄阶段的呼吸频率见表8-1。婴幼儿因呼吸中枢发育不成熟,易出现呼吸节律不齐,尤以早产儿、新生儿明显。

表 8-1 各年龄小儿呼吸、脉搏频率(次/分)

| 年龄 | 呼吸 | 脉搏 | 呼吸:脉搏 |
|------|------|------|-----------|
| 新生儿 | 40～50 | 120～140 | 1:3 |
| 1岁以内 | 30～40 | 110～130 | 1:(3～4) |
| 1～3岁 | 25～30 | 100～120 | 1:(3～4) |
| 4～7岁 | 20～25 | 80～100 | 1:4 |
| 8～14岁 | 18～20 | 70～90 | 1:4 |

## (二)呼吸型态

婴幼儿呼吸肌发育不全,胸廓活动范围小,呼吸时肺主要向横膈方向扩张而呈腹膈式呼吸。随年龄增长,膈肌和腹腔脏器下降,肋骨由水平位逐渐成斜位,呼吸肌也逐渐发达,胸廓前后径和横径增大,出现胸腹式呼吸,7岁以后以混合式呼吸为主。

## (三)呼吸功能的特点

**1. 肺活量** 小儿为50～70ml/kg。安静时,年长儿仅用肺活量的12.5%来呼吸,而婴儿则需用30%左右。

**2. 潮气量** 年龄越小,潮气量越小。

**3. 气体弥散量** 二氧化碳弥散速率比氧大。小儿肺体积小,肺泡毛细血管总面积与总容量均比成人小,故气体弥散量也小。

**4. 呼吸道阻力** 小儿呼吸道管腔小,阻力大于成人。小儿各项呼吸功能的储备能力均较低,当患呼吸道疾病时易发生呼吸功能不全。

## (四)血液气体分析

新生儿和婴幼儿肺功能的检查难以进行,但可进行血气分析了解血氧饱和度水平、血液酸碱平衡,为诊治、护理提供依据。小儿动脉血气分析正常值见表8-2。

表 8-2 小儿动脉血气分析正常值

| 项目 | 新生儿 | ～2岁 | 2岁以上 |
|------|--------|-------|---------|
| pH | 7.35～7.45 | 7.35～7.45 | 7.35～7.45 |
| $PaO_2$(mmHg) | 60～90 | 80～100 | 80～100 |
| $PaCO_2$(mmHg) | 30～35 | 30～35 | 35～45 |
| $HCO_3^-$ | 20～22 | 20～22 | 22～24 |
| BE | -6～+2 | -6～+2 | -4～+2 |
| $SaO_2$(%) | 90～97 | 95～97 | 96～98 |

# 三、免 疫 特 点

小儿呼吸道的非特异性和特异性免疫功能均较差。新生儿、婴幼儿咳嗽反射弱,纤毛运动功能差,肺泡巨噬细胞功能不足;婴幼儿的分泌型 IgA(SIgA)低,同时体内其他免疫球蛋白(IgA、IgG)含量也较低,乳铁蛋白、溶菌酶、干扰素、补体等的数量和活性不足,故婴幼儿时期易患呼吸道感染。

# 第 2 节　急性上呼吸道感染

急性上呼吸道感染(acute upper respiratory infections,AURI)简称上感,俗称"感冒",是小儿最常见的疾病,主要侵犯鼻、鼻咽和咽部,临床上根据感染部位不同分为急性鼻炎、急性咽炎、急性扁桃体炎等,统称为上呼吸道感染。本病一年四季均可发生,以冬春季及气候骤变时多见。

# 一、病　　因

各种病毒和细菌可引起急性上呼吸道感染,但 90% 以上为病毒,主要有鼻病毒、呼吸道合胞病毒、流感病毒、副流感病毒、腺病毒、柯萨奇病毒、埃可病毒、冠状病毒等。少数由细菌引起,最常见为溶血性链球菌,其次为肺炎链球菌、流感嗜血杆菌等。病毒感染后可继发细菌感染。肺炎支原体不仅可引起肺炎,也可引起上呼吸道感染。

婴幼儿时期由于上呼吸道的解剖生理和免疫特点而易患本病。若患有维生素 D 缺乏性佝偻病、营养不良、贫血等疾病,或生活环境不良如居室拥挤、通风不良、阳光不足、空气污染、被动吸烟、护理不当致冷暖失宜等容易诱发本病。

# 二、临 床 表 现

病情轻重程度与年龄大小、病原体和体质强弱有关。一般年长儿以局部症状为主,全身症状较轻,婴幼儿则全身症状较重,局部症状不明显。

## (一)一般类型上感

**1. 局部症状**　主要是鼻咽部症状,如鼻塞、流涕、喷嚏、干咳、咽部不适和咽痛等,多于 3～4 天内自然痊愈。

**2. 全身症状**　发热、烦躁不安、头痛、全身不适、乏力。大多数患儿有发热,体温可高可低,婴幼儿多有高热,体温可达 39～40℃,甚至引起高热惊厥。部分患儿有食欲不振、呕吐、腹泻等消化道症状。有些患儿在发病早期可有阵发性脐周疼痛,与发热引起反射性肠痉挛、肠蠕动增加有关,若腹痛持续存在,多为并发急性肠系膜淋巴结炎。

**3. 体征**　体检可见鼻黏膜和咽部充血、水肿及咽部滤泡,扁桃体充血肿大或有白色斑点状渗出物,有时可见颌下淋巴结和颈淋巴结肿大、触痛。肺部听诊一般正常。

## (二)两种特殊类型的上感

**1. 疱疹性咽峡炎(herpangina)**　由柯萨奇 A 组病毒引起,好发于夏秋季。临床特点为高热、咽痛、流涎、厌食、呕吐等。体格检查可发现咽部充血,咽腭弓、腭垂(悬雍垂)、软腭等处可见数个直径 2～4mm 的疱疹,周围有红晕,疱疹破后形成小溃疡。疱疹也可发生在口腔的其他部位,病程约 1 周左右。

**2. 咽-结膜热(pharyngo-conjunctival fever)**　由腺病毒 3、7 型所致,常发生于春、夏季。可在儿童集体机构中流行,以发热、咽炎、结膜炎为特征,多呈高热、咽痛、眼部刺痛、咽部充血,一侧或两侧滤泡性眼结膜炎,颈部、耳后淋巴结肿大,有时伴有胃肠道症状,病程 1～2 周。

上呼吸道感染可并发中耳炎、鼻窦炎、咽后壁脓肿、颈淋巴结炎、喉炎、支气管炎、肺炎等。年长儿若患链球菌性上感可引起急性肾炎、风湿热等疾病。

# 三、辅 助 检 查

病毒感染时白细胞偏低或在正常范围,细菌感染时则白细胞计数及中性粒细胞增高,严重病例有时白细胞计数也可减低。病毒分离和血清学检查可明确病原体。

# 四、处 理 原 则

**1. 一般治疗**　充分休息、多饮水,做好呼吸道隔离,防止交叉感染,预防并发症。

**2. 抗感染治疗**　病毒感染者可用利巴韦林(病毒唑)等抗病毒药物治疗;细菌性上感或病毒性上感继发细菌性上感可选用抗生素治疗,常用青霉素、头孢菌素类、大环内酯类。如为链球菌感染或既往有肾炎或风湿热病史者,可用青霉素或红霉素,疗程宜为 7～14 天。

**3. 对症治疗**　高热或有高热惊厥史者应积极降温,可用物理或药物降温;高热惊厥者给予镇静、止惊处理;咽痛者可口服咽喉片;中成药亦有较好效果。

# 五、护 理 问 题

**1. 体温过高**　与病毒和(或)细菌感染有关。

**2. 舒适的改变**　与咽痛、鼻塞等有关。

**3. 潜在并发症**　高热惊厥。

# 六、护 理 措 施

**1. 一般护理**　注意休息,减少活动;做好呼吸道隔离,保持室内空气清新,但应避免空气对流,维持适宜的温湿度;给予易消化和富含维生素的清淡饮食;保持口腔清洁;衣被厚薄适宜,保持皮肤干爽;注意保暖,避免受凉。

**2. 促进舒适**

(1)各种治疗护理操作尽量集中完成,保证患儿有足够的休息时间。

(2)维持室温在 18～22℃,湿度以 50%～60% 为宜,以减少空气对呼吸道黏膜的刺激。

(3)及时清除鼻腔及咽喉部分泌物,保证呼吸道通畅。

(4)鼻塞严重时应先清除鼻腔分泌物后用 0.5% 麻黄碱溶液滴鼻,每天 2～3 次,每次 1～2 滴,对因鼻塞而妨碍吸吮的婴儿,宜在哺乳前 15 分钟滴鼻,使鼻腔通畅,保证吸吮。

(5)加强口腔护理,保持口腔清洁。咽部不适时可给予润喉含片或雾化吸入。

**3. 发热的护理**　密切监测体温变化,体温 38.5℃ 以上时应对症治疗,采用正确、合理的降温措施,如头部冷湿敷,在颈部、腋下及腹股沟处放置冰袋,或用乙醇(温水)擦浴。也可按医嘱给予退热剂,如口服对乙酰氨基酚或安乃近溶液滴鼻等。若婴幼儿虽有发热甚至高热,但患儿精神较好,玩耍如常,在严密观察下可暂不处置。有高热惊厥史者则应及早给予处置。

**4. 保证充足的营养和水分**　鼓励患儿多喝水,给予易消化、高营养饮食,宜少量多餐,注意食物的色、香、味,必要时静脉补充营养和水分。

**5. 观察病情**　密切观察病情变化,注意体温的变化,警惕高热惊厥的发生。如患儿病情加重,体温持续不退,应考虑并发症发生的可能。在护理患儿时应经常检查口腔黏膜及皮肤有无皮疹,注意咳嗽的性质及有无神经系统症状等,以便早期发现麻疹、猩红热、百日咳及流行性脑脊髓膜炎等急性传染病。在疑有咽后壁脓肿时,应及时报告医师,同时,要注意防止脓肿破溃后脓液流人气管引起窒息。

**6. 用药护理** 使用退热剂后应给患儿多饮水,以免大量出汗引起虚脱;高热惊厥的患儿使用镇静剂时,应注意观察止惊的效果及药物的不良反应;使用青霉素等抗生素时,应注意观察有无过敏反应的发生。观察药物疗效及其副作用。

# 七、健康教育/出院指导

讲解预防上呼吸道感染的知识和措施;居室经常通风,保持室内空气清新;集体小儿机构中,早期隔离患儿;加强体格锻炼,多进行户外活动,增强小儿体质;注意气候变化时及时增减衣被,避免着凉;合理喂养,营养均衡;积极预防各种慢性病,如佝偻病、营养不良及贫血等;按时预防接种。

# 第3节 急性感染性喉炎

急性感染性喉炎是喉部黏膜急性弥漫性炎症,以犬吠样咳嗽、声嘶、喉鸣、吸气性呼吸困难为临床特征,可发生于任何季节,但以冬、春两季发病较高,常见于婴幼儿。

## 一、病　因

病毒或细菌感染引起,有时可在麻疹、百日咳、流感等急性传染病的病程中并发。常见的病毒为副流感病毒、流感病毒、腺病毒。常见的细菌为金黄色葡萄球菌、链球菌和肺炎链球菌。由于小儿喉部解剖的特点,在病毒或细菌感染时较易充血、水肿而出现喉梗阻。

## 二、临床表现

表现为不同程度的发热、声音嘶哑、犬吠样咳嗽、吸气性喉鸣和三凹征。一般白天症状轻,夜间入睡后加重。严重者迅速出现烦躁不安、吸气性呼吸困难、发绀、心率加快等缺氧症状。喉梗阻若不及时抢救,可窒息死亡。查体:咽部充血,间接喉镜检查可见喉部、声带有不同程度的充血、水肿。临床上根据吸气性呼吸困难的轻重程度,将喉梗阻分为4度,见表8-3。

表8-3　喉梗阻分度

| 分度 | 临床表现 |
|---|---|
| Ⅰ度 | 安静时无症状,活动后出现吸气性喉鸣和呼吸困难,呼吸音及心率无改变 |
| Ⅱ度 | 安静时有喉鸣和吸气性呼吸困难,肺部听诊可闻喉传导音或管状呼吸音,心率增快 |
| Ⅲ度 | 除上述喉梗阻症状外,有烦躁不安、口唇及指趾发绀、双眼圆瞪、惊恐状、多汗、肺部呼吸音明显减弱、心音低钝、心率快 |
| Ⅳ度 | 渐显衰竭、呈昏睡状,由于无力呼吸,三凹征反而不明显,面色苍白发灰,肺部听诊呼吸音几乎消失,仅有气管传导音,心音钝弱,心律不齐 |

# 三、处理原则

**1. 保持呼吸道通畅** 防止缺氧加重,吸氧。

**2. 控制感染** 一般给予青霉素、大环内酯类或头孢菌素类等,严重者予以两种以上抗生素。

**3. 使用肾上腺糖皮质激素** 地塞米松静脉注射,每次2~5mg,连用2~3天;常用泼尼松口服。

**4. 对症治疗**　对烦躁不安者给予镇静剂异丙嗪。

**5. 气管切开**　有严重缺氧征象或有Ⅲ度喉梗阻者及时行气管切开。

## 四、护 理 问 题

**1. 低效性呼吸型态**　与喉头水肿有关。

**2. 有窒息的危险**　与喉梗阻有关。

**3. 体温过高**　与感染有关。

## 五、护 理 措 施

**1. 改善呼吸功能,保持呼吸道通畅**

(1)保持室内空气清新,温、湿度适宜,及时吸氧,用1‰～3‰的麻黄碱溶液和肾上腺糖皮质激素超声雾化吸入,以迅速消除喉头水肿,恢复呼吸道通畅。

(2)遵医嘱给予抗生素、激素治疗。

(3)密切观察病情变化,随时做好气管切开的准备,以免因吸气性呼吸困难而窒息死亡。

**2. 维持正常体温,促进舒适**

(1)密切观察体温变化,体温超过38.5℃时给予物理降温。

(2)补充足量的水分和营养,喂饭、喝水时避免患儿发生呛咳。

(3)尽可能将所需要的检查及治疗集中进行,一般情况下不用镇静剂,以免使喉头肌松弛,加重呼吸困难。

## 六、健康教育/出院指导

指导家长正确护理患儿,如加强体格锻炼,适当进行户外活动,定期预防接种,积极预防上呼吸道感染和各种传染病。

# 第4节　急性支气管炎

急性支气管炎(acute bronchitis)是指由于各种致病原引起的支气管黏膜急性炎症,多继发于上呼吸道感染之后,或为一些急性呼吸道传染病(麻疹、百日咳等)的一种临床表现。因患儿气管常同时受累,故又称为急性气管支气管炎(acute tracheobronchitis)。本病是小儿时期常见的呼吸道疾病,婴幼儿多见,且症状较重。

## 一、病　因

凡能引起上呼吸道感染的病原体皆可引起支气管炎。病原体为各种病毒或细菌,或混合感染。特异性体质、免疫功能失调、营养不良、佝偻病、慢性鼻窦炎等患儿常易反复发生支气管炎。气候变化、空气污染、化学因素的刺激也可成为本病的发病因素。

## 二、临 床 表 现

患儿大多先有上呼吸道感染症状,咳嗽为主要症状,初为干咳,以后有痰。婴幼儿全身症状较明显,常有发热,可有呕吐、腹泻等消化道症状。体征随疾病时期而异,肺部呼吸音粗糙,可有不固定的散在干、湿啰音。一般无气促和发绀。

婴幼儿可发生一种特殊类型的支气管炎,称为喘息性支气管炎(哮喘性支气管炎,asthmatic bronchitis),泛指一组以喘息为突出表现的婴幼儿急性感染。患儿除有上述临床表现外,主要特点有:①多见于3岁以下,有湿疹及其他过敏史的婴幼儿;②有类似哮喘的临床表现,如呼气性呼吸困难,肺部叩诊呈鼓音,听诊两肺满布哮鸣音及少量湿啰音;③部分病例复发,大多与感染有关;④近期预后大多良好,3～4岁后发作次数减少,渐趋康复,但少数可发展成为支气管哮喘。

## 三、辅 助 检 查

**1. 血常规**　白细胞正常或稍高,合并细菌感染时可明显增高。
**2. 胸部 X 线检查**　无异常改变或有肺纹理增粗。

## 四、处 理 原 则

主要是控制感染和对症治疗。年幼体弱儿或有发热、痰多而黄者,考虑为细菌感染则使用抗生素,如青霉素类、大环内酯类等。常用口服祛痰剂止咳祛痰,一般不用镇咳剂,以免抑制其自然排痰。有哮喘症状者可口服氨茶碱止喘,也可行超声雾化吸入。

## 五、护 理 问 题

**1. 舒适的改变**　频繁咳嗽、胸痛,与支气管炎症有关。
**2. 体温过高**　与细菌或病毒感染有关。
**3. 清理呼吸道无效**　与痰液黏稠不易咳出有关。

## 六、护 理 措 施

**1. 休息与保暖**　患儿应减少活动,增加休息时间,卧床时头胸部稍抬高,使呼吸通畅。室内空气新鲜,保持适宜的温、湿度,避免对流风。

**2. 保证充足的水分及营养**　供给鼓励患儿多饮水,必要时由静脉补充。给予易消化、营养丰富的饮食,发热期间进食流质或半流质为宜。

**3. 保持口腔清洁**　由于患儿发热、咳嗽、痰多且黏稠,咳嗽剧烈时可引起呕吐,故要保持口腔卫生,以增加舒适感,增进食欲,促进毒素的排泄。婴幼儿可在进食后喂适量开水,以清洁口腔。年长儿应在晨起、餐后、睡前漱洗口腔。

**4. 发热护理**　热度不高不需特殊处理,高热时要采取物理降温或药物降温措施(见本章第2节),防止发生惊厥。

**5. 观察病情**　观察呼吸道分泌物的性质及能否有效地咳出痰液,指导并鼓励患儿有效咳嗽;若痰液黏稠可适当提高病室湿度,室内湿度宜维持在60%左右,以湿化空气,稀释分泌物,也可采用超声雾化吸入或蒸汽吸入;对于咳嗽无力的患儿,宜经常更换体位,拍背,使呼吸道分泌物易于排出,促进炎症消散;如果分泌物多,影响呼吸时,要用吸引器,及时清除痰液,保持呼吸道通畅;有呼吸困难、发绀者,应给予吸氧,并协助医生积极处理。

**6. 用药护理**　按医嘱使用抗生素、止咳祛痰剂、平喘剂,并注意观察药物的疗效及不良反应。

## 七、健康教育/出院指导

加强营养,适当开展户外活动,进行体格锻炼,增强机体对气温变化的适应能力。根据气温变化增减衣服,避免受凉或过热。在呼吸道疾病流行期间,不要让小儿去公共场所,以免交叉感染。积极预防营养不良、佝偻病、贫血和各种传染病,按时预防接种,增强小儿机体的免疫力。

# 第5节 小儿肺炎

> **案例 8-1**
>
> 患儿,男,8个月。以发热、咳嗽、咳痰3天,喘息伴发绀1小时入院。入院体检:体温38.6℃,脉搏150次/分,呼吸58次/分,呼吸困难,口周发绀,鼻翼扇动,三凹征明显,双肺可闻及大量细湿啰音。血白细胞$15×10^9/L$,中性粒细胞0.72,胸部X线显示双肺纹理增粗,有斑片状阴影。
>
> **讨论分析:**
> 1. 该患儿最可能的临床诊断是什么?
> 2. 根据患儿目前状况,其主要的护理问题有哪些?
> 3. 对该患儿实施的主要护理措施有哪些?
> 4. 应如何开展健康教育?

肺炎(pneumonia)是指不同病原或其他因素所引起的肺部炎症。临床上以发热、咳嗽、气促、呼吸困难和肺部固定湿啰音为其主要临床表现。肺炎为婴幼儿时期的常见病,是目前我国住院小儿死亡原因之首,被卫生部列为小儿重点防治的"四病"之一。本病一年四季均可发生,但以冬、春季及气温骤变时多见,多由急性上呼吸道感染或支气管炎向下蔓延所至,也可原发感染。

目前,小儿肺炎的分类尚未统一,常用的方法有:①病理分类:可分为大叶性肺炎、小叶性肺炎(支气管肺炎)、间质性肺炎等;②病因分类:感染因素引起的肺炎:如病毒性肺炎、细菌性肺炎、支原体肺炎、衣原体肺炎、真菌性肺炎、原虫性肺炎等。非感染因素引起的肺炎:如吸入性肺炎、过敏性肺炎、坠积性肺炎等;③病程分类:急性肺炎(病程<1个月)、迁延性肺炎(病程1~3个月)、慢性(病程>3个月);④病情分类:轻症肺炎(以呼吸系统症状为主)、重症肺炎(除呼吸系统受累严重外,其他系统亦受累,全身中毒症状明显)。临床上若病原体明确,则以病原体命名,否则按病理分类命名。

## 一、病 因

**1. 内在因素** 婴幼儿中枢神经系统发育尚未完善,机体的免疫功能不健全,加上呼吸系统解剖生理特点,故婴幼儿易患肺炎。

**2. 环境因素** 肺炎的发生与环境有密切的关系,如居室拥挤、通风不良、空气污浊、阳光不足、冷暖失调等均可使机体的抵抗力降低,对病原体的易感性增加。

**3. 病原体** 常见的病原体为病毒和细菌。病毒以呼吸道合胞病毒最多见,其次是腺病毒、流感病毒、副流感病毒等;细菌以肺炎链球菌多见,其他有链球菌、葡萄球菌、革兰阴性杆菌及厌氧菌等。近年来,肺炎支原体及金黄色葡萄球菌、真菌所致的肺炎日渐增多。

## 二、病 理 生 理

病原体常由呼吸道入侵,少数经血行入肺,引起支气管黏膜水肿,管腔狭窄,肺泡壁充血、水肿而增厚,造成通气和换气功能障碍,导致低氧血症和高碳酸血症。为代偿缺氧,患儿呼吸与心率加快,出现鼻翼扇动和三凹征,严重时可产生呼吸衰竭。缺氧、二氧化碳潴留及病原体毒素和炎症产物吸收产生的毒血症,可导致循环系统、消化系统、神经系统的一系列改变及水、电解质和酸碱平衡紊乱,缺氧和二氧化碳潴留导致呼吸性酸中毒;低氧血症、高热、进食少导致代谢性酸中毒,所以重症肺炎常合并混合性酸中毒。

**案例 8-2**

患儿,女,1岁。被诊断为肺炎,今日突然烦躁不安、呼吸困难、发绀,呼吸 65 次/分,心率 168 次/分,心音低钝、奔马律,肝肋下 3cm,尿少。

讨论分析:

1. 请问该患儿可能发生了什么?
2. 如何配合医生进行抢救?

# 三、临床表现

支气管肺炎为小儿常见的肺炎,故本节重点介绍。

## (一)轻症肺炎

轻症肺炎仅表现为呼吸系统症状和相应的肺部体征。主要症状为发热、咳嗽和气促。

**1. 发热** 热型不定,多为不规则热,新生儿和重度营养不良儿可不发热,甚至体温不升。

**2. 咳嗽** 初为刺激性干咳,以后咳嗽有痰,新生儿则表现为口吐白沫。

**3. 气促** 多发生在发热、咳嗽之后明显,表现为呼吸增快,40~80 次/分,同时可见呼吸困难,出现鼻翼扇动,唇周发绀,重者呈点头式呼吸、三凹征。

**4. 体征** 肺部听诊早期无明显异常,以后可闻及固定的中、细湿啰音,以背部两肺下方脊柱旁较多,深吸气末更为明显。新生儿、小婴儿症状、体征可不典型。

## (二)重症肺炎

除呼吸系统症状和全身中毒症状加重外,常有循环、神经和消化系统受累的表现。

**1. 循环系统** 常见心肌炎、心力衰竭。心肌炎患儿主要表现为面色苍白、心动过速、心音低钝、心律不齐,心电图 ST 下移波平坦或倒置;心力衰竭时表现为:心率突然增快(安静状态下婴儿>180 次/分,幼儿>160 次/分);呼吸突然加快(>60 次/分);突然极度烦躁不安、面色苍白或发灰、发绀;心音低钝、奔马律、颈静脉怒张;肝脏迅速增大;尿少或无尿等。具备前五项即可诊断。

**2. 神经系统** 发生脑水肿时出现烦躁或嗜睡、意识障碍、惊厥、前囟隆起、瞳孔对光反射迟钝或消失、呼吸节律不齐甚至停止等,即中毒性脑病。

**3. 消化系统** 表现为食欲减退、呕吐或腹泻。发生中毒性肠麻痹时出现明显的腹胀,呼吸困难加重,肠鸣音消失;发生消化道出血时出现呕吐咖啡样物,大便隐血试验阳性或柏油样便。

若延误诊断或病原体致病力强,在治疗过程中,中毒症状及呼吸困难突然加重,体温持续不退或退而复升,应考虑脓胸、脓气胸、肺大疱等并发症的可能。

## (三)几种不同病原体所致肺炎

几种不同病原体所致肺炎的特点见表 8-4。

表 8-4 几种不同病原体所致肺炎的特点

| | 呼吸道合胞病毒肺炎 | 腺病毒肺炎 | 葡萄球菌肺炎 | 支原体肺炎 |
|---|---|---|---|---|
| 好发年龄 | <2岁,2~6个月 | 6个月~2岁 | 新生儿、小婴儿 | 婴幼儿、年长儿 |
| 临床特点 | 喘憋为突出表现,临床上有两种类型:①毛细支气管炎,全身中毒症状轻;②喘憋性肺炎,全身中毒症状重 | 急性稽留高热,中毒症状重,咳嗽剧烈,出现喘憋、发绀等 | 起病急,进展快,中毒症状重,弛张热,可有皮疹,易复发,易出现并发症 | 症状与体征不成比例,刺激性干咳为突出的表现,有的酷似百日咳样咳嗽,常有发热,热程1~3周 |

续表

| | 呼吸道合胞病毒肺炎 | 腺病毒肺炎 | 葡萄球菌肺炎 | 支原体肺炎 |
|---|---|---|---|---|
| 肺部体征 | 以喘鸣音、呼气性喘鸣为主,还可听到细湿啰音 | 体征出现较晚,发热4～5天后才出现湿啰音 | 体征出现较早,双肺可闻及中、细湿啰音 | 年长儿体征不明显,婴幼儿以呼吸困难、喘鸣和哮鸣音较突出 |
| X线检查 | 肺部X线以肺间质病变为主,常伴有肺气肿和支气管周围炎影像 | 较肺部体征为早,特点为大小不等的片状阴影或融合成大病灶,肺气肿多见 | 变化快,有小片状浸润影,持续时间长,病程中可见多发性小脓肿、肺大疱、脓胸等 | 4种改变:肺门阴影增浓为突出表现;支气管肺炎改变;间质性肺炎改变;均一的实变影 |
| 血常规 | 白细胞计数大多正常 | 白细胞计数大多正常或偏低 | 白细胞计数及中性粒细胞增多伴核左移 | 白细胞计数正常或增多 |
| 治疗 | 抗病毒 | 抗病毒 | 青霉素类抗生素 | 大环内酯类抗生素 |

# 四、辅 助 检 查

**1. 外周血白细胞检查** 病毒性肺炎白细胞计数大多正常或降低;细菌性肺炎白细胞计数及中性粒细胞常增高,并有核左移,胞浆中可见中毒颗粒。

**2. 病原学检查** 取鼻咽拭子或气管分泌物可做病毒或肺炎支原体的分离鉴定,细菌培养可确定病原,用免疫荧光法及 IgM 抗体捕获实验等可快速进行病原诊断。

**3. 胸部 X 线检查** 支气管肺炎早期肺纹理增粗,以后出现大小不等的斑片状阴影,可融合成片。以双肺下野、中内带多见。

# 五、处 理 原 则

主要为控制感染,改善通气功能,对症治疗,防治并发症。

**1. 控制感染** 根据不同病原体选用敏感抗生素,使用原则为早期、联合、足量、足疗程,重症患儿宜静脉给药;用药时间应持续至体温正常后5～7天,临床症状消失后3天。抗病毒可选用利巴韦林等。

**2. 对症治疗** 止咳、平喘,纠正水、电解质与酸碱平衡紊乱,改善低氧血症。

**3. 其他** 中毒症状明显或严重喘憋、脑水肿、感染性休克、呼吸衰竭者,可应用糖皮质激素,常用地塞米松,疗程3～5天。发生感染性休克、心力衰竭、中毒性肠麻痹、脑水肿等,应及时处理。脓胸和脓气胸者应及时进行穿刺引流。

# 六、护 理 问 题

**1. 气体交换受损** 与肺部炎症有关。

**2. 清理呼吸道无效** 与呼吸道分泌物过多、痰液黏稠有关。

**3. 体温过高** 与肺部炎症有关。

**4. 营养失调:低于机体需要量** 与摄入不足、消耗增加有关。

**5. 潜在并发症** 心力衰竭等。

# 七、护 理 措 施

**1. 环境调整与休息** 病室定时开窗通风,避免直吹或对流风。室温维持在 18～22℃,湿度以 55%～60% 为宜。嘱患儿卧床休息,减少活动。内衣宽松,被褥轻暖,保持皮肤清洁,各种处置应集中进行,减少刺激,尽量使患儿安静,以减少机体的耗氧量。

**2. 氧疗** 凡有缺氧症状,如呼吸困难、口唇发绀、烦躁、面色灰白等情况时应立即给氧。一般采用鼻导管给氧,氧流量为 0.5～1L/min,氧浓度不超过 40%,氧气应湿化,以免损伤呼吸道黏膜。缺氧明显者可用面罩给氧,氧流量 2～4L/min,氧浓度 50%～60%。若出现呼吸衰竭,则使用人工呼吸机,应定时评估给氧效果并记录。

**3. 保持呼吸道通畅**

(1)根据病情采取相应体位,以利于肺的扩张及呼吸道分泌物的排出,可取半卧位,或抬高床头 30°～60°。指导和鼓励患儿进行有效地咳嗽,定时翻身拍背,帮助痰液排出,防止坠积性肺炎。方法是五指并拢,稍向内合掌,由下向上、由外向内的轻拍背部,边拍边鼓励患儿咳嗽,根据病情或病变部位可进行体位引流。

(2)及时清除口鼻分泌物,分泌物黏稠者应用超声雾化或蒸汽吸入;分泌物过多影响呼吸时,应用吸引器吸痰。

(3)遵医嘱给予祛痰剂、平喘剂。

(4)补充营养和水分,给予易消化、营养丰富的流质、半流质饮食,多饮水,少量多餐,避免过饱影响呼吸。喂哺时应耐心,防止呛咳。重症不能进食时,给予静脉输液,输液时应严格控制输液量及滴注速度,患儿肺炎时因缺氧导致肺动脉高压,使心脏负荷加重,若输液过程中速度过快,则会进一步加重心脏负担,诱发肺水肿,有心力衰竭的危险,故输液滴速宜慢,应控制在每小时 5ml/kg,最好使用输液泵,保持液体匀速滴入。

(5)遵医嘱使用抗生素,治疗肺部炎症、改善通气,并注意观察药物的疗效及不良反应。

**4. 发热的护理** 发热者应密切监测体温变化,体温超过 38.5℃者给予处理,警惕高热惊厥的发生,并采取相应的护理措施。

**5. 密切观察病情**

(1)若患儿出现烦躁不安、面色苍白、呼吸加快(＞60 次/分)、心率增快(＞160～180 次/分)、出现心音低钝或奔马律、肝脏短期内迅速增大时,考虑肺炎合并心力衰竭,应及时报告医生,立即给予吸氧并减慢输液速度,准备好强心剂、利尿剂,做好抢救的准备;若患儿突然咳粉红色泡沫痰,应考虑肺水肿,立即嘱患儿取端坐位,双腿下垂,给患儿吸入经 20%～30%乙醇溶液湿化的氧气,间歇吸入,每次吸入不宜超过 20 分钟。

(2)若患儿出现烦躁、嗜睡、惊厥、昏迷、呼吸不规则等,应考虑脑水肿、中毒性脑病的可能,应立即报告医生并配合抢救。

(3)若患儿病情突然加重,体温持续不降或退而复升,剧烈咳嗽、呼吸困难,面色青紫,烦躁不安,提示并发脓胸或脓气胸,及时报告医生并配合抢救。

(4)观察有无腹胀、肠鸣音减弱或消失、呕吐、便血情况,及时发现中毒性肠麻痹和胃肠道出血。

# 八、健康教育/出院指导

指导家长合理喂养,婴儿期提倡母乳喂养,多进行户外活动,及时接种各种疫苗。养成良好的卫生习惯。体弱多病的患儿积极治疗,增强抵抗力,教会家长处理呼吸道感染的方法,使患儿在疾病早期得到及时的控制。

---

**案例 8-1 护理分析**

1. 患儿所患疾病:支气管肺炎。

2. 主要护理问题有:①气体交换受损;②清理呼吸道无效;③体温过高;④潜在并发症。

3. 主要护理措施:①保持呼吸道通畅,合理用氧;②按医嘱应用抗感染药物;③加强对症护理;④密切观察病情,谨防并发症发生。

4. 健康教育:①向患儿家长讲解疾病的有关知识及防护知识;②指导家长正确用药;③指导家长合理喂养;④增强小儿抵抗力,积极防治呼吸道感染。

**案例 8-2 护理分析**

1. 患儿所患疾病：肺炎合并心力衰竭。
2. 应及时报告医生，并减慢输液速度，准备强心剂、利尿剂，做好抢救准备。

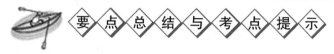

要 点 总 结 与 考 点 提 示

1. 急性上呼吸道感染的临床特点及常见病原体，护理尤应注意高热惊厥的预防和处理。
2. 急性感染性喉炎的临床特征及喉梗阻的分度，护理应注意保持呼吸道通畅，防止喉梗阻引起窒息。
3. 急性支气管炎主要症状及肺部听诊特点，清理呼吸道的措施。
4. 肺炎分类及常见的病原体；支气管肺炎的典型临床表现、重症表现和抗感染治疗要点；支气管肺炎的护理。

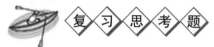

复 习 思 考 题

**【A₁型题】**

1. 小儿咽鼓管的特点是（　　）
   A. 长、狭窄、呈漏斗型　　　　B. 粗而短
   C. 较宽、短、直、呈水平位
   D. 黏膜柔软，血管丰富
   E. 纤毛较多

2. 婴幼儿易患呼吸道感染的主要原因是（　　）
   A. 咳嗽反射强　　　　B. 纤毛运动差
   C. 分泌型 IgA 低下　　D. IgM 低下
   E. 细胞免疫功能低下

3. 急性上呼吸道感染，最常见的病原体是（　　）
   A. 肺炎链球菌　　　　B. 葡萄球菌
   C. 革兰阴性杆菌　　　D. 病毒
   E. 溶血性链球菌

4. 婴幼儿上感早期高热最易发生（　　）
   A. 中耳炎　　　　　　B. 鼻窦炎
   C. 结膜炎　　　　　　D. 支气管炎
   E. 惊厥

5. 有关急性感染性喉炎的临床表现，下面错误的是（　　）
   A. 声音嘶哑　　　　　B. 呼气性呼吸困难
   C. 喉鸣　　　　　　　D. 犬吠样咳嗽
   E. 发热

6. 轻症肺炎与重症肺炎区别的重要依据是（　　）
   A. 发热程度　　　　　B. 年龄大小
   C. 呼吸困难程度　　　D. 肺部啰音多少
   E. 有其他系统受累的表现

7. 小儿肺炎合并心力衰竭的临床表现错误的是（　　）
   A. 呼吸加快（>60 次/分）
   B. 心率增快（高于 160～180 次/分）
   C. 肝脏迅速增大
   D. 突然极度烦躁不安

E. 突然咳粉红色泡沫痰

8. 重症肺炎常见的酸碱平衡紊乱是（　　）
   A. 呼吸性酸中毒　　　B. 代谢性酸中毒
   C. 混合性酸中毒　　　D. 呼吸性碱中毒
   E. 代谢性碱中毒

9. 婴幼儿肺炎合并脓胸时，应首先给予（　　）
   A. 外科手术　　　　　B. 中药治疗
   C. 对症治疗　　　　　D. 胸腔穿刺引流
   E. 大剂量抗生素静脉滴注

10. 婴幼儿肺炎给氧的主要指征是（　　）
    A. 发热、咳嗽　　　　B. 合并脓气胸
    C. 合并中毒性心肌炎　D. 烦躁、气促、唇周发绀
    E. 两肺大量中小水泡音

**【A₂型题】**

11. 患儿，男，9 个月。1 天前出现发热。T 38.6℃，犬吠样咳嗽，声音嘶哑、烦躁不安、安静时有吸气性喉鸣和三凹征，听诊双肺可闻管状呼吸音，心率加快，入院后被诊断为急性感染性喉炎，其喉梗阻程度为（　　）
    A. Ⅰ度　　　B. Ⅱ度　　　C. Ⅲ度
    D. Ⅳ度　　　E. Ⅴ度

12. 患儿，男，2 岁。因发热、咳嗽，咳黏液痰 2 天入院。查体：T 38.4℃，P 110 次/分，R 30 次/分，听诊双肺呼吸音粗，有干性及不固定湿啰音，胸片示双肺纹理粗，该患儿可能患（　　）
    A. 急性上呼吸道感染　B. 支气管肺炎
    C. 急性支气管炎　　　D. 轻症肺炎
    E. 重症肺炎

13. 患儿，女，1 岁。3 天前受凉后发热、咳嗽，轻度喘憋，食欲减退，查体：T 39.5℃，P 160 次/分，R 72 次/分，口周发绀，鼻翼扇动，腹胀明显，肠鸣音消失，该患儿最可能发生了（　　）
    A. 低钾血症　　　　　B. 低钠血症

C. 坏死性小肠炎　　　　D. 消化功能紊乱

E. 中毒性肠麻痹

14. 患儿,女,5个月。T 37.9℃,呛奶、咳嗽,有痰,咳不出,面色发绀,呼吸急促,双肺可闻及散在的干、湿啰音,该患儿目前最需要解决的护理问题是(　　)

A. 营养失调　　　　　　B. 体液不足

C. 气体交换受损　　　　D. 清理呼吸道无效

E. 低效性呼吸型态

15. 患儿,女,7岁。发热、咳嗽、咳痰6天,痰液黏稠,不易咳出,食欲差。查体:T 37.5℃,R 24次/分,P 72次/分,肺部少量湿啰音。护士应首先采取的护理措施是(　　)

A. 立即降温　　　　　　B. 少食多餐

C. 雾化吸入　　　　　　D. 氧气吸入

E. 吸痰

**【A₃型题】**

(16～18题共用题干)

　　患儿,女,6个月。因咳嗽、咳痰2天,喘息伴发绀1小时入院。查体:T 37.9℃,P 150次/分,R 68次/分,呼吸困难,口周发绀,鼻翼扇动、三凹征明显,双肺大量细湿啰音,X线片示双肺大小不等的片状阴影。

16. 护士考虑该患儿最可能的诊断是(　　)

A. 支气管炎　　　　　　B. 支气管肺炎

C. 支气管哮喘　　　　　D. 腺病毒肺炎

E. 哮喘性支气管炎

17. 护士提出的最主要的护理问题是(　　)

A. 体液不足　　　　　　B. 活动无耐力

C. 低效性呼吸型态　　　D. 气体交换受损

E. 清理呼吸道无效

18. 护士首先应给予的护理措施是(　　)

A. 立即降温　　　　　　B. 少食多餐

C. 雾化吸入　　　　　　D. 氧气吸入

E. 病室内空气流通,温、湿度适宜

(19、20题共用题干)

　　患儿,男,5个月。因发热、咳嗽2天,喘息1天入院,体检:T 39.5℃,P 150次/分,R 50次/分,烦躁不安,面色灰白,呼吸困难,两肺有细湿啰音。诊断为支气管肺炎。

19. 为缓解呼吸困难,保持呼吸道通畅,患儿宜采取的体位是(　　)

A. 去枕平卧位　　　　　B. 左侧卧位

C. 右侧卧位　　　　　　D. 头高位或半卧位

E. 膝胸卧位

20. 护士在为患儿进行静脉输液时,其输液速度应控制在每小时每千克体重(　　)

A. 2ml　　　　B. 5ml　　　　C. 7ml

D. 8ml　　　　E. 10ml

(李素玲)

# 第9章

# 循环系统疾病患儿的护理

## 第1节　小儿循环系统解剖生理特点

### 一、心脏的解剖、生理特点

**1. 心脏的形成及位置**　心脏在胚胎发育的关键时期是胎儿期的第2~8周。在胎儿期的第2周,原始心脏为一纵行管道,约于第3周发生扭转,第4周形成心室与心球间隔,第5周则心房间隔形成,至胎儿第8周心室间隔发育完成。至此,四腔心形成。与此同时,动脉总干间隔分为肺动脉及主动脉,肺动脉与右心室相连,而主动脉与左心室相通。此时若受到不良影响则易形成先天性心脏畸形。

新生儿心脏呈横位且位置较高,心尖搏动点在第4肋间锁骨中线外约1cm。2岁以后,横位逐渐下移成斜位;5~6岁时位于第5肋间锁骨中线上;7岁以后移至第5肋间锁骨中线内约1cm。

**2. 心率**　小儿年龄越小,心率越快;且在活动、哭闹、精神紧张或体温升高时易加速。正常新生儿心率为120~140次/分,1岁以内为110~130次/分,2~3岁为100~120次/分,4~7岁为80~100次/分,8~14岁为70~90次/分。

**3. 血压**　小儿的血压随年龄的增长逐渐增高。因小儿年龄越小心搏出量相对较少,且血管口径较粗、动脉壁柔软,故血压亦较低。正常小儿1岁以内收缩压为70~80mmHg(9.3~10.67kPa)。2岁以后血压可通过以下公式计算:

收缩压=年龄×2+80mmHg(年龄×0.27+10.67kPa)

舒张压=收缩压×2/3。

小儿测量血压的方法与成人基本相同,但应注意血压计袖带的宽度约占小儿上臂长度的2/3;若袖带过宽则测得的血压偏低,袖带过窄可使测得的血压偏高。

### 二、胎儿血液循环特点及出生后变化

**1. 正常胎儿血液循环**　胎儿时期的血液循环主要是通过胎盘与母体进行营养、代谢产物以及气体的交换。来自母体的动脉血经胎儿的脐静脉进入胎儿体内,流经胎儿肝下缘后分成两支:一支进入胎儿肝与门静脉吻合而后入肝静脉至下腔静脉;另一支则经静脉导管直接汇入下腔静脉;同时来自胎儿下半身的静脉血亦进入下腔静脉与此动脉血混合(以动脉血为主)共同进入右心房。此时约有1/3的血液直接经卵圆孔流入左心房,再经左心室泵入升主动脉,以供应胎儿的心脏、脑及上肢;其余2/3则入右心房,与来自胎儿上腔静脉回流的、上半身的静脉血混合后(以静脉血为主)流入右心室。右心室的血液泵入肺动脉后亦分成两支:一支经肺动脉流入肺,但因胎儿肺处于压缩状态,肺血管阻力大,只有少量血进入肺

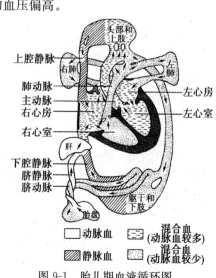

图9-1　胎儿期血液循环图

循环回流至左心房；另一支则大部分血液经动脉导管与来自升主动脉的血混合(以静脉血为主)流入降主动脉，以供应胎儿的腹腔脏器及下肢，同时经脐动脉回流至胎盘，重新换取营养和气体(图9-1)。

由此可见，胎儿血液循环只有体循环，没有有效的肺循环；具有静脉导管、卵圆孔、动脉导管三个特殊通道；其体内绝大部分是混合血，其中肝的含氧量最高，其次为心、脑及上肢，腹腔脏器及下半身含氧量最低。

**2. 出生后血循环改变**　胎儿出生后，脐血管被剪断，胎盘血液循环终止。随即呼吸建立，肺开始进行气体交换，出现有效的肺循环，至此出生后婴儿有两个循环，即体循环与肺循环。当肺循环建立后，肺小动脉管壁逐渐扩张、变薄，肺循环压力降低，同时，肺血流量增多，左心房回流血量增多，左心压力增高。当左心房压力高于右心房时，卵圆孔瓣膜功能上关闭，至生后5～7个月则大多解剖上关闭。其次，因体循环压力升高及肺循环压力下降，动脉导管血流逐渐减少，动脉导管逐渐收缩、闭塞，最后血流停止，形成动脉韧带。绝大部分婴儿于1岁内形成解剖上关闭，若动脉导管未闭，则存在畸形。

# 第2节　先天性心脏病

## 案例 9-1

患儿，男，5岁。从小体质弱，易感冒。剧烈活动后伴气促，发绀不明显。查体：体格瘦小，面色苍白。胸骨左缘第2肋间可闻及粗糙连续性机器样杂音，可闻及股动脉枪击音，触及水冲脉。胸部X线检查：左心房、左心室增大，肺动脉段凸出，可见"肺门舞蹈征"。

**讨论分析：**

1. 该患儿最可能的临床诊断是什么？其血流动力学分型为哪一类？
2. 根据患儿目前状况，其潜在的并发症有哪些？
3. 该患儿宜采用何种治疗方式？

先天性心脏病(congenital heart disease，CHD)，简称先心病，是胎儿期心脏及大血管发育异常而形成的心脏畸形，是小儿最常见的心脏病。

# 一、病　　因

胎儿心脏发育的过程中，若受到不良因素影响，使心脏某一部分发育停顿或异常，即出现先天性心脏畸形。其病因尚未完全明确，目前认为其发生主要与遗传因素(内因)及环境因素(外因)或其两者相互作用有关。其中以环境因素(外因)多见。

**1. 内因**　主要与遗传有关，为单基因和染色体异常、多基因突变引起。如唐氏综合征患儿多合并心血管畸形；同一家庭中数人同患某一种先天性心脏病也说明了遗传在先心病中的作用。

**2. 外因**　是主要的影响因素，最主要的是早期宫内感染，如风疹病毒、流行性感冒病毒、流行性腮腺炎病毒、柯萨奇病毒等。其他的有接触大剂量的放射线；服用抗癌药、抗癫痫药、降糖药等药物；孕母患糖尿病、高钙血症等代谢紊乱性疾病；宫内缺氧或孕早期吸毒、酗酒等。

# 二、分　　类

先天性心脏病的分类很多，主要根据血流动力学变化(即心脏左、右两侧及大血管有无异常通道分类)及临床有无青紫表现，将其分为三种类型。

**1. 左向右分流型(潜伏青紫型)**　心脏左右两侧及大血管间有异常通道。在正常情况下，由于体循环压力大于肺循环压力，血流从左流向右而不出现青紫。当患儿剧烈哭闹、屏气或其他任何病理情况,致肺动脉或右心压力增高并超过左心压力时,血液从右流向左而出现短暂性青紫,故又称为潜伏青紫型。此型患儿随病情发展严重,肺小动脉发生器质性病变,出现肺血管阻塞,肺动脉压力过高,出现持续右向左分流,临床表现为持续青紫,即为艾森曼格综合征。此时已无手术矫正的意义。常见的如室间隔缺损(VSD)、房间隔缺损(ASD)、动脉导管未闭(PDA)等。

**2. 右向左分流型**(青紫型)　右侧心血管腔内的静脉血,通过左、右两侧心血管腔内的异常交通流向左侧心血管腔,使得大量静脉血注入体循环,临床出现持续性青紫。常见的如法洛四联症(TOF)、完全性大动脉转位等。

**3. 无分流型**(无青紫型)　心脏左、右两侧或大血管间无异常通路和分流,临床无青紫表现。常见的如主动脉缩窄、肺动脉瓣狭窄、右位心等。

# 三、几种常见先天性心脏病的临床表现

## (一)室间隔缺损

室间隔缺损(ventricular septal defect,VSD)指的是左心室和右心室间隔在胚胎发育不全,形成异常通道,血液自左向右分流,导致体循环血量减少而肺循环血量增多。室间隔缺损是先天性心脏病最常见的畸形,可单独存在,亦可合并其他畸形(图9-2)。

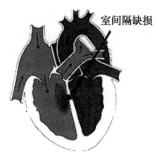

图 9-2　室间隔缺损

**1. 症状**　室间隔缺损临床症状轻重取决于缺损的大小。缺损在0.3~1.0cm为小至中型缺损,此型患儿可无症状,仅在剧烈运动时发生呼吸急促,一般不影响生长发育。缺损大于1.0cm为大型缺损,使得左向右分流明显增多,左向右分流使体循环减少而肺循环增多。体循环减少时,患儿平时面色苍白、乏力,活动后易心悸、多汗,喂养困难,生长发育落后,体格瘦小。肺循环血量增多,使肺循环充血,患儿气体交换受损,易出现呼吸急促、呼吸系统感染、心力衰竭等并发症。肺循环血量持续增多还可使肺动脉扩张,压迫喉返神经而引起干咳、声音嘶哑。患儿一般不出现青紫,仅在活动耐力低下或剧烈哭闹、屏气时出现青紫。

**2. 体征**　患儿心界扩大,心尖搏动向左下移位。典型体征为胸骨左缘3、4肋间闻及Ⅲ~Ⅳ级粗糙全收缩期杂音,向心前区广泛传导,并可触及收缩期微震颤。肺动脉瓣区第二心音亢进。随着病情加重,出现严重的肺动脉高压,血流逆转为右向左分流时,原收缩期杂音可减弱或消失,而肺动脉瓣区第二心音显著亢进。

## (二)房间隔缺损

房间隔缺损(atrial septal defect,ASD)是心房间隔在胚胎期发育不良所致。房间隔缺损的发病占先天性心脏病的5%~10%(图9-3)。

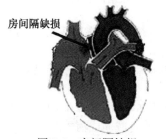

图 9-3　房间隔缺损

**1. 症状**　房间隔缺损的临床表现类似于室间隔缺损。其症状亦与房间隔缺损的大小有关。缺损小者临床症状可不明显,仅在体格检查时发现相应心脏杂音而确诊;亦有部分患者直至青春期病情加重才得以发现,因而延误治疗。缺损较大者,左向右分流量大,体循环减少使得活动无耐力,影响生长发育;肺循环充血明显,易患支气管肺炎等并发症。当患儿剧烈哭闹、屏气,或出现其他肺循环压力增高现象时,右心房压力超过左心房,出现短暂性右向左分流而出现青紫。

**2. 体征**　患儿心界扩大,心前区隆起,触诊可有抬举性搏动。大多数病例可于胸骨左缘第2、3肋间闻及粗糙收缩期杂音。肺动脉瓣区第二心音亢进及固定分裂。若左向右分流量大时,可于胸骨左缘第4、5肋间听到舒张期隆隆样杂音(三尖瓣相对狭窄所致)。

### (三)动脉导管未闭

动脉导管未闭(patent ductus arteriosus,PDA)指的是出生后动脉导管持续开放,受较高的体循环压力的影响,血液从主动脉经导管流向肺动脉,并产生病理生理改变的一种心脏畸形。其发病率约占先天性心脏病的15%,常见于早产儿(图9-4)。

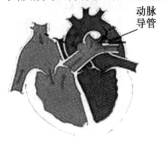

图9-4 动脉导管未闭

**1.症状** 临床症状轻重取决于导管的粗细。导管较细则分流量较少,患儿症状轻或无症状。导管较粗分流量大时,患儿常有呼吸急促,疲乏,活动后心悸、多汗,生长发育落后等表现。易出现反复呼吸道感染,甚至心力衰竭。当各种诱因使得患儿肺动脉压高于体循环压力时,血流自肺动脉向主动脉分流,出现青紫,但此时为差异性青紫,即右上肢无青紫,左上肢轻度青紫,下半身明显青紫。

**2.体征** 患儿心界向左下扩大,心前区隆起,心尖搏动增强。胸骨左缘第2肋间可闻及连续性机器样杂音,杂音可向左上传导至锁骨下,伴有收缩期或连续性细震颤。肺动脉瓣区第二心音亢进。由于舒张压明显降低,脉压增大,导致出现周围血管征:股动脉枪击音,毛细血管搏动征,水冲脉。

左向右分流型先天性心脏病并发症:反复支气管肺炎、充血性心力衰竭、感染性心内膜炎等。

### (四)法洛四联症

法洛四联症(tetralogy of Fallot,TOF)是右向左分流型先天性心脏病最常见的一种类型,其发病率占所有先天性心脏病的10%~15%。由四种心脏畸形组成:肺动脉狭窄、室间隔缺损、右心室肥厚、主动脉骑跨。其中最重要的是肺动脉狭窄,对患儿的临床症状有着决定性作用(图9-5)。

**1.症状**

(1)青紫:是本病的主要症状,为全身性青紫,在唇、球结合膜、指(趾)甲床等尤为明显。青紫出现的早晚、程度与肺动脉狭窄成正比。因患儿血氧含量低下,活动耐力下降,常在吃奶、活动、哭闹、情绪激动等情况下出现青紫加重及气促。

(2)蹲踞现象:患儿多在行走、游戏时出现自主下蹲动作。原因为蹲踞时下肢屈曲,静脉回流减少,同时下肢动脉受压,使体循环压力增高,右向左分流减少,继而缓解缺氧症状。

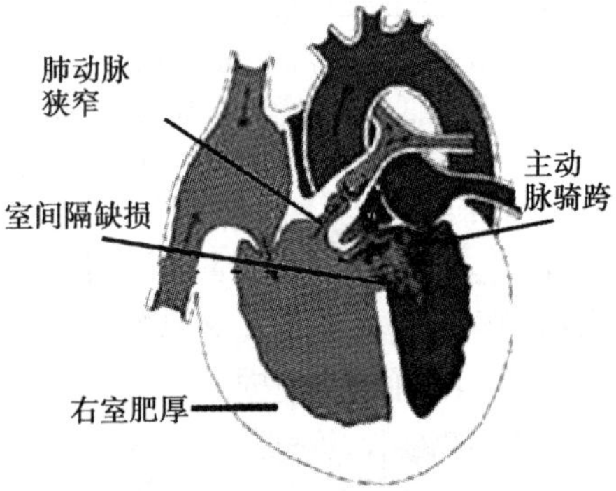

(3)阵发性脑缺氧发作:一般出现在患儿哭闹、吃奶、情绪激动、感染及贫血时。表现为阵发性呼吸加深加快,重者出现晕厥、抽搐甚至死亡。此为狭窄的肺动脉漏斗部肌肉突发痉挛,造成一过性肺动脉梗阻,脑缺氧加重所致。

图9-5 法洛四联症

(4)杵状指(趾):指的是患儿指(趾)端肿大如鼓槌状。此为长期缺氧,导致指(趾)端毛细血管扩张增生,随之局部软组织和骨组织增生肥大所致。

**2.体征** 患儿生长发育落后,部分智力低下。心前区稍隆起,胸骨左缘第2~4肋间可闻及粗糙收缩期杂音,其响度与肺动脉狭窄程度成反比。肺动脉瓣区第二心音减弱或消失。

**3.并发症** 由于长期缺氧,红细胞代偿性增多,血液粘黏度的增加,患儿易出现脑血栓,在呕吐、腹泻、发热、出汗时尤需注意。若血栓为细菌性,则易形成脑脓肿。由于心脏存在缺损,本病亦易出现感染性心内膜炎。

几种常见先天性心脏病临床特点见表9-1。

表 9-1　几种常见先天性心脏病临床特点

| | 左向右分流型 | | | 右向左分流型 |
| --- | --- | --- | --- | --- |
| | 房间隔缺损 | 室间隔缺损 | 动脉导管未闭 | 法洛四联症 |
| 症状 | 平时面色苍白、乏力,活动后易心悸、多汗,喂养困难,生长发育落后,体格瘦小 | | | 青紫、喜蹲踞、杵状指(趾)、阵发性缺氧发作、生长发育落后、疲乏无力 |
| 心脏杂音 | 第2、3肋间闻及粗糙收缩期杂音 | 第3、4肋间闻及Ⅲ~Ⅳ级粗糙全收缩期杂音 | 第2肋间闻及连续性机器样杂音 | 第2~4肋间可闻及粗糙收缩期杂音 |
| 肺动脉瓣区第二心音 | 亢进 | 亢进 | 亢进 | 减低 |
| X线检查 | 右心房、右心室大　左、右心室大　　　左心房、左心室大　肺动脉段凸出,肺野充血,有"肺门舞蹈征" | | | 右心室大、"靴形心"肺动脉段凹陷,肺野清晰,无"肺门舞蹈征" |
| 并发症 | 反复支气管肺炎、充血性心力衰竭、感染性心内膜炎等 | | | 血栓形成、阵发性脑缺氧发作、感染性心内膜炎等 |

# 四、辅 助 检 查

**1. 心电图**　可提示心肌是否有肥厚,心脏传导系统是否异常等。

**2. X线检查**　可见不同的心影增大或心型改变(表9-1)。

**3. 超声心动图**　是一项应用广泛,无痛、非侵入性检查。能显示心脏结构变化,明确缺损部位、缺损大小、血液分流情况等信息。

**4. 心导管及心血管造影**　可明确诊断及决定手术治疗方案等。

# 五、处 理 原 则

**1. 内科治疗**　主要目的是维持患儿的正常生活,保证患儿的生存质量,防治并发症,使之安全到达手术的年龄或提高术后生存能力。动脉导管未闭患儿可于生后第1周内予吲哚美辛(消炎痛)或前列腺素抑制剂促进动脉导管的关闭。

**2. 外科治疗**　为根本的治疗措施。目前常用手术或介入治疗。左向右分流型先天性心脏病患儿大多可达到治愈可能。房间隔缺损和室间隔缺损患儿手术适宜年龄为3~5岁。动脉导管未闭患儿1岁内可先观察等待其自行闭合,无法闭合者于1~6岁给予介入或手术治疗。但对临床症状重或并发心力衰竭患儿可不受年龄限制。若患儿出现艾森曼格综合征则不适宜进行手术。法洛四联症患儿大部分可施行根治术,其最适宜手术年龄为5~9岁,对于病情危重者可先予姑息术缓解症状。

# 六、护 理 问 题

**1. 活动无耐力**　与体循环减少致供血、供氧不足及血氧饱和度低下有关。

**2. 营养失调:低于机体需要量**　与喂养困难有关。

**3. 有感染的危险** 与生长发育落后致机体抵抗力低下及肺循环充血有关。

**4. 潜在并发症** 充血性心力衰竭、感染性心内膜炎、急性脑缺氧发作、脑血栓等。

**5. 焦虑** 与家长对疾病的危害及手术的担忧有关。

---

**案例 9-2**

患儿，女，3 岁。生后 3 个月出现青紫，生长发育落后，喜蹲踞，杵状指(趾)，诊断为法洛四联征。10 分钟前与小朋友玩耍后突然发生晕厥。

讨论分析：

1. 该患儿最可能出现哪种并发症？

2. 应给予该患儿怎样的急救处理？

---

# 七、护 理 措 施

**1. 制定合适的生活制度，促进心功能的恢复**

(1)休息：安排好患儿的作息时间，保证充足的睡眠、休息；注意环境的安静及患儿情绪的稳定，避免患儿剧烈地哭闹或过于兴奋。同时根据病情适当地活动，以提高其生活质量及增强自身体质。法洛四联症患儿常在活动时出现蹲踞现象，家长切不可强行将患儿拉起。

(2)饮食：给予高热量、高蛋白、维生素丰富、易消化的饮食，以补充机体的需要量及提高抵抗力。尤应注意补充纤维素以保持大便通畅，避免便秘。少量多餐，避免过饱。对于喂养困难患儿要耐心，根据病情可采用间歇喂养或喂养前予以吸氧，必要时可予滴管吸入喂养。而对法洛四联症患儿需予充足液体防止血栓形成。心功能不全患儿应限制钠的摄入。

**2. 给予合适护理，预防感染** 注意日常护理，根据天气变化适当增减衣物，防止受凉。在疾病流行季节注意保护性隔离，避免到人多公共场所。患儿除并发心力衰竭外均应按时进行预防接种。在接受小手术时应严格执行无菌操作，给予足量抗生素预防感染；一旦感染，应积极治疗，防止并发亚急性细菌性心内膜炎。

**3. 密切观察病情，防止并发症的发生**

(1)充血性心力衰竭：先天性心脏病输液量不宜太多，速度不宜过快。注意观察病情，若患儿出现呼吸、心率突然增快、面色苍白、烦躁不安、肝大、水肿等心力衰竭表现，应及时减慢输液速度，给予半卧位或端坐位，及时报告医生，给予吸氧、镇剂、强心、利尿等治疗。

(2)缺氧发作：法洛四联症患儿在活动、哭闹、感染、便秘等情况下易诱发缺氧发作，应注意预防这些现象的出现。若患儿因此出现阵发性呼吸困难、晕厥、抽搐等应考虑缺氧发作的可能。此时应给予患儿膝胸卧位、吸氧，报告医生，配合医生给予吗啡及普萘洛尔抢救治疗。

(3)血栓形成：法洛四联症患儿体液不足时易形成血栓，尤其是脑血栓。故在呕吐、腹泻、发热、夏季或出汗时应注意补充液体，必要时给予静脉补液。

**4. 药物治疗的护理** 洋地黄类药物是本病常用的药物。因其治疗量与中毒量非常接近，故在应用时应注意防止中毒。具体措施如下：精确计算剂量及抽取药液；应用药物前数脉搏，若婴幼儿脉率每分钟少于 90 次，年长儿每分钟少于 60 次或脉律不齐时，应暂停用药并报告医生；观察药物作用，如患儿用药后脉搏减慢、搏动增强、心音有力、呼吸好转等提示有效；观察毒副作用：如患儿出现食欲不振、恶心、呕吐、腹泻、头晕、嗜睡、复视、黄视，心律失常等提示洋地黄药物中毒应立即停药，给予相应处理；注意与其他药物合用情况；不能同时使用钙剂(与此药有协同作用)，应注意补钾(低血钾可促使洋地黄中毒)。

**5. 减轻焦虑与恐惧** 医护人员应有爱心和耐心，体贴、关心患儿，与其建立良好的护患关系,消除患儿的紧张心理;指导、鼓励患儿进行适当的活动及力所能及的劳动,提高他们对生活的信心;及时排查可能的心理问题;对家长和年长儿解释病情及治疗、预后,使他们了解本病是可以通过手术治愈或部分矫治,以解除其焦虑,增强治愈的信心。

## 八、健康教育/出院指导

指导患儿家长制订患儿生活作息及活动计划;指导合理的饮食及喂养方式;指导家长进行日常护理,预防各种感染及指导家长观察病情,及时发现并发症;告知应定期检查身体,以使患儿安全到达手术年龄或提高手术后生存能力。

**案例9-1 护理分析**
　1.患儿目前诊断:动脉导管未闭,其属左向右分流型。
　2.潜在并发症有:①呼吸系统感染;②心力衰竭;③亚急性细菌性心内膜炎等。
　3.根据患儿的年龄,目前宜采用外科手术或心导管术治疗。
**案例9-2 护理分析**
　1.患儿合并了脑缺氧发作。
　2.应置患儿于膝胸卧位、给予吸氧,报告医生并配合医生使用吗啡、普萘洛尔等药物。

# 第3节　病毒性心肌炎

病毒性心肌炎(viral mylcarditis)是指病毒侵袭心肌细胞引起的局限性或弥漫性的炎症病变,为最常见的感染性心肌炎。

## 一、病因及发病机制

引起病毒性心肌炎的病毒有很多:柯萨奇病毒、埃可病毒、脊髓灰质炎病毒、腺病毒、呼吸道合胞病毒、麻疹病毒、风疹病毒、水痘病毒、流行性腮腺炎病毒、肝炎病毒、巨细胞病毒、艾滋病毒、EB病毒和单纯疱疹病毒等。其中以柯萨奇 $B_3$ 病毒感染最常见。

本病的发病机制尚未阐明。目前大多认为,在病毒感染初期与病毒直接侵犯心肌细胞引起急性炎症细胞浸润、心肌坏死、变性有关。但慢性心肌病变则是由免疫介导的。病毒特异性细胞毒 T 淋巴细胞及自身反应性 T 淋巴细胞使心肌溶解、肌浆凝固,在心肌纤维变性的同时还可见纤维母细胞增生及斑痕组织,最终导致扩张型心肌病。近年还有研究认为本病与氧自由基损害心肌有关。

## 二、临床表现

**1.症状**　常出现在病毒感染初期或恢复期,且症状轻重悬殊。轻者可被患儿全身症状掩饰,重者可出现心源性休克或急性充血性心力衰竭而死亡。

患者心脏症状出现前常有发热、咽痛、全身酸痛、疲乏、恶心、呕吐、腹泻、皮疹等呼吸道或肠道病毒感染症状,若为麻疹或流行性腮腺炎等传染病则有其特异表现。继而出现心前区不适、心悸、胸闷、胸痛、头晕、呼吸困难、面色苍白、水肿等;极少数患者出现充血性心力衰竭或心源性休克。

**2.体征**
(1)可有面色苍白、呼吸困难、体温升高、血压下降、四肢湿冷或末梢发绀。
(2)各种心律失常:窦性心动过速,心动过缓,房室传导阻滞,频发房性、房室交界性或室性期前收缩等。

(3)心音低钝或有奔马律;若炎症累及心包膜,则可闻及心包摩擦音;一般无器质性杂音。

(4)心脏正常或轻度扩大,心肌损害严重时心脏扩大明显。

(5)心力衰竭时出现肺部啰音、颈静脉怒张、肝肿大、下肢水肿等。

# 三、辅 助 检 查

**1. 实验室检查**

(1)白细胞可轻度升高,C反应蛋白升高,急性期红细胞沉降率增快。

(2)病程早期有肌酸磷酸激酶(CPK)、肌酸磷酸激酶同工酶(CPK-MB)、乳酸脱氢酶(LDH)及其同工酶($LDH_1$)、谷草转氨酶(AST)、心肌肌钙蛋白 I 或 T(cTnI 或 cTnT)均增高。其中 CPK-MB 对早期心肌损伤有较大意义,但 cTnI 或 cTnT 特异性更高。

(3)病原学检查:从咽拭子、粪便、血液、心包液中分离出病毒。病毒特异性抗体 IgM 检测阳性。

**2. 心电图检查** QRS 波群低电压,T 波平坦或降低、倒置,ST 段呈水平或下移,或 ST 段异常抬高。可见各种心律失常:窦性心动过速,心动过缓,房室传导阻滞,频发房性、房室交界性或室性期前收缩等。

**3. 影像学检查** 胸部 X 线、超声心动图检查,可出现心脏增大、心功能受损等表现。

# 四、处 理 原 则

本病目前尚无有效治疗措施。主要采用综合治疗。

**1. 休息** 急性期卧床休息,减轻心脏负荷。

**2. 保护心肌细胞** 给予1,6-二磷酸果糖、大量维生素 C、辅酶 $Q_{10}$ 等。

**3. 药物治疗** 应用大剂量丙种球蛋白及糖皮质激素减轻心肌损害。

**4. 对症治疗** 当出现心律失常、急性充血性心力衰竭、心源性休克等予以相应处理。

# 五、护 理 问 题

**1. 活动无耐力** 与心肌功能受损,组织供血、供氧不足有关。

**2. 潜在并发症** 各种心律失常、急性充血性心力衰竭、心源性休克等。

# 六、护 理 措 施

## (一)减轻心脏负荷,保护心肌细胞

**1. 一般护理** 给予高能量、高营养、易消化饮食,少食多餐,避免产气、刺激性食物。心力衰竭患儿给予低盐饮食。

**2. 休息** 患儿在急性期需卧床休息,待体温稳定后 3～4 周,身体恢复后逐渐增加活动量。恢复期应限制活动至少 6 个月。若患儿心脏扩大或并发心力衰竭应增加卧床休息至少 3～6 个月,心脏缩小或病情缓解后逐步增加活动。

## (二)密切观察病情,及时发现和处理并发症

**1. 心律失常** 密切观察患儿精神、面色、呼吸、脉搏、心率、心律、体温及血压,并予以记录。有明显心律失常者予连续心电监护,发现心动过速、心动过缓、房室传导阻滞、频发房性期前收缩、房室交界性期前收缩或室性期前收缩等应及时报告医生,配合医生予紧急处理。

**2. 心力衰竭** 当患儿出现呼吸、心率突然增快,面色苍白、心音低钝、颈静脉怒张、肝迅速增大、尿少或无尿、双下肢水肿等提示心力衰竭。应及时报告医生,置患儿于端坐位或半卧位;立

即吸氧;减慢输液速度;配合医生应用相应药物。

**3. 心源性休克** 当患儿烦躁不安、恐惧和精神紧张,面色苍白、肢端湿冷,心率增快,血压下降应警惕心源性休克的出现。积极抢救,配合医生使用血管活性药物。

# 七、健康教育/出院指导

向患儿家属介绍本病的发展特点及预后,减轻患儿家属的焦虑;强调休息及保持安静对减轻心脏负荷的重要性;积极配合治疗及护理。出院后注意休息及坚持治疗,并指导用药及观察药物副作用;定期到门诊复诊。

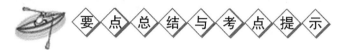

**要 点 总 结 与 考 点 提 示**

1. 不同年龄小儿的心率数值。
2. 小儿正常血压的估算方法。
3. 卵圆孔、动脉导管闭合的时间
4. 先天性心脏病的主要病因及分类。
5. 左向右分流先心病的临床表现及常见并发症。
6. 法洛四联症的 4 种畸形。
7. 小儿常见先心病的胸片改变。
8. 先天性心脏病患儿手术治疗年龄的选择。
9. 先天性心脏病的护理措施。

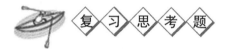

**复 习 思 考 题**

【A₁型题】

1. 胚胎心脏发育的关键时期是( )
  A. 胚胎第 2 周　　　　B. 胚胎第 2~4 周
  C. 胚胎第 3~4 周　　　D. 胚胎第 4~8 周
  E. 胚胎第 2~8 周

2. 下列哪种先天性心脏病属左向右分流型( )
  A. 法洛四联症　　　　B. 动脉导管未闭
  C. 右位心　　　　　　D. 主动脉缩窄
  E. 肺动脉狭窄

3. 法洛四联症患儿,要注意给予充足的液体以防止脱水,其目的是( )
  A. 防止心力衰竭　　　B. 防止肾衰竭
  C. 防止休克　　　　　D. 防止血栓栓塞
  E. 防止便秘

【A₂型题】

4. 患儿,男,4 岁。护士为其测量血压,测得收缩压为 90mmHg,推算其舒张压应为( )
  A. 40mmHg　　　　　B. 50mmHg
  C. 60mmHg　　　　　D. 70mmHg
  E. 80mmHg

5. 患儿,男,4 岁。体质差,反复患呼吸道感染。体检发现胸骨左缘第 2~3 肋间可闻及Ⅲ级收缩期杂音,肺动脉瓣区第二心音亢进,伴固定分裂。最可能的诊断是( )
  A. 房间隔缺损　　　　B. 室间隔缺损
  C. 动脉导管未闭　　　D. 法洛四联症
  E. 右位心

6. 患儿,10 个月。出生后反复呼吸道感染。3 天前发热、咳嗽,今日出现气促、烦躁不安。查体:体温 38.7℃,呼吸 64 次/分,心率 185 次/分,胸骨左缘第 3~4 肋间闻及Ⅳ级收缩期杂音,肺动脉瓣区第二心音亢进,肝肋下 3cm,双下肢轻度水肿。最可能的诊断是( )
  A. 室间隔缺损
  B. 室间隔缺损合并肺炎
  C. 室间隔缺损合并心力衰竭
  D. 室间隔缺损合并肺炎和心力衰竭
  E. 房间隔缺损合并肺炎和心力衰竭

7. 患儿,8 个月。房间隔缺损并发心力衰竭,现用洋地黄类药物治疗。当出现下列哪种情况时应及时停用强心苷药物( )
  A. 尿量增多　　　　　B. 心动过缓

C. 肝脏回缩    D. 水肿消退

E. 呼吸减弱

【A₃型题】

(8～10题共用题干)

  患儿,男,2岁。自6个月起出现青紫,现发热、咳嗽3日,今晨哭闹后突然出现晕厥入院。体温37.8℃,咽充血,胸骨左缘闻及心脏杂音,双肺呼吸音稍粗,无干、湿性啰音,指(趾)端发绀明显。胸部X线检查:肺野透亮度增加,肺动脉段凹陷,肺门血管影缩小,呈"靴形"心。

8. 该患儿可能患的先天性心脏病是(  )

 A. 动脉导管未闭  B. 室间隔缺损

 C. 房间隔缺损  D. 法洛四联症

E. 肺动脉狭窄

9. 该种先天性心脏病血流动力学分型为(  )

 A. 左向右分流型  B. 右向左分流型

 C. 无分流型

 D. 左向右、右向左分流型

 E. 以上都不是

10. 该患儿现可能出现的并发症是(  )

 A. 支气管肺炎  B. 心力衰竭

 C. 亚急性细菌性心内膜炎

 D. 脑血栓    E. 脑缺氧发作

(何晓秋)

# 第10章

# 泌尿系统疾病患儿的护理

## 第1节　小儿泌尿系统解剖生理特点

### 一、解剖特点

**1. 肾**　小儿年龄越小,肾相对越大,位置越低。婴儿期肾位置较低,下极可低至髂嵴以下第4腰椎水平,2岁以后才达到髂嵴以上,故2岁以内小儿腹部触诊时容易扪及。新生儿肾表面呈分叶状,2～4岁时消失。

**2. 输尿管**　婴幼儿输尿管长而弯曲,管壁肌肉及弹力纤维发育不全,故容易受压扭曲,导致尿潴留和泌尿系感染。

**3. 膀胱**　婴儿膀胱位置比年长儿和成人高,尿液充盈时其顶部常在耻骨联合以上;随着年龄的增长,逐渐降入骨盆内。

**4. 尿道**　女婴尿道较短,新生儿尿道仅为1cm,尿道外口暴露,且接近肛门,易被粪便污染,上行感染较男婴多。男婴尿道较长,但包皮过长、包茎污垢积聚时也可引起上行感染。

### 二、生理特点

**1. 肾功能**　新生儿出生时肾单位数量已达成人水平,但其生理功能尚不完善,调节机制也不成熟。新生儿出生时的肾小球滤过率,平均仅约20ml/(min·1.73m²)。肾小管的功能不够成熟,对水钠的负荷调节较差,在应激状态下,往往不能做出相应的反应,容易出现水钠潴留和水肿。初生婴儿对尿的浓缩功能差,尿最高渗透压仅700mmol/L(成人可达1400mmol/L),到一岁半时达到成人水平。

**2. 排尿次数及尿量**　93％新生儿出生后24小时内开始排尿,99％在48小时内排尿。新生儿出生后头几天内,其液体摄入量少,每天排尿仅4～5次。一周后,小儿新陈代谢旺盛,进水量逐渐增多,而膀胱容量相对较小,排尿次数可增加到20～25次/日。1岁时每天排尿15～16次/日;学龄前期和学龄期减至6～7次/日。新生儿正常尿量为每小时1～3ml/kg;每小时<1.0ml/kg为少尿,每小时<0.5ml/kg为无尿。正常每日尿量(ml)约为(年龄-1)×100+400。婴儿每昼夜尿量为400～500ml,幼儿为500～600ml,学龄前儿童为600～800ml,学龄儿童为800～1400ml。一昼夜学龄儿童尿量<400ml,学龄前儿童<300ml,婴幼儿<200ml为少尿。一昼夜尿量<50ml为无尿。

**3. 小儿尿液的特点**

(1)正常情况下小儿尿色呈淡黄色,pH 5～7。新生儿出生后前几天尿色较深,因含较多的尿酸盐,放置后有红褐色沉淀。寒冷季节婴幼儿尿在排出后变为白色浑浊,是由于尿中有盐类结晶所致。

(2)正常新生儿尿比重较低,为1.006～1.008,尿渗透压平均为240mmol/L,婴幼儿尿渗透压为50～600mmol/L,儿童尿渗透压通常为500～800mmol/L,尿比重通常为1.010～1.025。

(3)正常儿童尿中可排泄微量蛋白,定量小于100mg/d,超过200mg/d为异常。一次尿蛋白

(mg/dl)/肌酐(mg/dl)≤0.2。

(4)尿沉渣和 Addis 计数:正常小儿新鲜离心尿沉渣红细胞<3 个/HP,白细胞<5 个/HP,管型(一);12 小时 Addis 计数蛋白质<50mg,红细胞<50 万,白细胞<100 万,管型<5000 个。

# 第 2 节　急性肾小球肾炎

**案例 10-1**

　　患儿,男,6 岁。咽部不适 3 周,水肿、尿少 1 周。3 周前咽部不适,轻咳。近 1 周感双腿发胀,双眼睑水肿,晨起时明显,同时尿量减少,尿色较红。入院查体:T 36.5℃,P 80 次/分,R 18 次/分,BP 130/90mmHg,眼睑水肿,巩膜无黄染,咽红,扁桃体不大,心肺无异常,腹软,肝脾不大,移动性浊音(一),双肾区无叩痛,双下肢呈非凹陷性水肿。实验室检查:血 Hb 140g/L,WBC 7.7×10⁹/L,PLT 210×10⁹/L,尿蛋白(＋＋),定量 3g/24h,尿 WBC 0～1/HP,RBC 20～30/HP,偶见颗粒管型,血 IgG、IgM、IgA 正常,C3 0.5g/L,ASO 800IU/L。

讨论分析:

1. 该患儿患的是什么疾病? 典型的临床表现是什么?

2. 根据患儿目前状况,其主要的护理问题有哪些?

3. 对该患儿实施的主要护理措施有哪些?

4. 应如何开展健康教育?

　　急性肾小球肾炎(acute glomerulo nephritis,AGN)简称急性肾炎,是一组由不同病因所致的感染后免疫反应引起的急性弥漫性肾小球炎性病变,临床表现为急性起病,多有前驱感染,血尿、蛋白尿、高血压、水肿和少尿。

　　本病是小儿泌尿系统常见疾病,多见于 5～14 岁小儿,尤其是 6～7 岁小儿,小于 2 岁者少见,男女比例为 2∶1。发病以秋冬季节多见,大多数预后良好,少数可能迁延。

## 一、病因及发病机制

　　急性肾小球肾炎常于感染后发病,其最常见的致病菌为 A 组 β 型溶血性链球菌,偶见于病毒、葡萄球菌、肺炎球菌、伤寒杆菌、白喉杆菌及原虫类如疟原虫、血吸虫等感染。细菌感染后,多数通过抗原刺激机体产生相应的抗体,形成抗原抗体复合物,沉积在肾小球毛细血管并激活补体,释放出多种生物活性产物,引起免疫反应和炎症反应,使肾小球毛细血管产生病理和功能变化,导致肾小球毛细血管管腔狭窄,甚至阻塞,肾小球血流量减少,滤过率下降,体内水钠潴留,出现一系列临床表现。

## 二、临 床 表 现

　　本病的临床表现轻重不一,轻型可为亚临床型,临床症状不明显,重者可出现循环充血、高血压脑病、急性肾衰竭而危及生命。

　　**1. 前驱感染**　患者大多有前驱感染史,上呼吸道链球菌感染后潜伏期为 1～2 周,以扁桃体炎常见,可见猩红热;夏季皮肤感染多见,感染者潜伏期时间较长,为 3～4 周。

　　**2. 典型表现**　起病时可有发热、食欲减退、疲倦、乏力、头晕、腰部钝痛等非特异性症状。部分患者尚可见呼吸道或皮肤感染病灶。主要症状如下:

　　(1)血尿:几乎所有患者均有血尿,轻者仅有镜下血尿,约 40％为肉眼血尿。尿色呈均茶褐色或烟蒂水样,也可呈洗肉水样。肉眼血尿多在 1～2 周消失后转为镜下血尿,而镜下血尿一般可持续数月。同时伴有不同程度的蛋白尿,但多数低于 3.0g/d,少数超过 3.5g/d。

(2)水肿、少尿:常为起病早期症状,70%患儿有水肿,轻者为晨起眼睑及颜面部水肿,严重时可遍及全身,水肿多呈非凹陷性。同时伴尿量减少。

(3)高血压:30%~80%患者出现高血压,多为轻、中度的血压增高,一般学龄前儿童>120/80mmHg,学龄儿童>130/90mmHg,偶可见严重的高血压。一般恢复较迅速,高血压与水肿的程度常平行一致,并且随利尿消肿而恢复正常。

**3. 严重表现** 少数病例在疾病早期(2 周内)可出现下列严重症状。

(1)严重循环充血:由于水钠潴留,血容量增加而出现循环充血,轻者仅表现为气急,心率增快,肺部出现少许湿啰音等。严重者出现呼吸困难,端坐呼吸,颈静脉怒张,咳粉红色泡沫痰,两肺满布湿啰音,心界扩大,心率加快,甚至出现奔马律,肝大压痛,水肿加剧等。

(2)高血压脑病:发生率 5%~10%,由于血压(尤其是舒张压)骤升,超过脑血管代偿性收缩机制,使脑组织血流灌注急剧增多而发生脑水肿。一般血压在 150~160/100~110mmHg 以上,同时伴有视力障碍、惊厥或昏迷三项症状之一者即可诊断。常表现为剧烈头痛、呕吐、嗜睡、神志不清、复视或一过性失明,严重者有阵发性惊厥及昏迷。

(3)急性肾衰竭:患儿少尿或无尿,出现电解质紊乱和代谢性酸中毒及氮质血症。一般 3~5 天后随尿量增加,病情好转。

# 三、辅 助 检 查

**1. 尿液** 镜下除多少不等的红细胞外,可见透明、颗粒或红细胞管型,尿蛋白定性多为(+~+++)之间,

**2. 血液** 有轻度贫血,与血容量增多、血液稀释有关。血清抗链球菌抗体(抗链球菌溶血素"O"、抗透明质酸酶、抗脱氧核糖核酸酶)升高,提示新近链球菌感染,是诊断链球菌感染后肾炎的依据。红细胞沉降率加快,血清总补体及 C3 90%在病程早期显著下降,多在 6~8 周恢复正常。少尿期有轻度氮质血症,尿素氮、肌酐暂时升高。

# 四、处 理 原 则

本病为自限性疾病,无特殊疗法。治疗以休息及对症治疗为主。消除残留感染灶,加强护理,住院观察和防止急性期合并症,保护肾功能。

**1. 急性期** 卧床休息,待肉眼血尿消失、水肿消退及血压恢复正常后逐步增加活动量。

**2. 水肿、高血压者** 应给予低盐(每日 3g 以下)饮食。明显少尿的急性肾衰竭者需限制液体入量。氮质血症时应限制蛋白质摄入,以优质动物蛋白为主。

**3. 控制感染** 一般应用青霉素肌内注射 7~10 天;青霉素过敏者改用红霉素,避免使用肾毒性药物。

**4. 对症治疗**

(1)利尿:控制水盐入量,仍水肿、少尿者可用噻嗪类利尿剂,如氢氯噻嗪 1~2mg/(kg·d),分 2~3 次口服。无效时可静脉注射强效的袢利尿剂,如每次呋塞米 1mg/kg,每天 1~2 次。

(2)降压:经上述处理血压仍持续升高者给予降压药。首选硝苯地平(心痛定)0.25~0.5mg/(kg·d),最大剂量不超过 1mg/(kg·d),分 3 次口服。卡托普利,初始剂量 0.35~0.5mg/(kg·d),最大剂量 5~6mg/(kg·d),分 3 次口服,与硝苯地平交替使用效果更佳。

(3)高血压脑病:首选硝普钠,5~20mg 加入 5%葡糖糖溶液 100ml 中,以 1μg/(kg·min)速度静脉滴注。此药降压效果快,应严密监测血压,随时调整滴速,最快不得超过 8μg/(kg·min)。同时给予地西泮止痉及呋塞米利尿脱水等。

(4)严重循环充血:应严格控制水、钠入量和用强利尿剂(如呋塞米)促进液体排出;如已发生肺水肿则可用硝普钠扩张血管降压;使用快速强心药,如毛花苷 C,但剂量宜小,且不必维持治疗。

(5)急性肾衰竭:及时处理水、电解质紊乱,必要时采用透析治疗。

# 五、护 理 问 题

**1. 体液过多** 与肾小球滤过率下降有关。
**2. 活动无耐力** 与水肿、血压升高有关。
**3. 潜在并发症** 高血压脑病、严重循环充血、急性肾衰竭。
**4. 知识缺乏** 患儿及家长缺乏本病的护理知识。

# 六、护 理 措 施

**1. 体液过多的护理**

(1)休息:起病 2 周内患儿应卧床休息,待水肿消退、血压降至正常、肉眼血尿消失,方可下床轻微活动;红细胞沉降率恢复正常可上学,但应避免体育活动;Addis 计数正常后恢复正常的生活。小儿在卧床休息期间,应合理安排作息时间,保持良好的心情。根据患儿的年龄为其提供所喜爱的床上娱乐物品(如图书、画报、收音机、电视机);根据病情安排文娱活动,如讲故事、床上游戏等,以调整患儿情绪,减轻焦虑。

(2)饮食管理:患儿水肿时期,限制钠盐摄入,严重病例钠盐限制于每日 60~120mg/kg;有氮质血症时应限制蛋白质的入量,每日 0.5g/kg 优质蛋白;严重少尿时还应限制液体摄入量。尿量增加、水肿消退、血压正常后可恢复正常饮食。

(3)利尿剂:早期有明显水肿、少尿、高血压及全身循环充血者,应按医嘱给予利尿剂,以减轻水钠潴留和循环充血。应用利尿剂前后要注意观察体重、尿量、水肿变化并做好记录,尤其是使用呋塞米后要注意有无大量排尿、脱水及电解质紊乱等现象。

(4)降压:经过休息、限制水盐摄入和利尿后血压仍高者,遵医嘱给予降压药,如硝苯地平,口服或舌下含服;严重者加用卡托普利,与硝苯地平交替使用效果更好。

(5)心理护理:做好患儿和家属的心理护理,加强与患儿沟通,取得患儿的信赖。帮助患儿和家长树立乐观主义精神和战胜疾病的信心,消除焦虑和悲观的情绪,积极配合治疗和护理。向患儿家长及年长儿解释发生急性肾炎的原因,以及检查、治疗、饮食调整的重要性。尤其是防止过度疲劳及感冒。

**2. 预防并发症的护理**

(1)严重循环充血的预防:一般在起病 2 周内,患儿应绝对卧床休息,尽量保持安静,限制钠盐和水的摄入;密切观察生命体征的变化,如出现烦躁不安、呼吸困难、咳粉红色泡沫痰、肝进行性增大、发绀、颈静脉怒张等症状时,应立即让患儿半卧位,减慢输液速度,吸氧的同时报告医生,并协助医生处理。

(2)高血压脑病的预防:按时服用降压药,定期测量血压或进行动态血压监测。若血压突然增高,出现剧烈头痛、烦躁、呕吐、眼花、一过性失明、惊厥等症状时,应立即让患儿卧床,头稍抬高,测生命体征。并及时报告医生,做好抢救准备工作。

(3)急性肾衰竭的预防:起病 1 个月内,每周留尿标本做尿常规检查 1~2 次,准确记录 24 小时出入量,观察了解病情变化。患儿尿量增加,肉眼血尿消失,提示病情好转。如尿量持续减少,出现头痛、恶心、呕吐、深大呼吸、口唇樱红、心音低钝、心律失常、四肢无力、腱反射减弱等症状,要警惕急性肾衰竭的发生,及时报告医生,并按医嘱进行急性肾衰竭的各项治疗和护理。

**3. 用药的观察**

(1)避免使用肾毒性药物。

(2)使用利尿剂的护理:应用利尿剂前后应注意观察尿量、水肿变化,有无脱水、低血容量、电解质紊乱的症状,测量体重并做好记录。

(3)使用降压药的护理:应在使用前 4 小时内配制硝普钠,输液系统应用黑纸包裹遮光,以免药物遇光分解失效,静脉滴注时严密监测血压变化,根据血压随时调整滴数。注意有无恶心、呕吐、头痛、肌肉痉挛、情绪不稳等不良反应。

# 七、健康教育/出院指导

向家长及患儿宣教本病是一种自限性疾病,强调控制患儿活动是控制疾病进展的主要措施,尤其是前 2 周。急性肾小球肾炎 90% 以上能治愈,锻炼身体,增强体质,避免上呼吸道感染,主要是链球菌感染,是预防的关键,如患扁桃体炎、皮肤感染等疾患时要进行及时彻底地治疗。

---

**案例 10-1 护理分析**

1. 患儿所患疾病是急性肾小球肾炎。典型的临床表现为少尿、水肿、血尿及高血压。

2. 主要护理问题:①体液过多;②活动无耐力;③焦虑;④潜在并发症。

3. 主要护理措施:①休息;②饮食;③按医嘱用药并注意药物的不良反应;④密切观察病情,谨防并发症发生;⑤做好心理护理。

4. 健康教育:①向患儿家长讲解疾病的有关知识及防护知识;②讲解休息和控制饮食的重要性;③定期查尿常规,随访时间一般为半年。

---

# 第 3 节　肾病综合征

---

**案例 10-2**

患儿,男,5 岁。因"全身水肿 5 天、伴尿少 3 天"入院。入院查体:T 36.5℃,P 80 次/分,R 18 次/分,BP 90/60mmHg,面色苍白,眼睑水肿,心肺无异常,腹膨隆,有移动性浊音,阴囊水肿明显,四肢呈凹陷性水肿。实验室检查:血 Hb 120g/L,WBC $7.7×10^9$/L,血浆总蛋白 43g/L,白蛋白 25g/L,血清胆固醇 17mmol/L,尿蛋白(+++),定量 3g/24h,肾功能正常,血清补体正常。

**讨论分析:**

1. 该患儿所患的是什么疾病?

2. 临床特点是什么?

3. 患儿首选什么药物进行治疗?

4. 根据患儿目前状况,其主要的护理问题有哪些?

5. 对该患儿实施的主要护理措施有哪些?

6. 如何开展健康教育?

---

肾病综合征(nephrotic syndrome,NS)是指由多种病因引起肾小球基底膜通透性增高、大量蛋白从尿液中丢失导致一系列病理生理改变的一种症候群,其临床症状包括大量蛋白尿、低蛋白血症、高脂血症和不同程度的水肿。

肾病综合征按病因可分为原发性、继发性和先天性三大类,其中大多数为原发性肾病。原发性肾病又分为单纯性和肾炎性肾病。本节主要介绍原发性肾病综合征。

# 一、病因及发病机制

病因尚不十分清楚。单纯性肾病可能与T细胞功能紊乱有关,肾炎性肾病患儿的病变肾组织中常可发现免疫球蛋白和补体成分沉积,提示与免疫病理损伤有关。

# 二、病 理 生 理

**1. 大量蛋白尿** 当肾小球滤过膜的分子屏障及电荷屏障作用受损时,肾小球毛细血管通透性增高,大量血浆蛋白漏出,形成大量蛋白尿。长时间大量蛋白尿可促进肾小球系膜硬化、间质改变,导致肾功能不全。

**2. 低蛋白血症** 大量白蛋白丢失是造成低蛋白血症的主要原因,其次是蛋白的分解增加,同时蛋白的丢失超过肝合成蛋白的速度也使血浆蛋白减低。

**3. 水肿** 由于低蛋白血症使血浆胶体渗透压下降,水分进入组织间隙,当血浆白蛋白低于25g/L时,液体主要在间质区潴留,低于15g/L时可同时形成胸腔积液和腹腔积液。此外,有效血循环减少,肾素-血管紧张素-醛固酮系统激活,造成水钠潴留,进一步加重水肿。

**4. 高脂血症** 低蛋白血症促进肝合成脂蛋白增加,其中大分子脂蛋白难以从肾排出而导致血清总胆固醇、低密度脂蛋白和极低密脂蛋白浓度增高,形成高脂血症,持续的高脂血症可促进肾小球硬化和间质纤维化。

# 三、临 床 表 现

**1. 单纯性肾病** 发病年龄多为2~7岁,男孩居多。起病缓慢,主要症状为全身凹陷性水肿,以颜面、下肢、阴囊明显。严重时两眼难以睁开,阴囊水肿表皮紧张、变薄、透明,甚至有液体渗出,可出现腹腔积液或胸腔积液影响患儿呼吸,重者出现呼吸困难。严重者可有少尿,一般无血尿和高血压。

**2. 肾炎性肾病** 发病年龄多在学龄期。水肿一般不严重,除具备肾病4大特征外,尚有明显血尿、高血压、血清补体下降和不同程度氮质血症。

**3. 并发症** ①感染:是最常见的并发症,也是本病加重、复发甚至死亡的主要原因。由于患儿免疫功能低下,蛋白质营养不良以及糖皮质激素或免疫抑制剂的治疗,使患儿极易合并各种感染,最常见的是呼吸系统感染,其次是皮肤感染,泌尿道感染和原发性腹膜炎等。②电解质紊乱:由于长期忌盐、大剂量使用利尿剂和肾上腺糖皮质激素,以及感染、腹泻、呕吐等均可导致低钠、低钾和低钙血症。钙与白蛋白结合,随白蛋白从尿中丢失,致使血钙降低。③高凝状态和血栓形成:发生高凝状态的主要原因是肝合成凝血因子增加,呈高纤维蛋白原血症;高脂血症时血液黏滞度增加,血流缓慢,血小板聚集;尿中丢失抗凝血酶Ⅲ;应用糖皮质激素和利尿剂使血液浓缩。高凝状态易发生血栓,临床以肾静脉血栓最常见,表现为突发腰痛或腹痛,肉眼血尿或急性肾衰竭。④急性肾衰竭:多数为低血容量所致的肾前性肾衰竭,部分与原因未明的滤过系数降低有关,少数为肾组织严重的增生性病变。⑤生长延迟:主要见于频繁复发和长期接受大剂量皮质激素治疗的患儿。

# 四、辅 助 检 查

**1. 尿液检查** 大量尿蛋白,定性(＋＋＋～＋＋＋＋),24小时尿蛋白高于$0.05 \sim 0.1 g/kg$,可见透明管型和颗粒管型,肾炎型肾病可有血尿。

**2. 血液检查** 血浆总蛋白及白蛋白明显减少,白、球比例(A/G)倒置;胆固醇明显增多;红细胞沉降率明显增快;肾炎性肾病可有血清补体($C 50$、$C 3$)降低;有不同程度的氮质血症。

# 五、处 理 原 则

治疗原发性肾病综合征主要是用肾上腺糖皮质激素,目前多采用泼尼松中长程治疗方案,中程疗法为 6 个月,长程疗法为 9~12 个月。同时加强对症治疗,如休息、饮食、防治感染、利尿消肿、抗凝等,还可以使用免疫调节剂及中医治疗等。对激素不敏感、耐药或多次复发者可加用免疫抑制剂如环磷酰胺等。

# 六、护 理 问 题

**1. 体液过多**　与低蛋白血症导致的水、钠潴留有关。

**2. 营养失调:低于机体需要量**　与大量蛋白自尿中丢失有关。

**3. 有感染的危险**　与免疫力下降有关。

**4. 潜在并发症**　药物副作用。

**5. 焦虑**　与病情反复及病程长有关。

# 七、护 理 措 施

**1. 适当休息**　一般不需严格限制活动,严重水肿,特别是因胸腔积液、腹腔积液出现呼吸困难的患儿需取半卧位休息,用利尿剂及降压药以减轻心脏负担和增加肾血流量,使尿量增加,卧床期间应经常变换体位。病情缓解后可逐渐增加活动量,但不要过度劳累,以免复发。

**2. 调整饮食,减轻水肿**　一般患儿不需要特别限制饮食,但应尽量减轻消化道负担,给易消化的食物,如优质蛋白饮食(乳类、蛋鱼、家禽),少食动物油和含胆固醇高的食物,如蛋黄。大量蛋白尿期间蛋白摄入不宜过度,控制在 2g/(kg·d)。待蛋白尿消失后长期使用糖皮质激素治疗期间应多补充蛋白质,因糖皮质激素可使机体蛋白质分解代谢增加,出现负氮平衡。水肿明显者应给予无盐或低盐饮食(<2g/d)。蛋白尿未控制或激素治疗中的患儿每日口服维生素 D 500~1000U,同时加服钙剂。

**3. 防治感染**

(1)首先向患儿及家长解释预防感染的重要性,肾病患儿由于免疫低下易继发感染,而感染常使病情加重或复发,严重感染甚至可危及患儿生命,故尽量避免到公共场所。

(2)做好保护隔离,患儿应与感染性疾病患儿分室收治,病房每日进行空气消毒,减少探视人数。

(3)加强皮肤护理。由于水肿致皮肤张力增加,皮下循环不良,加之营养不良及使用激素等,皮肤容易受损及继发感染,应注意保持皮肤清洁干燥,及时更换内衣;保持床铺干净,经常翻身;水肿严重时,臀部和四肢受压部位垫软垫,或用气垫床;水肿的阴囊可用棉垫或吊带托起,皮肤破损可涂碘伏预防感染。

(4)做好会阴部清洁,每日用 3‰硼酸溶液坐浴 1~2 次,预防尿路感染。

(5)严重水肿者应尽量避免肌内注射,以防药液外渗,导致局部潮湿、糜烂或感染。

(6)主要检测体温、血常规等,激素易导致感染,发现感染时应给予抗生素治疗。

**4. 观察药物疗效及副作用**

(1)激素治疗期间主要观察尿蛋白变化及血浆蛋白恢复情况,并应注意激素的副作用,如库欣综合征、高血压、消化道溃疡、骨质疏松等。

(2)使用利尿剂期间注意观察尿量,定期查血钾、血钠,尿量过多时应注意血容量,因大量利尿可加重血容量不足,有出现低血容量性休克的危险。

(3)免疫抑制剂治疗时,要注意白细胞计数下降、脱发、胃肠道反应及出血性膀胱炎等,治疗期间应多饮水,并定期复查血常规。

(4)抗凝和溶栓疗法能改善肾病的临床症状,改变患儿对激素的效应,从而达到理想的治疗效果。在使用肝素过程中注意检查凝血时间及凝血酶原时间。

# 八、健康教育/出院指导

1.关心爱护患儿,多与患儿及家长交谈,鼓励其说出心里的感受,如害怕、忧虑等,同时指导家长多给患儿心理支持,保持良好的情绪;在恢复期组织轻松的娱乐活动,适当安排学习,增强患儿信心,积极配合治疗,争取早日康复;活动时注意安全,避免奔跑、打闹,以防摔伤、骨折。

2.讲解激素治疗对本病的重要性,使患儿及家长主动配合并坚持按计划用药;指导家长做好出院后的家庭护理。

3.让患儿家长了解感染是本病最常见的合并症及复发的诱因,因此采用有效措施预防感染至关重要。

4.教会家长或较大儿童使用试纸监测尿蛋白的变化。

---

**案例 10-2 护理分析**

1.患儿所患疾病为肾病综合征。

2.临床特点:①大量蛋白尿;②低蛋白血症;③高脂血症;④不同程度水肿。

3.首选药物:糖皮质激素。

4.主要护理问题:①体液过多;②大量蛋白质丢失;③有感染的危险;④潜在并发症;⑤焦虑。

5.主要护理措施:①适当休息;②调整饮食,减轻水肿;③观察药物疗效及副作用;④密切观察病情,谨防并发症;⑤做好心理护理。

6.健康教育:①向患儿家长讲解疾病的有关知识及防护知识;②讲解激素治疗的重要性;③预防感染的重要性;④饮食与活动的要求;⑤教会家长和较大儿童学会用试纸监测尿蛋白的变化。

---

# 第 4 节　泌尿道感染

---

**案例 10-3**

患儿,女,2岁。因"发热、呕吐伴腹泻3天"入院,昨日起开始出现排尿时哭闹、夜间遗尿、尿恶臭。体检:T 38.5℃,P 98次/分,R 20次/分,BP 90/60mmHg,急性面容,咽部稍红,心肺无异常,腹部无压痛。实验室检查:血 WBC $10.7×10^9$/L,尿 WBC 15 个/HP。

讨论分析:

1.患儿最可能的临床诊断是什么?

2.主要的护理问题有哪些?

3.对患儿实施的主要护理措施有哪些?

---

泌尿道感染(urinary tract infection,UTI)是指病原体直接侵入尿路而引起的炎症。按病原体侵袭的部位不同,分为肾盂肾炎、膀胱炎、尿道炎。肾盂肾炎又称上尿路感染,膀胱炎和尿道炎合称下尿路感染。由于小儿时期感染局限在尿路某一部位者较少,且临床上又难以准确定位,故常不加区别统称为泌尿道感染。可根据有无临床症状,分为症状性泌尿道感染和无症状性菌尿。

泌尿道感染在任何年龄均可发病,2岁以下小儿发病率较高,女孩多于男孩。小儿泌尿道感染常会反复迁延,至成年后引起成人终末期尿毒症;新生儿及婴幼儿泌尿道感染易向全身播散,威胁患儿的生命。

# 一、病因及发病机制

**1. 易感因素**

(1)解剖因素:小儿输尿管长而弯曲,管壁弹力纤维发育不全,易出现压扁扭曲,发生尿潴留而易感染。

(2)泌尿系统畸形:如后尿道瓣膜、肾盂-输尿管连接部狭窄等,各种原因所致的肾盂积水、肾囊肿等,常造成尿潴留,有利于细菌生长。

(3)膀胱、输尿管反流:膀胱、输尿管反流可为先天性发育异常或后天因素所致。婴儿的发病率高,随年龄增长而缓解。

(4)其他:如泌尿道器械检查、留置导尿管、不及时更换尿布、蛲虫病、营养不良、肾病综合征、分泌型 IgA 缺乏均易致泌尿道感染。

**2. 感染途径**　病原菌可通过上行感染、血源性感染、淋巴感染和直接蔓延等途径引起泌尿道感染。上行性感染是指致病菌从尿道口上行并侵入膀胱、输尿管、肾引起感染,是最常见的感染途径,女孩多见,感染的病原菌多数为肠道革兰阴性杆菌。血源性感染是指任何部位的细菌感染引起菌血症或败血症,细菌随血液循环到达肾实质而引起泌尿道感染,病原菌以金黄色葡萄球菌多见。淋巴感染是指结肠内的细菌或盆腔感染的细菌可通过周围淋巴管播散,使肾受感染。肾周围组织和邻近器官的感染也可直接蔓延引起泌尿道感染。

# 二、临床表现

**1. 急性尿路感染**　病程 6 个月内,不同年龄组症状不同。

(1)新生儿:多由血行感染引起。一般局部泌尿系统症状不明显。以全身症状为主,轻重不一,可为无症状性细菌尿或呈严重的败血症表现,出现发热、体温不升、体重不增、拒奶、腹泻、黄疸、嗜睡和惊厥等。

(2)婴幼儿:女孩多见,全身症状重,局部症状轻微。主要表现为发热、呕吐、腹痛、腹泻等。部分患儿可有尿路刺激症状,如尿线中断、排尿时哭闹、夜间遗尿、尿恶臭、顽固性尿布皮疹等。

(3)年长儿:表现与成人相似,下尿路感染以膀胱刺激症状如尿频、尿急、尿痛为主。上尿路感染以发热、寒战、腹痛等全身症状明显,常伴有腰痛、肾叩击痛和肋脊角压痛等。

**2. 慢性感染**　病程常迁延或反复发作达 6 个月以上。轻者可无明显症状,也可间断出现发热、脓尿或菌尿。反复发作者可有贫血、乏力、腰痛、体重减轻、发育迟缓、高血压及肾功能减退等表现。急性病例经合理治疗,多数 2 周内痊愈,少数患儿可复发或再感染。慢性病例治愈率低,可迁延多年发展成慢性肾衰竭,预后不良。

# 三、辅助检查

**1. 尿常规**　清洁中段尿离心沉渣镜检,白细胞≥5 个/HP,或白细胞成堆,或白细胞管型有诊断意义,但也可以正常,尤其是新生儿。

**2. 尿涂片找细菌**　取一滴混匀新鲜尿置玻片上烘干,革兰染色,每油镜视野≥1 个,有诊断意义。

**3. 尿细菌培养**　清洁中段尿培养:菌落计数超过 10 万/ml 便可确诊,菌落计数在 1 万～10 万/ml,男性有诊断意义,女性为可疑;小于 1 万/ml 为污染。通过耻骨上膀胱穿刺获取的尿培养,只要发现有细菌生长,即有诊断意义。

**4. 影像学检查**　对反复感染或迁延不愈者进行影像学检查有无泌尿系畸形或膀胱输尿管反流。常用的检查方法有 B 超、静脉肾盂造影加断层摄片、排泄性膀胱尿路造影、肾核素造影和CT 扫描等。

# 四、处 理 原 则

治疗目的是控制感染，祛除病因，缓解症状，防止复发和保护肾功能。主要是应用有效抗生素控制感染，一般根据尿培养及药物敏感试验选用抗生素，尽量避免对肾有毒性的药物，上尿路感染应选择血液浓度高的药物，下尿路感染应选择尿液中浓度高的药物，疗程为 7～10 天。复发病例和慢性尿路感染者疗程为 10～14 天。

# 五、护 理 问 题

**1. 体温过高**　与病原菌感染有关。
**2. 排尿异常**　与膀胱尿道炎症有关。
**3. 潜在并发症**　药物副作用。

# 六、护 理 措 施

**1. 维持正常体温**

（1）休息：急性期需卧床休息，鼓励患儿大量饮水，通过增加尿量起到冲洗尿道的作用，减少细菌在尿道的停留时间，促进细菌和毒素排出，多饮水还可降低肾髓质及乳头部组织的渗透压，不利于细菌生长繁殖。

（2）饮食：发热患儿宜给予流质或半流质饮食。食物应易于消化，含足够热量、丰富的蛋白质和维生素，以增加机体抵抗力。

（3）降温：监测体温变化，高热者给予物理降温或药物降温。

**2. 减轻排尿异常**

（1）保持会阴部清洁，便后冲洗外阴，小婴儿勤换尿布，尿布用开水烫洗、晒干或煮沸，压力消毒。

（2）尿道刺激症状引起婴幼儿哭闹时，可用抗胆碱药如山莨菪碱解痉或口服碳酸氢钠碱化尿液，减轻膀胱刺激症状。也可用煮沸的湿热毛巾敷外阴。

（3）按医嘱应用抗生素，注意药物副作用。口服抗菌药物可出现恶心、呕吐、食欲减退等现象，饭后服药可减轻胃肠道反应；服用磺胺药物时应多喝水，并注意有无血尿、尿少、尿闭等。

（4）定期复查尿常规和进行尿培养，以了解病情的变化和治疗效果。取中断尿培养时，要做到无菌操作，一般操作方法为常规消毒外阴，婴幼儿可用无菌尿袋收集尿标本，并在 30 分钟内送检，否则应放在 4℃冰箱内，因为细菌在尿液中繁殖很快。

（5）观察病情并记录排尿次数、尿量、排尿时表现及尿液性状。

**3. 用药护理**　磺胺类药物可引起肾小管结晶而导致血尿、尿少、尿闭等，服用时应多喝水，口服碳酸氢钠碱化尿液，并注意有无过敏反应。饭后服用药物可减轻恶心、呕吐、食欲减退等胃肠道症状。

# 七、健康教育/出院指导

**1. 向患儿及家长解释本病的护理要点及预防知识**　如幼儿不穿开裆裤，为婴儿勤换尿布，洗净臀部，保持清洁；女孩清洗外阴从前向后擦洗，单独使用洁具，防止污染尿道，引起上行感染；及时发现男孩包茎，女孩处女膜伞，蛲虫前行尿道等情况，及时处理。

**2.指导按时服药,定期复查,防止复发或再感染**　一般急性感染与疗程结束后每月随访 1 次,除尿常规外,还应做中段尿培养,连续 3 个月,如无复发可以认为治愈,反复发作者每 3～6 个月复查 1 次,共 2 年或更长时间。

---

**案例 10-3 护理分析**

1.患儿所患疾病为尿路感染。

2.主要护理问题:①排尿异常;②潜在并发症。

3.主要护理措施:①注意休息,鼓励患儿大量饮水,保持体温正常;②尽量减轻排尿异常,保持会阴部的清洁等;③注意药物的副作用,定期复查尿常规。

---

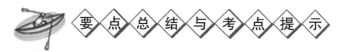

要　点　总　结　与　考　点　提　示

1.急性肾小球肾炎的病因及发病机制、临床表现及辅助检查。

2.急性肾小球肾炎的治疗要点及护理措施。

3.肾病综合征的典型临床表现、并发症表现。

4.肾病综合征治疗要点及护理措施。

5.泌尿道感染的病因、临床表现。

6.泌尿道感染患儿的护理。

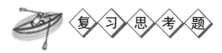

复　习　思　考　题

**【A₁ 型题】**

1.正常婴幼儿无尿是指 24 小时尿量小于(　　)

　A.＜50ml　　　　　B.＜200ml

　C.＜400ml　　　　D.＜100ml

　E.＜500ml

2.肾性水肿一般先发生于(　　)

　A.双下肢　　　　　B.胸腔积液

　C.腹腔积液　　　　D.眼睑及面部

　E.双上肢

3.小儿发生泌尿系统感染的主要途径是(　　)

　A.下行感染　　　　B.上行感染

　C.淋巴感染　　　　D.血行感染

　E.线头畸形

4.急性肾小球肾炎临床首发症状多为(　　)

　A.少尿、水肿　　　B.高血压

　C.心力衰竭　　　　D.肾衰竭

　E.血尿

5.急性肾小球肾炎患儿正常活动的标准是(　　)

　A.尿常规正常

　B.红细胞沉降率、补体正常

　C.血压正常　　　　D.尿 Addis 计数正常

　E.ASO 正常

6.下列哪项是原发肾病综合征最主要的并发症

(　　)

　A.血栓及栓塞　　　B.动脉粥样硬化

　C.肾功能不全　　　D.感染

　E.心力衰竭

7.急性肾炎患儿经治疗后,最后消失的是(　　)

　A.水肿　　　　　　B.肉眼血尿

　C.高血压　　　　　D.镜下血尿

　E.管型或蛋白尿

8.急性肾小球肾炎患儿,入院时对其评估了体重、水肿及排尿情况,还应重点评估(　　)

　A.精神　　　B.饮水　　　C.睡眠

　D.呼吸　　　E.血压

**【A₂ 型题】**

9.患儿,女,4 岁。因少尿伴全身水肿 5 天,以急性肾小球肾炎收入住院。现患儿最适宜的护理措施是(　　)

　A.限盐饮食　　　　B.高蛋白饮食

　C.卧床休息　　　　D.严格限制水的入量

　E.保持床铺清洁柔软

10.患儿,女,6 岁。因"全身水肿 1 周,伴少尿 4 天"入院。实验室检查:血浆总蛋白 40g/L,白蛋白 25g/L,血清胆固醇 15mmol/L。尿常规:蛋白(＋＋＋),尿量 200ml/d。护理时应特别注意

发生（　　）

  A. 水钠潴留　　　　B. 肾衰竭

  C. 血栓形成　　　　D. 感染

  E. 心力衰竭

【A₃型题】

(11、12题共用题干)

  患儿,男,7岁。2周前曾患上呼吸道感染,3天来水肿,尿少。体检:体温37.5℃,血压增高,眼睑水肿,尿蛋白(＋),红细胞(＋),补体降低。诊断为急性肾小球肾炎。

11. 目前最主要的护理问题是（　　）

  A. 体温升高　　　　B. 体液过多

  C. 营养不足　　　　D. 排尿异常

  E. 活动无耐力

12. 该患儿的护理措施下列哪项正确（　　）

  A. 卧床休息　　　　B. 血尿消失后加强锻炼

  C. 高蛋白饮食　　　　D. 无盐饮食

  E. 每日留尿培养

(13～15题共用题干)

  患儿,女,4岁。因全身水肿,以肾病综合征收入住院。体检:全身明显水肿,下肢凹陷性水肿,心肺无异常,腹水征阳性。实验室检查:尿蛋白(＋＋＋＋),胆固醇升高,血浆白蛋白降低。

13. 该患儿目前最主要的护理问题是（　　）

  A. 焦虑　　　　B. 排尿异常

  C. 体液过多　　　　D. 有继发感染的危险

  E. 有皮肤完整性受损的危险

14. 目前最主要的护理措施是（　　）

  A. 卧床休息　　　　B. 无盐饮食

  C. 高蛋白饮食　　　　D. 高脂肪饮食

  E. 肌内注射给药

15. 若病情好转,出院时健康指导应强调（　　）

  A. 介绍本病病因　　　　B. 说明本病的治疗反应

  C. 遵医嘱服药,不能随便停药

  D. 说明不能剧烈活动的重要性

  E. 讲解预防复发的注意事项

（陈　丽）

# 第11章

# 造血系统疾病患儿的护理

## 第1节　小儿造血和血液特点

### 一、造血特点

#### (一)胎儿期造血

**1. 中胚叶造血期**　自胚胎第3周开始出现卵黄囊造血,之后在中胚叶组织中出现广泛的原始造血成分,主要为原始的有核红细胞。在胚胎6周,中胚叶造血开始减退。

**2. 肝、脾造血期**　自胚胎第6~8周开始,4~5个月时达高峰,6个月后逐渐减退,约于出生时停止。

肝造血主要产生有核红细胞,也可产生少量的粒细胞和巨噬细胞。约于胚胎第8周脾参与造血,主要产生红细胞,稍后粒系造血活跃,至12周出现淋巴细胞和单核细胞,至第5个月后脾造血功能逐渐减退。

胸腺于胚胎第6~7周出现,并开始生成淋巴细胞。胚胎第11周淋巴结开始生成淋巴细胞,从此,淋巴结成为终生造淋巴细胞和浆细胞的器官。胎儿期淋巴结亦有短暂的红系造血功能。

**3. 骨髓造血期**　胚胎第6周开始出现骨髓,但至胎儿4个月时才开始出现造血活动,不久,骨髓迅速地成为主要的造血器官,直至出生2~5周后骨髓成为唯一的造血场所。

#### (二)生后造血

**1. 骨髓造血**　出生后主要是骨髓造血,婴幼儿时期所有骨髓均为红骨髓,全部参与造血,以满足生长发育的需要。5岁以后随着生长发育减慢,长骨干中的红骨髓开始脂肪化并逐渐形成黄骨髓,而红骨髓相应减少,至18~20岁,红骨髓仅分布于肋骨、胸骨、脊椎骨、盆骨、颅骨、锁骨、肩胛骨,但黄骨髓仍具有造血潜能,当造血需要增加时,黄骨髓可转变为红骨髓恢复造血功能。小儿出生后头几年,由于缺少黄骨髓,造血的代偿能力低,造血需要增加时,就会出现骨髓外造血。

**2. 骨髓外造血**　在正常情况下,髓外造血甚少。5~7岁以前,尤其婴儿期,当发生严重感染或溶血性贫血等需要增加造血时,肝、脾、淋巴结可恢复到胎儿期的造血状态,这时出现肝、脾及淋巴结肿大,外周血中可见有核红细胞和(或)幼稚中性粒细胞。

### 二、血液特点

#### (一)红细胞数和血红蛋白量

由于胎儿期处于相对缺氧状态,出生时红细胞计数为$(5.0\sim7.0)\times10^{12}$/L,血红蛋白量为150~220g/L。生后随着自主呼吸的建立,血氧含量增加,红细胞生成素减少,骨髓造血功能暂时性降低,网织红细胞减少;胎儿红细胞寿命较短,且破坏增加;婴儿生长发育迅速,血循环量迅速增加等因素,红细胞和血红蛋白量逐渐降低,至2~3个月时红细胞数降至$3.0\times10^{12}$/L左右,血红蛋白量降至110g/L左右,出现轻度贫血,称为"生理性贫血"。3个月以后,红细胞生成素的生成增加,红细胞计数和血红蛋白量又缓慢增加,约12岁时达到成人水平。

网织红细胞数在生后3天内为0.04～0.06,于生后第7天迅速下降至0.02以下,并维持在较低水平,约0.003,以后随生理性贫血恢复而短暂上升,婴儿期以后约与成人相同。

### (二)白细胞计数与分类

出生时白细胞计数为(15～20)×10⁹/L,生后6～12小时达(21～28)×10⁹/L,以后逐渐下降,1周左右平均为12×10⁹/L;婴儿期维持在10×10⁹/L左右,8岁以后接近成人。

白细胞分类主要是中性粒细胞与淋巴细胞比例的变化。出生时中性粒细胞约占65%,淋巴细胞约占30%。随着白细胞总数的下降,中性粒细胞比例也相应下降。生后4～6天时两者比例约相等;之后淋巴细胞约占60%,中性粒细胞约占35%,至4～6岁时两者比例又相等;以后中性粒细胞比例增多,分类逐渐与成人相似。嗜酸粒细胞、嗜碱粒细胞及单核细胞在各年龄期差别不大。

### (三)血小板数

血小板数与成人相似,为(150～300)×10⁹/L。

### (四)血容量

小儿血容量相对较成人多。新生儿血容量约占体重的10%,平均为300ml;儿童血容量占体重的8%～10%;成人血容量占体重的6%～8%。

### (五)血红蛋白的种类

一般正常人红细胞内有3种血红蛋白,即两种成人血红蛋白(HbA和HbA₂)和一种胎儿血红蛋白(HbF)。出生时血红蛋白以胎儿血红蛋白(HbF)为主,约占70%,HbA约占30%,出生后HbF迅速为成人型血红蛋白(HbA)所代替。2岁后达成人水平,HbF不超过2%,HbA约占95%,HbA₂占2%～3%。

# 第2节 小儿贫血概述

贫血(anemia)是指外周血中单位容积内红细胞或血红蛋白量低于正常。小儿贫血的国内诊断标准是:新生儿期血红蛋白(Hb)<145g/L,1～4个月Hb<90g/L,4～6个月Hb<100g/L,6个月至6岁Hb<110g/L,6～14岁Hb<120g/L为贫血。海拔每升高1000m,血红蛋白上升4%,低于此值为贫血。

# 一、贫血的分度

根据外周血血红蛋白含量将贫血分为轻、中、重、极重4度(表11-1)。

表11-1 贫血分度

|  | 轻度 | 中度 | 重度 | 极重度 |
|---|---|---|---|---|
| 血红蛋白(g/L) | 90～120 | 60～90 | 30～60 | <30 |
| 红细胞(×10¹²/L) | 3～4 | 2～3 | 1～2 | <1 |

新生儿血红蛋白120～144g/L者为轻度贫血,90～120g/L者为中度贫血,60～90g/L者为重度贫血,<60g/L为极重度贫血。

# 二、贫血的分类

## (一)病因学分类

**1. 红细胞及血红蛋白生成不足**

(1)造血物质缺乏:如缺铁性贫血、营养性巨幼红细胞性贫血、维生素 $B_6$ 缺乏性贫血、维生素 C 缺乏等。

(2)骨髓造血功能障碍:再生障碍性贫血,以及各种原因所致骨髓抑制如放射线、化学物质、药物等。

(3)其他:如感染性及炎症性贫血,慢性肾病所致的贫血,铅中毒,癌症性贫血。

**2. 溶血性贫血**　可由红细胞内在异常或红细胞外在因素引起红细胞破坏过多。

(1)红细胞内在异常:①红细胞膜结构缺陷:如遗传性球形红细胞增多症、阵发性睡眠性血红蛋白尿等。②红细胞酶缺乏:如葡糖糖-6-磷酸脱氢酶(G-6-PD)缺乏,丙酮酸激酶(PK)缺乏症等。③血红蛋白合成或结构异常:如地中海贫血,血红蛋白病等。

(2)红细胞外在因素:①免疫因素:体内存在破坏红细胞的抗体,如新生儿溶血症、自身免疫性溶血性贫血等。②非免疫因素:如感染、物理、化学、药物、毒素、脾功能亢进、弥散性血管内凝血等。

**3. 失血性贫血**　包括急性失血和慢性失血引起的贫血。

(1)急性失血性贫血,如外伤性大出血、出血性疾病等。

(2)慢性失血性贫血,如钩虫病、溃疡病、肠息肉、鲜牛奶过敏等引起的贫血。

## (二)形态学分类

根据红细胞平均容积(MCV)、红细胞平均血红蛋白量(MCH)、红细胞平均血红蛋白浓度(MCHC)的值将贫血分为 4 类(表 11-2)。

表 11-2　贫血的细胞形态分类

| | MCV(fl) | MCH(pg) | MCHC(%) |
|---|---|---|---|
| 正常值 | 80~94 | 28~32 | 32~38 |
| 大细胞性 | >94 | >32 | 32~38 |
| 正细胞性 | 80~94 | 28~32 | 32~38 |
| 单纯小细胞性 | <80 | <28 | 32~38 |
| 小细胞低色素性 | <80 | <28 | <32 |

# 第 3 节　营养性缺铁性贫血

**案例 11-1**

　　患儿,女,8 个月。因面色逐渐苍白 1 月余入院。患儿生后一直单纯牛乳喂养,经常腹泻,未添加任何辅食,平时食量少。体检:体重 5kg,精神委靡,皮肤及口唇黏膜苍白,咽部无充血,心率 140 次/分,心肺听诊无异常,肝脾稍肿大。血常规:红细胞 $3.5 \times 10^{12}$/L,血红蛋白 70g/L,白细胞 $8 \times 10^9$/L,外周血涂片显示红细胞形态大小不均,以小细胞为主,中央淡染色区扩大。血清铁为 $8\mu mol$/L。

讨论分析:

1. 患儿最可能的临床诊断是什么? 临床依据是什么?

2. 实施的主要护理措施有哪些?

3. 如何对家长进行健康指导?

营养性缺铁性贫血(iron deficiency anemia,IDA)是由于体内铁缺乏而导致血红蛋白合成减少。临床上以小细胞低色素性、血清铁和铁蛋白减少、铁剂治疗有效等为特点。此种贫血遍及全球,本病婴幼儿发病率最高,是我国重点防治的小儿疾病之一。

# 一、病因及发病机制

## (一)病因

**1. 先天储铁不足** 胎儿期从母体所获得的铁以妊娠最后 3 个月为最多,平均每日可获得4mg,故足月新生儿的储存铁足够出生后 4～5 个月内造血之需。如储铁不足,则婴儿期易较早发生缺铁性贫血。其母患严重缺铁性贫血、早产或双胎致婴儿出生体重过低,以及从胎儿循环中失血(如胎儿输血至母体或输血至另一同胞孪生胎儿),都是造成新生儿储铁减少的原因。

**2. 铁的摄入量不足** 食物铁的供给不足为导致缺铁性贫血的重要原因。单纯用母乳喂养,牛乳及谷物中含铁量极低,而未及时添加含铁较多的辅食,小儿极易发生缺铁性贫血。年长儿可因偏食、挑食等导致铁摄入量不足而贫血。

**3. 生长发育因素** 随体重增长血容量相应增加,生长速度愈快,铁的需要量相对愈大,愈易发生缺铁。婴儿至 1 岁时体重增至出生时的 3 倍,早产儿可增至 5～6 倍,故婴儿期尤其是早产儿最易发生缺铁性贫血。成熟儿自生后 4 个月至 3 岁每日约需铁 1mg/kg,早产儿约为 2mg/kg,若不及时添加含铁丰富的食物,易发生缺铁。

**4. 铁的丢失或消耗过多** 正常婴儿在生后 2 个月内由粪便排出的铁比由饮食中摄取的铁多,由皮肤损失的铁也相对较多。此外,由于肠息肉、梅克尔憩室、钩虫病等也可引起肠道失血。因失血 1ml 就相当于失铁 0.5mg,故无论何种原因引起的长期小量失血都是发生缺铁性贫血的重要原因。长期反复患感染性疾病,初潮后少女月经量过多等均可致铁丢失过多。

**5. 吸收减少** 饮食搭配不合理影响铁的吸收。肠胃炎、消化道畸形、慢性腹泻等可减少铁的吸收。急性和慢性感染时,患儿食欲减退,胃肠道吸收不良,可减少铁的吸收,也可增加铁的消耗,影响铁的利用。

## (二)发病机制

**1. 对造血系统的影响** 正常情况下经小肠吸收进入血液中的食物铁和衰老红细胞破坏释放的血红蛋白铁,均与转铁蛋白结合,称血清铁,转运铁至骨髓幼红细胞和储铁组织。铁在幼红细胞的线粒体内与原卟啉结合形成血红素,后者再与珠蛋白结合形成血红蛋白。缺铁时血红素生成不足,血红蛋白合成减少,导致新生的红细胞内血红蛋白含量不足,细胞质较少,细胞变小;但缺铁对细胞的分裂、增殖影响小,故红细胞计数减少不如血红蛋白减少明显,所以形成小细胞低色素性贫血。人体总铁量的 60%～70% 用于合成血红蛋白,3.2% 合成肌红蛋白,32% 以铁蛋白及含铁血黄素的形式储存在肝、脾、骨髓等组织称储存铁,还有极少量存于含铁酶和以血清铁形式存在于血浆中。当铁供应不足时,储存铁可供造血需要。所以铁缺乏早期无贫血表现。当铁缺乏进一步加重,储存铁耗竭时,才有贫血出现,故缺铁性贫血是缺铁的晚期表现。

**2. 对非造血系统的影响** 体内许多含铁酶和铁依赖酶,如细胞色素酶、过氧化酶、单胺氧化酶、核糖核苷酸还原酶、腺苷脱氨酶等。这些酶与组织呼吸、生物氧化、神经介质的合成与分解、淋巴细胞及粒细胞功能、躯体及神经组织的发育有关。铁缺乏时因酶活性下降(可开始出现于缺铁的早期),导致一系列非血液学改变。如上皮细胞退变、萎缩、小肠黏膜变薄致吸收功能减退;大脑皮质及下丘脑 5-羟色胺、多巴胺等介质堆积引起神经功能紊乱;甲状腺滤泡上皮细胞坏死、T4 分泌减低;细胞免疫功能及中性粒细胞功能下降引起抗感染能力减低。

## 二、临床表现

任何年龄均可发病,以 6 个月至 2 岁最多见,起病缓慢。

**1. 一般表现** 皮肤黏膜逐渐苍白,以唇、口腔黏膜和甲床最明显。易疲乏、无力、不爱活动,常有烦躁不安或精神不振。体重不增或增长缓慢。年长儿可诉头晕、眼前发黑、耳鸣等。

**2. 髓外造血表现** 肝脾轻度肿大。年龄愈小、病程愈长、贫血愈重,肝脾肿大愈明显。淋巴结肿大较轻。

**3. 非造血系统表现** ①消化系统:食欲减退、呕吐、腹泻,少数有异食癖,喜食泥土、墙皮、煤渣等;也可出现口炎、舌炎或舌乳头萎缩;严重者出现萎缩性胃炎或吸收不良综合征等。②神经系统:烦躁不安或委靡不振,易激惹,注意力不集中,记忆力减退,学习成绩下降,智力多低于同龄儿。③心血管系统:贫血时可出现心率加快,严重贫血者可出现心脏扩大甚至心力衰竭。④其他表现:如皮肤干燥、毛发枯黄、易脱落,可因上皮组织异常而出现反甲;由于细胞免疫功能低下常合并感染。

## 三、辅助检查

**1. 血常规** 可见红细胞和血红蛋白均减少,但以血红蛋白降低更明显,呈小细胞低色素性贫血。血涂片可见红细胞大小不等,以小细胞为多,中央淡染区扩大,MCV、MCH、MCHC 均降低,网织红细胞计数多正常或轻度增高,白细胞和血小板计数可正常或减低。

**2. 骨髓象** 骨髓增生活跃,以中、晚幼红细胞增生为主。各期红细胞均较小,胞浆少,显示胞浆成熟程度落后于胞核。细胞内外可染铁明显减少或消失。

**3. 铁代谢检查** ①血清铁蛋白(SF)降低:能较敏感的反应体内储存铁情况,$<12\mu g/L$ 时提示缺铁。②红细胞内游离原卟啉(FEP)$>0.9mmol/L$ 提示细胞内缺铁。③血清铁、总铁结合力和转铁蛋白饱和度:反应血浆中铁的含量。血清铁(SI)降低($<10.7\mu mol/L$),总铁结合力(TIBC)升高($>64.44\mu mol/L$),转铁蛋白饱和度(TS)降低$<15\%$有意义。

## 四、处理原则

**1. 去除病因** 合理喂养,及时添加辅食,纠正不良饮食习惯;积极治疗原发病如驱虫;手术治疗消化道畸形;控制慢性失血等。

**2. 铁剂治疗** 铁剂是治疗本病的特效药。多采用口服,剂量以元素铁计算,一般为每日 2~6mg/kg,分 3 次口服,至血红蛋白达正常后 2~3 个月停药。常用有硫酸亚铁(含元素铁 20%)、富马酸亚铁(含元素铁 33%)、葡萄糖酸亚铁(含元素铁 12%)、多糖铁复合物(含元素铁 46%)等。对不能使用口服铁剂或口服铁剂吸收不良、无效、不能耐受者可采用注射铁剂,如右旋糖酐铁。

**3. 输血治疗** 一般不需输血。但对严重贫血、合并感染、急需外科手术者可输注浓缩红细胞或压积红细胞。贫血越重,一次输血量越少,速度越慢,以免导致心功能不全。

## 五、护理问题

**1. 活动无耐力** 与贫血引起组织、器官缺氧有关。

**2. 营养失调:低于机体需要量** 与摄入不足、储铁不足、吸收不良或消耗增加有关。

**3. 潜在并发症** 感染、心力衰竭。

## 六、护理措施

**1. 活动无耐力的护理** 根据贫血程度和日常生活的耐力来制订休息方式、活动强度和时间,同时观察病情、调整活动强度。

(1)轻、中贫血程度的患儿可参加日常活动,无需卧床休息,但要避免剧烈运动,因为剧烈运动后易出现疲劳,甚至头晕、目眩。

(2)严重贫血,由于血红蛋白明显减少,导致携氧能力下降,可致心悸、气促,活动后症状加重。因此需要卧床休息,给予氧气吸入。并协助患儿的日常生活护理,注意观察病情变化及预防心力衰竭的发生。

(3)烦躁不安患儿,应专人陪伴,避免激惹,尽可能把护理操作集中进行。

**2. 营养失调的护理**

(1)提倡母乳喂养,人乳含铁虽少,但吸收率高达 50%,而牛乳中的铁吸收率仅为 10%~25%。婴儿 6 个月后应逐渐添加含铁丰富的辅食或补充铁强化食品如铁强化奶、铁强化食盐。

(2)指导家长合理搭配患儿的饮食,及时添加含铁丰富的食物,帮助纠正不良饮食习惯。让家长了解动物肝、动物血、黄豆、肉类含铁较丰富,是防治缺铁的理想食品;维生素 C、肉类、氨基酸、果糖、脂肪酸可促进铁吸收,茶、咖啡、牛奶等抑制铁吸收,应避免与含铁多的食物同时应用。

(3)较大儿童应鼓励进食,注意食物色香味的调配,尽量设法增加其食欲。经常更换食物品种,增加新鲜感;进食前不做检查、治疗和护理,也不做引起疲劳的活动;食欲差的患儿遵医嘱服用助消化、增食欲的药物,如胃蛋白酶、多酶片等。

**3. 按医嘱正确供给铁剂** 中重度贫血需要铁剂治疗。多采用口服补铁,因其经济安全副作用小。服用铁剂时护士应向家长说明:

(1)告知家长选择易吸收的二价铁及每天铁的需要量,药物应放在患儿不能触及之处且不能存放过久,以免误服过量中毒。服用铁剂可导致胃肠道反应,可引起胃肠不适及疼痛、恶心、呕吐、便秘或腹泻,故口服铁剂应从小剂量开始,如无不良反应,可在 1~2 天内加至足量,铁剂应在两餐之间服用,以减轻不良反应。

(2)液体铁剂可使牙齿黑染,可用吸管或滴管服用。服用铁剂后大便变黑或呈柏油样,停药后恢复正常,应向家长说明其原因,消除顾虑。

(3)铁剂可与维生素 C、果汁等同服,以利吸收;忌与抑制铁剂吸收的食物同服。

(4)患儿不能口服时,可选择右旋糖酐铁(含铁元素 50mg/ml)注射,应精确计算用量,做深部肌内注射,每次更换注射部位,可采用"Z"字形注射,注射后勿按揉注射部位,以利于铁剂的吸收并减轻疼痛,避免硬节形成。偶有注射右旋糖酐铁引起过敏性休克,故首次注射应观察 1 小时。

(5)铁剂治疗有效者,服用铁剂后 12~24 小时临床症状好转,烦躁等精神症状减轻,食欲增加。36~48 小时后骨髓出现红系增生现象。网织红细胞 2~3 天后上升,5~7 天达到高峰,2~3 周后降到正常。1~2 周后可见血红蛋白逐渐上升,临床症状随之好转,待血红蛋白接近正常后仍需服用铁剂 2 个月,以增加铁储存。如服药 3~4 周无效者,应查找原因。

**4. 加强病情观察,与医生共同处理并发症**

(1)预防感染的护理:①保护隔离:缺铁会造成细胞免疫功能下降,对感染的易感性增强;同时,感染又会影响铁剂吸收,使病情加重。因此预防患儿感染尤为重要,应避免患儿到公共场所人群密集的地方;严格执行消毒隔离制度,勿与感染患儿同居一室,以免交叉感染;房间每日消毒;护理人员严格执行无菌操作规程。②注意个人卫生:患儿要保持口腔清洁,进食前后用温水漱口;刷牙宜用软毛牙刷或海绵,以免损伤口腔黏膜及牙龈;保持皮肤清洁,应勤换衣裤,每日沐浴,利于汗液排出,减少皮肤感染;重症贫血卧床患儿,要保持床单清洁整齐,经常变换体位,以防压疮发生。

(2)预防心力衰竭的护理:重度贫血患儿应卧床休息,取半卧位,必要时吸氧或遵医嘱输注浓缩红细胞。注意观察其心率、呼吸、尿量的变化,若患儿出现心悸、气促、发绀、肝大等表现,应及时通知医生,并按心力衰竭护理患儿。

# 七、健康教育/出院指导

向家长及患儿讲解本病的有关知识,使家长认识缺铁对小儿的危害性及做好预防工作的重要性。

1. 加强孕妇和哺乳期妇女的营养,食用含铁丰富的食物。

2. 合理指导喂养,提倡母乳喂养,人工喂养儿最好用强化铁的配方奶,及时添加营养丰富的辅食。

3. 指导家长对不同的患儿进行铁剂的补充,足月儿4个月至3岁期间,每天补铁剂1mg/kg,早产儿和低体重儿生后2个月开始补铁,每日约2mg/kg,各年龄小儿每日补铁总量不超过15mg。

4. 讲解服用铁剂的作用和注意事项,指导正确用药,全程治疗。

5. 解释患儿适当休息和活动的意义,指导家长观察和调整患儿活动的时间及强度。对因缺铁性贫血导致智力减低、成绩下降的患儿,应加强教育与训练,减轻自卑心理。

---

**案例 11-1 护理分析**

1. 患儿所患疾病:营养性缺铁性贫血。诊断依据:①铁摄入不足史;②贫血外观;③髓外造血表现;④血常规表现和铁代谢检查的异常。

2. 主要护理措施:①补充营养,选择含铁丰富的食物;②正确使用铁剂;③按医嘱用药并注意药物的不良反应,谨防并发症发生。

3. 健康教育:①向患儿家长讲解疾病的有关知识及防护知识;②提倡母乳喂养,及时添加含铁丰富的食物;③指导家长正确使用铁剂。

---

# 第4节  营养性巨幼细胞性贫血

---

**案例 11-2**

患儿,女,11个月。母乳喂养,7个月开始添加辅食,以米糊为主。近期患儿因开始出现表情淡漠,面色渐苍白来就诊。体检:精神委靡,皮肤及口唇黏膜苍白,舌及唇有时有震颤,肝脾轻度肿大。血常规:红细胞$3.5 \times 10^{12}/L$,血红蛋白95g/L,外周血涂片显示红细胞形态大小不均,以大细胞为主,中央染色不明显。白细胞计数减少、细胞体积增大。

**讨论分析:**

1. 患儿的临床诊断是什么?

2. 其主要血常规特点是什么?

3. 对该患儿实施的主要护理措施有哪些?

---

营养性巨幼红细胞性贫血(nutritional megaloblastic anemia, NMA)是由于缺乏维生素$B_{12}$或叶酸所致的一种大细胞性贫血。主要临床特点为贫血、神经精神症状、红细胞计数较血红蛋白减少更明显,红细胞胞体变大,骨髓出现巨幼红细胞,用维生素$B_{12}$和(或)叶酸治疗有效。本病多见于婴幼儿、尤其是2岁以内,我国华北、东北、西北农村多见,近年已明显减少。

# 一、病因及发病机制

人体所需维生素$B_{12}$主要来自动物性食物,如肝、肾、肉类、蛋类等,食物中维生素$B_{12}$进入胃内后,与内因子结合成复合物在回肠吸收入血,主要储存在肝脏。体内储存可供数年之需。叶酸来源于食物,部分由肠道细菌合成,但吸收甚微。绿色新鲜蔬菜、水果、酵母、谷类和动物肝肾等含丰富的叶酸,但经加热易被分解破坏。食物中的叶酸主要在十二指肠及空肠吸收,吸收后随血流分布于各组织,主要储存在肝脏。小儿体内储存的叶酸可供 13 个月生理所需。引起维生素 $B_{12}$ 和叶酸缺乏的常见原因:①摄入不足:孕母缺乏维生素 $B_{12}$ 可致胎儿维生素 $B_{12}$ 储存不足;单纯母乳喂养未及时添加辅食、乳母长期素食或患有维生素吸收障碍疾病者,可致维生素 $B_{12}$ 缺乏;年长儿因偏食、素食可导致摄入不足,单纯羊乳喂养未及时添加辅食者,可导致叶酸摄入不足。②吸收障碍:内因子缺乏可影响维生素 $B_{12}$ 吸收;慢性腹泻,严重营养不良,小肠病变,严重肝脏疾病均可导致维生素 $B_{12}$ 和叶酸吸收减少。③需要量增加:婴幼儿生长发育快,对维生素 $B_{12}$ 和叶酸的需要增加;早产儿、慢性溶血性疾病等对叶酸的需要增加;严重感染者维生素 $B_{12}$ 消耗量增加。

吸收进入体内的叶酸被二氢叶酸还原酶还原成四氢叶酸,后者是合成 DNA 必需的辅酶,而维生素 $B_{12}$ 在叶酸转变成四氢叶酸过程中具有催化作用,促进 DNA 合成。维生素 $B_{12}$ 和叶酸缺乏时,DNA 合成障碍,造血细胞内 DNA 减少使红细胞的分裂延迟,胞浆成熟而核发育落后,红细胞胞体变大,骨髓中巨幼红细胞增生而出现巨幼红细胞性贫血。粒细胞核也因 DNA 不足而致成熟障碍,胞体变大,出现巨大幼稚粒细胞和中性粒细胞分叶过多现象。骨髓中巨核细胞核分叶过多。

维生素 $B_{12}$ 还与神经髓鞘中脂蛋白的形成有关,能保持有髓鞘神经纤维的完整功能。缺乏时可致周围神经变性,脊髓亚急性联合变性和大脑损伤,出现神经精神症状;还可使中性粒细胞和巨噬细胞作用减退而易感染。叶酸缺乏症主要引起情感改变,偶见深感觉障碍,机制不清。

## 二、临 床 表 现

本病以 6 个月至 2 岁小儿多见,起病缓慢。轻、中度贫血,皮肤常呈蜡黄色,睑结膜、口唇、指甲等处苍白,乏力。毛发细、稀黄,颜面轻度水肿或虚胖。常有厌食、恶心、呕吐、腹泻、舌炎、口腔及舌下溃疡等消化道症状,常伴有肝、脾肿大,重症者心脏扩大或心力衰竭,患儿烦躁、易怒。维生素 $B_{12}$ 缺乏者表情呆滞、目光发直、少哭不笑、反应迟钝、嗜睡、智力及动作发育落后,常有倒退现象。重者可见肢体、躯干、头部或全身震颤,甚至抽搐、共济失调、踝阵挛及感觉异常。易发生感染和出血。

## 三、辅 助 检 查

**1. 血常规** 呈大细胞性贫血,红细胞胞体变大,中心淡染区不明显。还可见巨大幼稚粒细胞和中性粒细胞分叶过多现象。红细胞减少较血红蛋白量降低更明显。血小板一般均减低。

**2. 骨髓象** 增生明显活跃,以红细胞系统增生为主,各期幼红细胞巨幼变,核浆发育不一,巨核细胞核分叶过多。

**3. 血清维生素 $B_{12}$ 和叶酸测定** 血清维生素 $B_{12}$<100ng/L(正常值 200~800ng/L),叶酸<3$\mu$g/L(正常值 5~6$\mu$g/L)。

## 四、处 理 原 则

去除病因,加强营养,防治感染。维生素 $B_{12}$ 肌内注射,每次 100$\mu$g,每周 2~3 次和(或)叶酸口服,每次 5mg,每日 3 次。连用数周,至临床症状明显好转,血常规恢复正常为止。单纯维生素 $B_{12}$ 缺乏者,不宜加用叶酸,以免加重精神神经症状。因使用抗叶酸制剂致病者给予亚叶酸钙治疗。重度贫血者可输注红细胞制剂。肌肉震颤者给予镇静剂。

## 五、护 理 问 题

**1. 活动无耐力** 与贫血致组织缺氧有关。

**2. 营养失调:低于机体需求量** 与维生素 $B_{12}$ 和(或)叶酸摄入不足,吸收不良等有关。

**3. 生长发育改变** 与营养不足、贫血及维生素 $B_{12}$ 缺乏影响生长发育有关。

## 六、护 理 措 施

**1. 注意休息与活动** 根据患儿的活动耐受情况安排其休息与活动。一般不需卧床休息。严重贫血者限制活动,协助满足其日常活动需要。烦躁、震颤、抽搐者遵医嘱用镇静剂,防止外伤。

**2. 指导喂养,加强营养** 改善乳母营养,及时添加辅食,注意饮食均衡,合理搭配患儿食物,年长儿防止偏食、挑食,养成良好的饮食习惯,以保证能量和营养素的摄入。

**3. 监测生长发育** 评估患儿的体格发育情况,对发育落后者加强训练和教育。

## 七、健康教育/出院指导

**1. 向家长介绍本病的有关知识** 说明只要坚持合理饮食及药物治疗,一般预后很好。给予家长心理支持和安慰,以增强治疗信心,积极主动配合治疗。指导家长给予患儿提供愉快的生活环境,促进其心理行为的发展。

**2. 强调预防的重要性** 提供有关营养方面的知识,指导家长采用正确的烹调方法。宣教合理喂养,提倡母乳喂养,告诉家长无论选用何种喂养方式都应按时添加富含维生素 $B_{12}$、叶酸的辅食,注意饮食均衡。对食欲低下的年幼儿,要耐心喂养,少食多餐;对年长儿要积极鼓励进食。

**3. 观察药物疗效** 向家长解释药物的疗效、疗程及可能出现的副作用,指导合理用药。

---

**案例 11-2 护理分析**

1. 患儿所患疾病为营养性巨幼红细胞性贫血。

2. 外周血涂片显示红细胞形态大小不均,以大细胞为主,中央染色常不明显。

3. 主要护理措施:①补充营养,选择含维生素 $B_{12}$、叶酸丰富的食物;②按医嘱正确使用维生素 $B_{12}$;③防止受伤;④促进生长发育;⑤进行健康教育。

---

# 第5节 特发性血小板减少性紫癜

**案例 11-3**

患儿,女,3 岁。患儿因 2 日前出现皮肤、黏膜出血,多为针尖大小出血点,可见瘀斑、紫癜,遍布全身,尤四肢为多。体检:体温 38℃,精神差,皮肤可见针尖大小出血点及瘀斑、紫癜。心肺听诊无异常,肝脾未触及。血常规:红细胞 $4.0 \times 10^{12}$/L,血红蛋白 120g/L,白细胞 $8 \times 10^9$/L,血小板 $60 \times 10^9$/L,PAIgG 含量明显增高。

讨论分析:

1. 患儿患的疾病可能是什么?

2. 治疗要点有哪些?

3. 对该患儿实施的主要护理措施有哪些?

特发性血小板减少性紫癜(idiopathic thrombocytopenic purpura,ITP),又称自身免疫性血小板减少性紫癜,是小儿最常见的出血性疾病。其临床主要特点为皮肤、黏膜自发性出血,血小板减少,出血时间延长,血块收缩不良,束臂实验阳性,骨髓巨核细胞数正常或减少。

# 一、病因和发病机制

目前认为该病是一种自身免疫性疾病。患儿因自身免疫过程缺陷或外来抗原(如病毒感染和其他因素)的作用,使机体产生血小板相关抗体。这种血小板相关抗体主要为PAIgG(95%),少数为PAIgA和PAIgM。PAIgG与血小板结合,或与抗原-抗体复合物附着于血小板表面,使血小板受到损伤而被单核-巨噬细胞系统破坏,使血小板寿命缩短,而引起血小板减少。血小板数量减少是导致出血的主要原因。附着有PAIgG的血小板不同程度功能异常及抗体损伤血管壁致毛细血管脆性和通透性增加,是出血的促进因素。感染可加重血小板减少或使疾病复发。

# 二、临 床 表 现

**1. 急性型** 占70%～90%,以婴幼儿多见。发病前1～3周常有急性病毒感染史,主要为上呼吸道感染,还有麻疹、风疹、流行性腮腺炎、水痘等,偶见注射活疫苗后发病。起病急,常有发热。患儿以自发性皮肤、黏膜出血为突出表现,多为针尖大小出血点,或瘀斑、紫癜,遍布全身,以四肢为多;常有鼻出血、牙龈出血;可见便血、呕血、球结膜下出血,偶见肉眼血尿和颅内出血。颅内出血是ITP死亡的主要原因。青春期女孩可有月经量过多。出血严重者可致贫血,肝脾偶见轻度肿大,淋巴结不肿大。85%～90%的患儿在1～6个月内痊愈,10%～20%转变为慢性型。

**2. 慢性型** 病程超过6个月,多见于学龄期儿童,男女发病数约为1∶3。起病缓慢,出血症状相对较轻,主要为皮肤、黏膜可持续或反复发作出血,出血持续期和间歇期长短不一。约1/3患儿发病数年后自然缓解。反复发作者脾常轻度肿大。

# 三、辅 助 检 查

**1. 血常规** 血小板$<100\times10^9/L$,常$<50\times10^9/L$,甚至$<20\times10^9/L$;可有贫血;白细胞计数正常。出血时间延长,凝血时间正常,血块收缩不良。血清凝血酶原消耗不良。

**2. 骨髓象** 骨髓巨核细胞数正常或增多,胞体大小不一,以小型巨核细胞为主;幼稚巨核细胞增多,核分叶减少,常有空泡形成、颗粒减少和量少现象。

**3. 血小板抗体测定** PAIgG含量明显增高。

# 四、处 理 原 则

**1. 预防创伤出血** 急性期出血明显者应卧床休息,忌用抑制血小板功能的药物,如阿司匹林。

**2. 肾上腺皮质激素治疗** 常用泼尼松$1.5\sim2mg/(kg\cdot d)$,分3次口服。出血严重者可用冲击治疗:地塞米松$1.5\sim2mg/(kg\cdot d)$或甲泼尼龙$20\sim40mg/(kg\cdot d)$静脉滴注,连用3天,症状缓解后改泼尼松口服。2～3周后逐渐减量,一般不超过4周,停药后复发,可再用肾上腺皮质激素治疗。

**3. 大剂量静脉滴注丙种球蛋白** 常用剂量为每日$0.4\sim0.5g/(kg\cdot d)$,连续5天静脉滴注;或每日$1g/(kg\cdot d)$,静脉滴注,必要时次日再用1次,以后每3～4周一次。可与肾上腺皮质激素合用。

**4. 输注血小板和红细胞** 严重出血,危及生命时可输注血小板。但尽量少输,因为ITP患儿血液中含有大量PAIgG,可使输入的血小板很快被破坏;反复输注还可产生抗血小板抗体。贫血者可输浓缩红细胞。

激素和丙种球蛋白治疗无效及明显难治性病例可给予免疫抑制剂治疗或行脾切除术。

## 五、护 理 问 题

**1. 潜在并发症**　出血。

**2. 有感染的危险**　与肾上腺皮质激素治疗致免疫功能下降有关。

**3. 恐惧**　与严重出血有关。

## 六、护 理 措 施

**1. 防治出血**　①注意安全,避免损伤:为患儿提供安全生活环境,床头、床栏及家具的尖角用软垫子包扎,忌玩尖锐玩具,限制剧烈活动。禁食坚果、多刺食物,防止损伤伤口腔黏膜及牙龈出血。保证大便通畅,防止小儿用力大便时腹压增高而诱发颅内出血。尽量减少肌内注射或深静脉穿刺抽血,必要时延长压迫时间,以免形成深部血肿。②密切观察出血情况:观察皮肤瘀点和瘀斑的变化,监测血小板数量变化,对血小板极低者严密观察出血情况。如面色苍白加重、呼吸和脉搏增快,血压下降等提示失血性休克;若出血、嗜睡、头痛、呕吐甚至惊厥、昏迷等提示颅内出血;如有消化道出血常伴腹痛、便血;肾出血者常有血尿、腰痛等。③控制出血:口、鼻黏膜出血可用1‰麻黄碱或1‰肾上腺素的棉球、纱条或明胶海绵局部压迫止血。无效者用油纱条填塞,2～3天后更换,严重出血者遵医嘱给止血药、输同型血小板。

**2. 预防感染**　应与感染患儿分室居住,保持出血部位清洁,注意个人卫生等。

**3. 心理护理**　出血及止血技术操作均可使患儿产生恐惧心理,表现为不合作、烦躁、哭闹等,而使出血加重。故应多关心、安慰患儿。

## 七、健康教育/出院指导

**1. 指导预防损伤**　不玩尖利的玩具,不使用锐利工具,不做剧烈运动,常剪指甲,用软毛牙刷等。

**2. 指导患儿加强自我保护**　忌用抑制血小板功能的药物如阿司匹林等;少去人多的公共场合,衣着适度,避免感冒,以防加重病情或复发。

**3. 疾病观察**　教会家长识别出血征象和学会压迫止血的方法,一旦发现出血,应立即到医院复查或治疗。

---

**案例11-3护理分析**

1.患儿所患疾病为特发性血小板减少性紫癜。

2.主要治疗要点:①预防创伤出血;②肾上腺皮质激素治疗;③大剂量静脉输注丙种球蛋白治疗;④激素和丙种球蛋白治疗无效及明显难治性病例可给免疫抑制剂治疗或行脾切除术。

3.主要护理措施:①防治出血;注意安全,避免损伤,密切观察出血情况,控制出血;②预防感染;③心理护理。

# 第6节 急性白血病

**案例 11—4**

患儿,男,4岁。1周前开始出现精神不振、食欲低下、面色苍白。近2天开始出现鼻出血而就诊。体检:体温 37.8℃,精神差,皮肤可见大小不等的出血点。心肺听诊无异常,肝脾肿大有触痛。血常规:红细胞 $3.5 \times 10^{12}$/L,血红蛋白 100g/L,白细胞 $8 \times 10^9$/L,幼稚细胞增多,超过 30%,血小板 $80 \times 10^9$/L。

讨论分析:

1. 该患儿可能是哪种出血性疾病?

2. 其主要的临床特点是什么?

3. 对该患儿实施的主要护理措施有哪些?

白血病(leukemia)是造血组织中白细胞系统过度增生,浸润到组织和器官,引起一系列临床表现的恶性血液病。其主要临床表现为发热、贫血、出血和白血病细胞浸润所引起的肝、脾、淋巴结肿大和关节疼痛。白血病是我国小儿最常见的恶性肿瘤,男性高于女性。其病因和发病机制尚未完全明了,可能与病毒感染、物理、化学因素及遗传素质有关。

根据增生的白细胞种类不同,白血病可分为急性淋巴细胞白血病(ALL)和急性非淋巴细胞白血病(ANLL)两大类。小儿以急性淋巴细胞白血病发病率最高。目前采用形态学(M)、免疫学(I)和细胞遗传学(C)分型,即 MIC 综合分型,以指导治疗和提示预后。

# 一、临 床 表 现

**1. 症状与体征** 各型急性白血病的临床表现基本相同。大多数起病较急,早期症状有精神不振、食欲低下、面色苍白、鼻出血或牙龈出血等;少数以发热和类风湿的骨关节痛为首发症状。

(1)发热:多数患儿起病时有发热,热型不定,一般不伴寒战。由白血病性发热所致,多为低热且抗生素治疗无效;合并感染时,多为高热。

(2)贫血:出现较早,并随病情发展而加重,表现为苍白、虚弱、无力、活动后气促等,主要由于骨髓造血干细胞受到抑制所致。

(3)出血:以皮肤和黏膜出血多见,表现为紫癜、瘀斑、鼻出血、牙龈出血、消化道出血和血尿。偶见颅内出血,是引起死亡的重要原因之一。出血的主要原因是骨髓被白血病细胞浸润,巨核细胞受抑制使血小板生成减少和功能不足。

(4)白血病细胞浸润引起的症状和体征:①肝、脾、淋巴结肿大,可有压痛,在急性淋巴细胞白血病尤其显著,纵隔淋巴结肿大可引起压迫症状,而发生呛咳、呼吸困难和静脉回流受阻。②骨和关节疼痛多见于急性淋巴细胞白血病,部分患儿为首发症状,常伴有胸骨压痛,骨痛原因主要与骨髓腔内白血病细胞大量增生、压迫和破坏邻近骨质及骨膜浸润有关。③白血病细胞侵犯脑实质和脑膜时即引起中枢神经系统白血病,出现头痛、呕吐、嗜睡、视盘水肿、惊厥甚至昏迷、脑膜刺激征等颅内压增高的表现,脑脊液中发现白血病细胞。由于多数化疗药物不能透过血-脑屏障,故中枢神经系统便成为白血病细胞的"庇护所",造成中枢神经系统白血病的发病率高,以急性淋巴细胞白血病多见,多发生在化疗后缓解期,是急性白血病复发的主要原因。④白血病浸润眼眶、颅骨、胸骨、肋骨或肝脾肌肉等组织出现肿块,也可浸润皮肤、睾丸、心脏等组织器官出现相应的症状和体征。

**2. 心理状态** 患儿由于病情严重住院时间长,加之疾病的痛苦和限制,常产生烦躁、焦虑、恐惧、悲观等不良心理;家长由于对本病知识的缺乏,担心失去孩子,会产生极度震惊、恐惧、歉疚、甚至否认的态度,表现出痛苦不堪、惊慌失措、不愿离开患儿,且对医护人员的态度和言行非常敏感。

## 二、辅 助 检 查

**1. 血常规** 红细胞及血红蛋白均减少,为正细胞性贫血。网状红细胞计数多降低。血小板减少。白血病细胞计数增高者约占 50% 以上,以原始和幼稚细胞为主,成熟中性粒细胞减少。

**2. 骨髓象** 骨髓检查是确定诊断和评定疗效的重要依据。典型骨髓象为原始及幼稚细胞极度增生,幼红细胞和巨核细胞减少。

**3. 组织化学染色和溶菌酶检查** 有助于鉴别白血病细胞类型。

## 三、处 理 原 则

本病的治疗原则是:早诊断、早治疗;按白血病类型选用化疗方案和相应的药物剂量;采用早期、联合、适度化疗和分阶段长期规范治疗;同时预防中枢神经系统白血病和睾丸白血病;支持疗法;造血干细胞移植等。完全缓解 2.5~3 年者方可停止治疗。

化疗分以下治疗阶段:①诱导缓解:联合数种化疗药物,最大限度地杀灭白血病细胞,尽快达到完全缓解。②巩固治疗:最大限度杀灭微小残留白血病细胞,防止早期复发。③预防骨髓外白血病:防止骨髓复发和治疗失败,使患儿获得长期生存。④维持和加强治疗:巩固疗效,达到长期缓解或治愈。

## 四、护 理 问 题

**1. 体温过高** 与大量白血病细胞浸润坏死和感染有关。

**2. 活动无耐力** 与贫血致组织器官缺氧有关。

**3. 有感染的危险** 与中性粒细胞减少,免疫功能下降有关。

**4. 潜在并发症** 出血及药物不良反应。

**5. 疼痛** 与白血病细胞浸润有关。

**6. 预感性悲哀** 与白血病危险度及预后不良有关。

**7. 有执行治疗方案无效的危险** 与治疗方案复杂,时间长和家长缺乏疾病知识有关。

## 五、护 理 措 施

**1. 一般护理**

(1)休息:白血病患儿一般无须绝对卧床休息,但出现乏力、活动后气促时,需卧床休息。长期卧床休息者应经常更换体位。

(2)加强营养:给高蛋白、高维生素、高热量的饮食。鼓励进食,不能进食者可静脉补充营养。

(3)维持正常体温:监测患儿体温,观察热型及热度。遵医嘱给予降温药,但忌用安乃近和乙醇擦浴。

**2. 防治感染**

(1)保护性隔离:白血病患儿应与其他病种患儿分室居住,以免交叉感染。对粒细胞极低和免疫功能明显低下者应当单住,最好住空气层流室或无菌单人层流床,房间每日消毒。限制探视人数和次数。

(2)注意个人卫生:患儿应勤洗手以防感染传播,勤换衣裤减少皮肤感染。保持口腔清洁,进食前后漱口;选用软毛牙刷或海绵,以免口腔黏膜损伤及牙龈出血。保持大便通畅,便后温水清洁肛周,以防肛周脓肿;肛周有糜烂者,每日坐浴。

(3)观察感染早期征象:监测生命体征,观察有无咽红、牙龈肿痛,检查皮肤有无破损、红肿,肛周、外阴有无异常。发现感染征兆,应及时处理。检查血常规,中性粒细胞极低时,遵医嘱皮下注射集落刺激因子,使中性粒细胞合成增加。

(4)避免有关接种:免疫功能低下时,避免接种麻疹、水痘、流行性腮腺炎等减毒活疫苗和脊髓灰质炎糖丸预防接种,以防发病。严格执行无菌操作技术。

**3. 防治出血** 同原发性血小板减少性紫癜的护理措施。

**4. 用药护理**

(1)了解化疗方案,熟悉各种化疗药物的药理作用及给药途径,正确给药。①化疗药物多为静脉给药,且有较强刺激性,发现渗漏即应停止注射,并做局部处理。②某些药物(如门冬酰胺酶)可致过敏反应,用药前应询问用药史,用药过程中严密观察。③光照可使某些药物(依托泊苷、替尼泊苷)分解,应注意避光。④鞘内注射时,药量不宜过多,浓度不宜过大,缓慢静脉注射,术后平卧 4~6 小时。

(2)观察并处理药物不良反应:①绝大多数化疗药物均可致骨髓抑制,应检测血常规,并观察有无出血倾向、贫血表现和感染征象,并及时处理。②恶心、呕吐严重者,用药前半小时给止吐药。③口腔溃疡时,宜给予清淡、易消化的流质或半流质饮食;疼痛明显时,进食前可给局部麻醉或敷溃疡膜、溃疡糊剂。④环磷酰胺可致出血性膀胱炎,应保证液体摄入;糖皮质激素治疗后可致满月脸及情绪改变,应注意关心患儿。

**5. 心理护理** 首先要树立信心,告知家长白血病预后已经有很大改善。急性淋巴细胞白血病不再是致死的疾病,5 年存活率达 70%~80%;急性非淋巴细胞白血病的初治完全缓解率亦达 80%,5 年存活率达 40%~60%。诊疗及护理操作前,应告知家长及年长儿其意义、操作过程,以减轻或消除其恐惧感。阐述化疗的重要性,介绍化疗方案及可能出现的不良反应,明确定期检查的必要性,以及患儿所处的治疗阶段。

# 六、健康教育/出院指导

1. 讲解白血病的有关知识,化疗药物的作用及不良反应。

2. 教会家长如何预防感染和观察感染及出现征象,并及时就诊。

3. 向家长及年长儿阐明白血病缓解后,患儿体内残留的白血病细胞是复发的根源,明确定期检查及化疗的重要性。化疗期间可出院上学,鼓励患儿参加体育锻炼,增强抗病毒能力。定期随访。

**案例 11-4 护理分析**

1. 患儿所患疾病为急性白血病。

2. 主要临床特点:①发热;②出血;③贫血;④肝脾肿大,骨和关节疼痛及神经系统临床表现。

3. 主要护理措施:①一般护理:休息,加强营养,维持正常体温,防治感染,保护性隔离,注意个人卫生,观察感染早期征象;②防治出血;③用药护理。

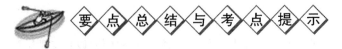

要点总结与考点提示

1. 小儿胚胎期造血及生后造血的主要器官及开始造血的时间。

2. 贫血的分度、各类贫血中常见的疾病。

3. 营养性缺铁性贫血的病因、临床表现及辅助检查。

4.营养性缺铁性贫血的治疗要点、铁剂治疗注意事项及健康教育的内容。

5.营养性巨幼红细胞性贫血的典型临床表现、辅助检查、治疗要点。

6.营养性巨幼红细胞性贫血的主要护理措施。

7.特发性血小板减少性紫癜的典型临床表现、治疗要点及主要护理措施。

8.急性白血病的典型临床表现及主要护理措施。

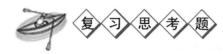 复 习 思 考 题

【A₁型题】

1.骨髓造血开始于（　　）

　A.胚胎第 4 周　　　　　B.胚胎第 6 周

　C.胚胎第 8 周　　　　　D.胚胎第 4 个月

　E.出生后

2.一患儿血红细胞 2.5×10¹²/L,血红蛋白 59g/L,该小儿可能是（　　）

　A.正常血常规　　　　　B.轻度贫血

　C.中度贫血　　　　　　D.重度贫血

　E.极重度贫血

3.引起营养性缺铁性贫血的原因,下列哪项不正确（　　）

　A.先天不足　　　　　　B.摄入不足

　C.需要增多　　　　　　D.丢失增多

　E.红细胞破坏

4.营养性缺铁性贫血的临床表现,下面哪项不妥（　　）

　A.口唇苍白　　　　　　B.烦躁不安

　C.易疲劳　　　　　　　D.注意力集中

　E.呕吐腹泻

5.对诊断营养性缺铁性贫血无意义的是（　　）

　A.喂养史和临床表现　　B.血常规和骨髓检查

　C.铁代谢的生化检查　　D.红细胞寿命测定

　E.用铁剂实验性治疗

6.婴幼儿最常见的贫血是（　　）

　A.营养性缺铁性贫血　　B.感染性贫血

　C.失血性贫血　　　　　D.溶血性贫血

　E.营养性巨幼红细胞性贫血

【A₂型题】

7.患儿,男,9 个月。面色苍白,精神差,血常规:红细胞 3.5×10¹²/L,血红蛋白 85g/L,血片中红细胞形态大小不等,以小细胞为多,首先考虑（　　）

　A.营养性缺铁性贫血　　B.营养性混合贫血

　C.生理性贫血　　　　　D.溶血性贫血

　E.营养性巨幼红细胞性贫血

8.患儿,8 个月。因面色蜡黄就诊,母乳喂养至今,未添加任何辅食,初步诊断为营养性巨幼红细胞性贫血。下列哪项处理最主要（　　）

　A.添加辅食　　　　　　B.口服铁剂

　C.口服维生素 D　　　　D.输血

　E.使用维生素 B₁₂ 及叶酸

9.7 个月婴儿,患营养性缺铁性贫血,护士对家长做饮食指导时应强调（　　）

　A.暂不添加辅食　　　　B.补充蛋黄、瘦肉、肝

　C.补充豆类　　　　　　D.补充谷类

　E.补充土豆白薯等

10.1 岁小儿,近 2 个月来食欲不振,脸色稍苍白,不发烧,精神尚可。实验室检查:Hb 91g/L,RBC 3.8×10¹²/L,WBC 7×10⁹/L,诊断为分度正确的是（　　）

　A.营养性缺铁性贫血,轻度

　B.营养性巨幼红细胞性贫血,轻度

　C.营养性缺铁性贫血,中度

　D.营养性巨幼红细胞性贫血,中度

　E.难以判断

【A₃型题】

(11~13 题共用题干)

患儿,女,12 个月。生后一直母乳喂养至今,未添加辅食。近来开始出现面色苍白,易哭,烦躁不安。肝肋下 2cm,脾肋下 1cm,Hb 85g/L,RBC 3.1×10¹²/L,红细胞体积小,中央淡染区扩大。

11.引发该疾病的主要原因是（　　）

　A.营养失调　　　　　　B.感染

　C.胃肠功能紊乱　　　　D.受伤

　E.吞咽功能障碍

12.下列哪项措施最适合（　　）

　A.口服叶酸　　　　　　B.输血

　C.补充营养　　　　　　D.口服铁剂

　E.休息

13.根本治愈本病的方法是（　　）

　A.病因治疗　　　　　　B.少量输血

　C.补充营养　　　　　　D.口服铁剂

　E.纠正偏食

(14～17 题共用题干)

患儿,9 个月。牛乳喂养,未添加辅食,近 1 个月发现患儿开始出现面色蜡黄,表情呆滞,手足有轻微震颤,故来就诊,查体发现肝脾增大,红细胞 $1.5 \times 10^{12}/L$,血红蛋白 65g/L。

14. 该患儿可能发生的疾病是( )

A. 营养性缺铁性贫血　　B. 感染性贫血

C. 失血性贫血　　D. 溶血性贫血

E. 营养性巨幼红细胞性贫血

15. 贫血的程度是( )

A. 轻度贫血　　B. 中度贫血

C. 重度贫血　　D. 极重度贫血

E. 溶血性贫血

16. 该患儿最适宜的治疗是( )

A. 铁剂加维生素 C　　B. 维生素 $B_{12}$ 加叶酸

C. 输血　　D. 补充钙剂

E. 激素治疗

17. 预防本病应强调( )

A. 按时添加辅食　　B. 预防感染

C. 输血　　D. 加强锻炼

E. 多晒太阳

(陈　丽)

# 第12章

# 神经系统疾病患儿的护理

## 第1节 小儿神经系统解剖生理特点及常用检查方法

神经系统的发育是小儿神经精神心理发育的基础,随着小儿年龄的增长,神经系统各器官的发育逐渐成熟,功能渐趋完善。因此,在不同年龄阶段,小儿神经系统的解剖、生理各具特征,神经系统检查的正常标准和异常表现也不相同,而且检查时小儿常不能配合,通常需要按照不同的年龄、患病特点及不同的病种选做必要的检查。

## 一、小儿神经系统的解剖生理特点

**1. 脑** 小儿脑的生长发育较快。年龄越小生长发育越快,出生时脑重约为390g,相当于体重的10%～12%,1岁时约为出生时的2倍,3岁时约为3倍。成人脑重约为1400g,约为体重的2%。新生儿的脑在大体形态上和成人无显著差别,已有主要的沟和回,但脑沟较浅,脑回较宽。神经纤维髓鞘的形成,因不同神经而先后不同。脑神经髓鞘生后3个月形成,周围神经髓鞘在3岁以后形成。由于大脑皮质发育较差,皮质下中枢兴奋性较高,加之神经髓鞘形成不全,兴奋和抑制均易于扩散并产生泛化现象。

**2. 脊髓** 出生时结构已较完善,功能也基本具备。脊髓的发育与脊柱的发育不平衡,3个月胎儿两者是等长的;出生时脊髓的末端位于第3～4腰椎水平,生后脊髓发育落后于脊柱,到4岁时才退到第1～2腰椎之间。故婴幼儿时期做腰椎穿刺的位置要低,以第4～5腰椎间隙为安全,4岁后可与成人相同。

**3. 脑脊液** 新生儿脑脊液量少,约50ml,压力低(0.29～0.78kPa),故抽取脑脊液较困难,随着年龄的增长,脑脊液量逐渐增多,压力逐渐升高。正常脑脊液外观无色透明,压力0.69～1.96kPa,细胞数不超过$10 \times 10^6$/L(新生儿小于$20 \times 10^6$/L),糖2.8～4.4mmol/L,氯化物118～128mmol/L,蛋白质小于0.4g/L(新生儿0.2～1.2g/L)。

## 二、常用检查方法

**1. 一般检查** 包括神志、精神状态、皮肤有无异常色素斑、身体有无异味等。

**2. 头颅和脊柱检查** 头颅的大小(头围),形状,前囟的闭合与张力,叩诊有无"破壶音",颅骨透照试验是否阳性等。脊柱有无畸形或脊柱裂等。

**3. 颅神经检查** 包括视力、视野和眼底在内的视神经检查;对各种气味有无反应的嗅神经检查;观察表情变化时面部两侧是否对称的面神经检查;舌伸出的方向有无偏斜等。

**4. 运动检查** 观察小儿的粗运动和精细运动的发展是否达到该年龄的正常标准;了解各部位肌力情况;观察婴儿能否以准确动作握持玩具,儿童能否完成指鼻检查等,以判断其运动是否协调。通过对姿势与步态的观察,了解小脑、前庭功能情况。

**5. 反射检查** 反射异常表现有:不对称;该出现时未出现;应消失时未消失;病理反射

(1)出生时存在以后永不消失的反射:角膜反射、瞳孔反射、结膜反射、咽反射和吞咽反射等。这些反射减弱或消失,提示神经系统有病理改变。

(2)出生时存在以后逐渐消失的反射:觅食反射、吸吮反射、拥抱反射、握持反射及颈肢反射等,出生时存在,于生后3~6个月消失。这些反射若新生儿期减弱或者消失,或该消失的时期仍存在均为病理状态。

(3)出生时不存在以后逐渐出现并永不消失的反射:腹壁反射、提睾反射和各种腱反射,新生儿期不易引出,到1岁时才稳定。这些反射该出现时不出现或者减弱为异常。

(4)病理反射:生后3~4个月内的婴儿,由于屈肌张力高,凯尔尼格征可以为阳性。2岁以内巴宾斯基征阳性也可为生理现象,若单侧阳性或2岁以后出现为病理现象。

# 第2节 化脓性脑膜炎

## 案例 12-1

患儿,男,1岁3个月。以发热3天,惊厥1次入院。体检:体温39℃,脉搏118次/分,呼吸36次/分,烦躁不安、前囟饱满、张力略高,颈强直(+);入院后呕吐1次,为喷射性,量较多;诊断为化脓性脑膜炎。

**讨论分析:**

1.该患儿最可能的临床诊断是什么?

2.要确诊需要做什么检查?

3.在治疗过程中,若患儿出现烦躁不安、剧烈头痛、意识障碍、频繁呕吐、前囟膨隆或紧张等提示出现了什么情况?

化脓性脑膜炎(purulent meningitis)简称化脑,是由各种化脓性细菌引起的中枢神经系统急性感染性疾病。临床上以发热、惊厥、意识障碍、颅内压增高、脑膜刺激征以及脑脊液脓性改变为特征。多见于婴幼儿。本病的病死率为5%~15%,存活者可能遗留有神经系统后遗症。

# 一、病 因

**1. 病原菌** 许多化脓性细菌都能引起脑膜炎。我国以脑膜炎球菌、肺炎链球菌、流感嗜血杆菌感染为主,占小儿化脑的2/3以上。致病菌具有年龄差异性。新生儿和2个月以下的小婴儿以革兰阴性杆菌和金黄色葡萄球菌为多见,革兰阴性杆菌最常见的是大肠埃希菌,其次为变形杆菌、铜绿假单胞菌等。3个月~3岁小儿以流感嗜血杆菌为主。年长儿由脑膜炎球菌、肺炎链球菌引起的多见。

**2. 机体免疫状态** 小儿机体免疫力低下,血脑屏障功能较差,在新生儿和婴幼儿时期更为明显,因此患病率较高。

# 二、病 理 生 理

细菌可以通过多种途径侵入脑膜:①最常见的途径是血行播散。细菌大多从呼吸道侵入,也可经皮肤、胃肠道黏膜或新生儿的脐部侵入,经血液循环通过血脑屏障到达脑膜。②邻近组织器官感染的直接蔓延。如鼻窦炎、中耳炎、乳突炎、眼眶蜂窝组织炎等直接扩散波及脑膜。③与颅腔存在直接通道。如颅骨骨折、皮肤窦道或脑脊髓膜膨出,细菌可因此直接进入蛛网膜下隙。

炎症反应以软脑膜、蛛网膜和表层脑组织为主,造成广泛的炎症粘连及脓液集聚,可逐渐波及脑室内膜,导致脑室管膜炎;软脑膜下及脑室周围的脑实质可因炎细胞浸润、充血、水肿、出血、坏死、变性而发生脑膜脑炎;脓液黏稠、广泛粘连,使脑脊液循环受阻或再吸收障碍,可导致脑积水;炎症累及周围颅神经,可引起失明、面瘫、耳聋等相应的功能改变。

# 三、临 床 表 现

90%的化脑为 5 岁以下小儿,1 岁以下是患病高峰。一年四季均可发病,但肺炎链球菌引起者冬春季节多见,而脑膜炎球菌和流感杆菌分别以春、秋季发病多。大多急性起病。部分患儿病前有上呼吸道或胃肠道感染病史。

**1. 典型表现**

(1)感染中毒症状:体温升高,意识逐渐改变,烦躁不安或精神委靡、嗜睡直至惊厥、昏迷。

(2)颅内压增高表现:剧烈头痛,喷射性呕吐。合并脑疝时有呼吸不规则、双侧瞳孔不等大、对光反射迟钝等。

(3)脑膜刺激征:颈强直、Kernig 征和 Brudzinski 征阳性,以颈强直最常见。

**2. 非典型表现**　3 个月以下小婴儿起病隐匿,常因缺乏典型症状和体征而被忽略。表现为无发热,甚至体温不升,面色发灰,吸吮无力或拒乳、呕吐,哭声高尖,两眼凝视或斜视,前囟紧张膨隆,头围增大,颅缝裂开,不典型性惊厥发作。由于颅缝及囟门的缓冲作用,颅内压增高与脑膜刺激征常不明显。

**3. 并发症**　硬脑膜下积液、脑室管膜炎、脑性低钠血症、脑积水、癫痫等。

# 四、辅 助 检 查

**1. 脑脊液**　脑脊液检查是确诊本病的重要依据。化脓性脑膜炎典型的脑脊液改变为压力增高,外观混浊或呈脓性;白细胞计数显著增高,≥1000×10⁶/L,以中性粒细胞为主;糖含量明显降低;蛋白含量显著增高。脑脊液涂片和血培养可帮助明确病因。还可采用对流免疫电泳法、乳胶颗粒凝集法进行病原学检测。常见疾病的脑脊液改变见表 12-1。

表 12-1　颅内常见感染性疾病的脑脊液改变

| | 压力(kPa) | 外观 | 白细胞计数 (×10⁶/L) | 蛋白(g/L) | 糖 (mmol/L) | 氯化物 (mmol/L) | 其他 |
|---|---|---|---|---|---|---|---|
| 正常 | 0.69~1.96 | 清亮 | 0~10 | 0.2~0.4 | 2.8~4.4 | 118~128 | |
| 化脓性脑膜炎 | 增高 | 混浊 | 数百至数千中性粒细胞为主 | 明显增高 | 明显降低 | 降低 | 涂片和血培养可见细菌 |
| 结核性脑膜炎 | 常升高 | 毛玻璃状 | 数十至数百淋巴细胞为主 | 增高 | 降低 | 降低 | 涂片及血培养可见结核菌 |
| 病毒性脑炎 | 正常或增高 | 多清亮 | 正常至数百淋巴细胞为主 | 正常或轻度增高 | 正常 | 正常 | 病毒抗体阳性 |

**2. 血液**

(1)血常规:白细胞计数明显增高,可达(20~40)×10⁹/L,以中性粒细胞为主。

(2)血培养:早期、未用抗生素者常可获得阳性结果。

**3. 颅脑 CT** 可显示不同层面脑组织、脑室、颅骨等的形态结构,帮助确定脑水肿、脑膜炎、脑室扩大、硬膜下积液等病理改变。

# 五、处 理 原 则

**1. 抗生素治疗** 选择对病原菌敏感,且能较高浓度通过血脑屏障的毒性低的抗生素。原则是早期、联合、足量、足疗程、静脉用药,力争在 24 小时内将脑脊液中的致病菌杀灭。病原菌尚未明确时可联合选用对肺炎链球菌、脑膜炎球菌和流感嗜血杆菌三种常见致病菌皆有效的抗生素。目前主张选用第三代头孢菌素,如头孢噻肟 200mg/(kg·d)或头孢三嗪 100mg/(kg·d)等。病原菌明确后可参照药物敏感试验结果选择抗生素。抗生素选择见表 12-2。应用抗生素治疗的疗程依病原菌种类而不同。通常肺炎链球菌、流感嗜血杆菌脑膜炎应由静脉滴注给药10~14天;脑膜炎球菌用药 7 天;金黄色葡萄球菌和革兰阴性杆菌脑膜炎疗程应在 21 天以上。有并发症者应适当延长给药时间。

表 12-2 治疗化脓性脑膜炎的抗生素选择

| 细菌种类 | 常用抗生素 |
| --- | --- |
| 流感嗜血杆菌 | 氨苄青霉素、氯霉素、头孢呋辛钠、头孢曲松钠 |
| 肺炎链球菌 | 青霉素 G、头孢噻肟钠 |
| 脑膜炎球菌 | 青霉素 G |
| 革兰阴性菌 | 头孢噻肟钠、丁胺卡那霉素 |
| 金黄色葡萄球菌 | 乙氧萘青霉素、头孢噻肟钠、头孢呋辛钠、万古霉素、利福平 |

**2. 肾上腺皮质激素** 可抑制炎症因子产生,降低血管通透性,减轻脑水肿和颅内高压。常用地塞米松每日 0.6mg/kg,分 4 次静脉给药,一般连用 2~3 天。

**3. 对症和支持治疗** 密切观察生命体征,及时处理高热、惊厥、颅内压增高,维持水、电解质及酸碱平衡。

**4. 并发症治疗** 硬膜下积液多时可反复穿刺放液,一般每次不超过 20~30ml;若硬膜下积脓除穿刺放液外,可选择相应抗生素进行局部冲洗。脑室管膜炎可做侧脑室穿刺引流,并注入相应的抗生素。脑性低钠血症应适当限制液体入量,酌情补充钠盐。

# 六、护 理 问 题

**1. 体温过高** 与细菌感染有关。

**2. 营养失调:低于机体需要量** 与摄入不足、高热、呕吐有关。

**3. 有受伤的危险** 与惊厥、昏迷有关。

**4. 潜在并发症** 颅内压增高、硬膜下积液等。

**5. 焦虑** 与病情重、预后不良有关。

# 七、护 理 措 施

**1. 维持正常体温** ①遵医嘱给予抗生素治疗,并了解各种药物的使用要求、配伍禁忌及毒副作用。②高热患儿每 4 小时测体温 1 次,并观察热型及伴随症状,当体温超过 38.5℃时,应及时给予物理降温或药物降温,并观察降温效果。体温不升时要注意保暖。

**2. 保证营养供给** 给予高热量、高蛋白、高维生素的流质或半流质饮食,少量多餐。频繁呕吐或昏迷不能进食者可鼻饲或给予静脉高营养。

**3. 预防外伤**　做好患儿日常生活护理,及时清理呕吐物,保持呼吸道通畅,防止误吸。保持安静,减少刺激。烦躁不安或频繁惊厥者遵医嘱使用镇静、止惊剂,如地西泮、苯巴比妥等,并注意防止坠床、舌咬伤等。昏迷卧床者应注意防止发生压疮。

**4. 病情观察、防治并发症**

(1)监测生命体征:若患儿烦躁不安、剧烈头痛、意识障碍、频繁呕吐、前囟膨隆或紧张等提示颅内压增高;若呼吸不规则、瞳孔不等大、对光反射迟钝或消失、血压升高提示有脑疝及中枢性呼吸衰竭。应经常巡视、密切观察,以便及早发现,给予急救处理。患儿有颅内压增高时,遵医嘱给予 20% 甘露醇降颅压。

(2)并发症观察:若患儿在治疗中高热不退或退而复升,反复惊厥发作,前囟饱满,颅缝裂开,呕吐不止,出现落日眼、破壶音,提示硬膜下积液、脑积水。可做颅骨透照、颅脑 CT 等检查,尽早确诊,及时处理。

**5. 心理护理**　向家长及患儿介绍病情及疗效进展,减轻焦虑;多关心、安慰和爱护患儿,增强其战胜疾病的信心。

# 八、健康教育/出院指导

**1. 疾病指导**　向患儿及家长介绍病情、用药原则及护理方法,使其主动配合。

**2. 加强卫生知识宣传,预防化脑**　积极防治上呼吸道、消化道感染性疾病,预防新生儿脐部及皮肤感染等。还可采用脑膜炎球菌荚膜多糖疫苗在流行地区进行预防接种。

**3. 功能训练**　对恢复期或有神经系统后遗症的患儿应进行功能训练指导,并让家长掌握相应的功能训练方法,以促进患儿尽早康复。

---

**案例 12-1 护理分析**

1. 化脓性脑膜炎。
2. 要确诊需要做的检查是腰椎穿刺(取脑脊液送检)。
3. 颅内压增高。

---

# 第 3 节　病毒性脑膜炎和脑炎

---

**案例 12-2**

患儿,女,8 个月。因咳嗽 1 周,发热 3 天,惊厥 1 次入院。入院体检:体温 38.9℃,脉搏 138 次/分,精神委靡,嗜睡,颈项强直,心、肺无异常,腹软,无压痛。布鲁津斯基征阳性,凯尔尼格征阳性,双侧巴宾斯基征阳性,左侧肌力及肌张力均下降。脑脊液:外观清亮,压力增高,细胞数 $50 \times 10^6/L$,淋巴细胞为主,糖和氯化物正常。

**讨论分析:**

1. 该患儿最可能的临床诊断是什么?
2. 若该患儿处于昏迷状态,应采取什么样的体位?
3. 若该患儿出现一侧肢体瘫痪,应如何促进肢体功能恢复?

---

病毒性脑膜炎(viral meningitis)和脑炎(viral encephalitis)是由各种病毒引起的急性中枢神经系统的感染性疾病。若炎症主要累及脑膜,临床重点表现为病毒性脑膜炎;若炎症累及大脑实质时,则表现为病毒性脑炎。病情轻重不一,轻者可以自行缓解,危重者可导致死亡或遗留后遗症。

# 一、病　因

本病 80% 以上为肠道病毒（主要为柯萨奇病毒、埃可病毒）引起，其次为虫媒病毒（乙型脑炎病毒）、单纯疱疹病毒、腮腺炎病毒等。

# 二、病 理 生 理

病毒自呼吸道、消化道或经昆虫叮咬侵入人体，在淋巴系统内繁殖后经血液循环到达颅外的某些脏器，此时患儿可有发热等全身症状；若病毒在定居脏器内进一步繁殖后经血循环播散全身，即可通过血脑屏障侵犯脑膜或脑实质，出现中枢神经系统症状。病毒也可以经嗅神经或其他周围神经到达中枢神经系统。中枢神经系统病变可以是病毒直接损伤的结果，也可是"感染后"的"过敏性"脑炎改变，从而导致神经脱髓鞘病变，血管和血管周围的损伤。

# 三、临 床 表 现

发病前 1～3 周多有上呼吸道或胃肠道感染史、接触动物或昆虫叮咬史。

**1. 病毒性脑炎**　因病变的部位、范围、严重程度而有不同。①多数患儿（弥漫性大脑病变）表现为发热、反复惊厥发作、不同程度意识障碍和颅内压增高的症状。若出现呼吸节律不规则或瞳孔不等大，应考虑颅内高压并发脑疝的可能。部分患儿可伴有偏瘫或肢体瘫痪表现。②有的患儿（病变累及额叶皮质运动区）以反复惊厥发作为主要表现，伴或不伴发热。③有的患儿（病变累及额叶底部、颞叶边缘系统）主要表现为精神情绪异常，如躁狂、幻觉、失语以及定向力、计算力与记忆力障碍等。伴发热或无热。其他还有以偏瘫、单瘫、四肢瘫或各种不自主运动为主要表现者。不少患儿可能同时兼有上述多种类型表现。病毒性脑炎病程为 2～3 周。多数患儿完全恢复，但少数可能遗留癫痫、肢体瘫痪、智能发育迟缓等后遗症。

**2. 病毒性脑膜炎**　起病急，主要表现为发热、恶心、呕吐、嗜睡。婴儿则表现为烦躁不安，易激惹，年长儿可诉头痛，检查脑膜刺激征为阳性。一般很少有严重意识障碍、惊厥及局限性神经系统体征。病程大多在 1～2 周内。

# 四、辅 助 检 查

**1. 脑电图**　以弥漫性或局限性异常慢波背景活动为特征，少数伴有棘波、棘慢综合波，部分患儿脑电图也可正常。

**2. 脑脊液检查**　外观清亮，压力正常或增高，白细胞计数多为 $(10～500) \times 10^6/L$，早期以中性粒细胞为主，后期以淋巴细胞为主，蛋白质多正常或轻度增高，糖和氯化物一般正常。涂片或培养无细菌发现。

**3. 病原学检查**　部分患儿脑脊液病毒培养及特异性抗体检测阳性。恢复期血清特异性抗体滴度高于急性期 4 倍以上有诊断价值。

# 五、处 理 原 则

本病无特异性治疗，由于病程呈自限性，急性期正确的支持和对症治疗，是保证病情顺利恢复、降低病死率和致残率的关键。

**1. 支持和对症治疗**　卧床休息，供给充足的营养，维持水、电解质平衡。降温，控制惊厥，降低颅内压，改善脑微循环和抢救呼吸、循环衰竭。

**2. 抗病毒治疗**　常选用利巴韦林。疱疹病毒性脑炎可选用阿昔洛韦等药物治疗。

## 六、护 理 问 题

**1. 体温过高**　与病毒血症有关。

**2. 营养失调:低于机体需要量**　与摄入不足有关。

**3. 躯体移动障碍**　与昏迷、瘫痪有关。

**4. 潜在并发症**　颅内压增高。

## 七、护 理 措 施

**1. 维持正常体温**　监测体温,观察热型及伴随症状,当体温超过 38.5℃时,给予物理降温或遵医嘱药物降温。及时更换汗湿的衣服,鼓励患儿多饮水。

**2. 保证营养的摄入**　耐心喂养,防止呛咳。对吞咽困难或昏迷的患儿应给予鼻饲或静脉滴注高营养,保证热量供给,维持水、电解质平衡。注意做好口腔护理。

**3. 促进功能恢复**

(1)促进脑功能恢复:为患儿提供保护性的看护和日常生活护理。保持环境安静,减少刺激,控制惊厥,减轻脑缺氧。必要时给予氧气吸入。遵医嘱应用能量合剂、镇静剂、抗病毒药物、激素等。

(2)促进肢体功能的恢复:①卧床期间协助患儿做好日常生活护理及个人卫生。②协助患儿翻身,防止压疮。③保持肢体呈功能位。病情稳定后,及早督促患儿进行肢体的被动和主动功能训练,注意循序渐进,并采取保护措施。④昏迷患儿取平卧位,一侧背部垫高,头偏向一侧,有利于分泌物排出;上半身可抬高 20°~30°,有利于静脉回流,降低脑静脉窦压力,利于降低颅内压。

**4. 病情观察**　观察患儿精神、神志和生命体征变化,尤其是血压、呼吸频率和节律、瞳孔大小和对光反射,及时发现并发症,立即报告医生并做好相应的急救准备。

## 八、健康教育/出院指导

耐心向患儿及家长介绍病情,减轻其焦虑与不安,关心和爱护患儿,帮助其树立战胜疾病的信心。向家长介绍保护性看护和日常生活护理的有关知识,指导并鼓励家长坚持智力训练和瘫痪肢体的功能锻炼。对于继发癫痫的患儿,指导用药方法,并强调坚持服药的重要性。

**案例 12-2 护理分析**

1. 该患儿最可能的临床诊断是病毒性脑膜炎。

2. 昏迷患儿取平卧位,一侧背部垫高,头偏向一侧,有利于分泌物排出;上半身可抬高 20°~30°,有利于静脉回流,降低脑静脉窦压力,利于降低颅内压。

3. 保持肢体呈功能位。病情稳定后,及早帮助和督促患儿进行肢体的被动和主动功能训练,注意循序渐进,并采取保护措施。

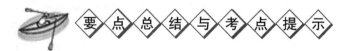

要 点 总 结 与 考 点 提 示

1. 小儿时期腰椎穿刺的部位。

2. 各型神经反射。

3. 化脓性脑膜炎常见的病原体。

4. 化脓性脑膜炎的典型临床表现、脑脊液特点和抗生素治疗要点。

5.化脓性脑膜炎患儿的护理。

6.引起病毒性脑膜炎和脑炎常见的病毒有哪些？

7.病毒性脑膜炎和脑炎的临床表现、脑脊液特点。

8.病毒性脑膜炎和脑炎患儿的护理。

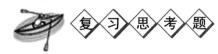复习思考题

**【A₁型题】**

1.3岁小儿腰椎穿刺部位正确的是（　）

　A.第2～3腰椎间隙　　B.第4～5腰椎间隙

　C.第3～4腰椎间隙　　D.第5～6腰椎间隙

　E.第1～2腰椎间隙

2.下列哪项不属于出生时存在以后逐渐消失的反射（　）

　A.吸吮反射　　B.觅食反射

　C.拥抱反射　　D.握持反射

　E.角膜反射

3.下列哪项不属于出生存在以后永不消失的反射（　）

　A.角膜反射　　B.结膜反射

　C.瞳孔反射　　D.吞咽反射

　E.吸吮反射

4.引起新生儿和小婴儿化脓性脑膜炎最常见的病原菌是（　）

　A.流感嗜血杆菌　　B.肺炎链球菌

　C.脑膜炎球菌　　D.大肠埃希菌

　E.表皮葡萄球菌

5.下列哪项符合化脓性脑膜炎脑脊液特点（　）

　A.外观透明　　B.白细胞增高

　C.蛋白含量降低　　D.糖含量增高

　E.压力正常

6.确诊化脓性脑膜炎的主要依据是（　）

　A.临床表现　　B.病史

　C.脑超声波检查　　D.脑脊液病原学检查

　E.头部CT

7.化脓性脑膜炎最常见的并发症是（　）

　A.硬膜下积液　　B.脑室管膜炎

　C.脑积水　　D.脑性低钠血症

　E.脑脓肿

8.化脑患者病原菌未明确时首选下列哪种抗生素（　）

　A.青霉素G　　B.氨基糖苷类抗生素

　C.第三代头孢菌素　　D.万古霉素

　E.利福平

9.80%病毒性脑膜炎、脑炎的病原体为（　）

　A.腮腺炎病毒　　B.疱疹病毒

　C.腺病毒　　D.肠道病毒

　E.虫媒病毒

10.病毒性脑膜炎患儿脑脊液检查结果中可出现（　）

　A.外观混浊　　B.压力降低

　C.细胞数减少　　D.糖和氯化物正常

　E.蛋白含量降低

**【A₂型题】**

11.患儿，男，5岁。1周前流涕，继之高热、头痛、嗜睡、精神异常、意识障碍。口唇有疱疹。白细胞正常。实验室检查脑脊液基本正常。首先应考虑（　）

　A.结核性脑膜炎　　B.化脓性脑膜炎

　C.病毒性脑炎　　D.脑脓肿

　E.脑栓塞

12.患儿，男，6个月。诊断为化脓性脑膜炎，经抗生素治疗1周热退，病情好转，复查脑脊液细胞数由 $1500 \times 10^6/L$ 降至 $50 \times 10^6/L$。近两天又开始发热，体温 39.8℃，并出现频繁呕吐，可能并发了（　）

　A.硬膜下积液　　B.脑性瘫痪

　C.胶质细胞瘤　　D.蛛网膜下腔出血

　E.神经母细胞瘤

13.患儿，10个月。因发热、头痛、呕吐与惊厥入院。入院后，脑脊液检查诊断为化脓性脑膜炎。下列护理措施中处理不当的是（　）

　A.每日供给足够的热量和水分

　B.病室保持安静

　C.及时处理高热和惊厥

　D.及早选用有效的抗生素治疗

　E.必要时抽放脑脊液

14.患儿，男，10个月。因"抽搐2次伴意识丧失"入院。体温 39.6℃，嗜睡状，呕吐1次，抽搐时双眼凝视，四肢抽动。脑脊液检查：压力升高，外观清亮，白细胞计数 $200 \times 10^6/L$，以淋巴细胞为主，糖和氯化物正常，蛋白轻度增高。1周前曾患上呼吸道感染。护士考虑该患儿最可能的

诊断是（　　）

A. 病毒性脑炎　　　　B. 化脓性脑膜炎

C. 结核性脑膜炎　　　D. 流行性脑脊髓膜炎

E. 中毒性脑病

【A₃型题】

（15～17 题共用题干）

患儿，女，9 个月。体温 40℃，惊厥，喷射性呕吐，前囟饱满，脑脊液检查：糖↓↓、氯化物↓、蛋白质↑↑、细胞数↑↑、中性粒细胞为主。

15. 该患儿最可能的诊断是（　　）

A. 病毒性脑炎　　　　B. 结核性脑膜炎

C. 化脓性脑膜炎　　　D. 颅内出血

E. 以上都不正确

16. 该患儿首要的护理问题是（　　）

A. 体温升高　　　　　B. 疼痛

C. 有体液不足的危险　D. 急性意识丧失

E. 调节颅内压能力下降

17. 其错误的护理措施为（　　）

A. 抬高床头 10～15cm　B. 观察生命体征

C. 增加补液量　　　　D. 保持室内安静

E. 给予甘露醇

（薛格艳）

# 第13章
# 内分泌系统疾病患儿的护理

## 第1节　先天性甲状腺功能减低症

> **案例13-1**
>
> 　　2岁女孩,因吃奶差、腹胀、便秘近2年来诊,该患儿出生后不久即表现喂养困难、吃奶差、少哭、少动、腹胀、便秘、哭声嘶哑,近2~3个月出现面部、眼睑水肿。至今不会说话、不会走路。查体:体温35.7℃,心率66次/分,呼吸22次/分,皮肤粗糙,毛发干枯,表情呆滞,声音嘶哑,眼距宽、鼻根低平,舌伸出口外,面部、眼睑水肿,双肺听诊无啰音,心音低钝,腹膨隆,有脐疝,四肢肌张力低。
>
> **讨论分析:**
> 　　1.该患儿最可能的临床诊断是什么?
> 　　2.该患儿一旦确诊,应尽早采取什么样的治疗方法?
> 　　3.为早期发现本病患儿,应加强哪方面工作?

　　先天性甲状腺功能减低症(congenital hypothyroidism)简称甲低,又称呆小病或克汀病,是由于甲状腺素合成或分泌不足引起的小儿时期常见的内分泌疾病。根据病因可分为两类:①散发性:系因先天性甲状腺发育不良、异位,或甲状腺素合成途径中酶缺陷所致。②地方性:系因饮食中缺碘所致,随着我国碘化食盐的广泛使用,其发病率已明显降低。

## 一、病　　因

**1. 散发性先天性甲低**

　　(1)甲状腺不发育、发育不全或异位(亦称原发性甲低):是造成先天性甲状腺功能低下最主要的原因,约占90%,多见于女孩。可能与遗传和免疫介导机制有关。

　　(2)甲状腺素合成障碍:多由于甲状腺素合成途径中酶的缺陷,造成甲状腺素合成不足。大多为常染色体隐性遗传病。

　　(3)促甲状腺素缺乏(亦称下丘脑-垂体性甲低或中枢性甲低):因垂体分泌TSH障碍造成甲状腺功能低下。

　　(4)甲状腺或靶器官反应低下:均为罕见。

　　(5)母亲因素(亦称暂时性甲低):母亲在妊娠期服用抗甲状腺药物或患自身免疫性疾病,存在抗甲状腺抗体,均可通过胎盘影响胎儿,造成暂时性甲低,通常3个月内消失。

**2. 地方性先天性甲低**　　多见于甲状腺肿流行地区,主要是由于孕妇饮食中缺碘,致使胎儿在胚胎期因碘缺乏而导致甲状腺功能低下,从而造成不可逆的神经系统损害。

## 二、病　理　生　理

　　甲状腺的主要功能是合成甲状腺素($T_4$)和三碘甲状腺原氨酸($T_3$)。甲状腺素的合成与释放受垂体分泌的促甲状腺素(TSH)和下丘脑分泌的促甲状腺素释放激素(TRH)控制,而血清中$T_4$则可通过负反馈作用降低垂体对TRH的反应性,减少TSH的分泌。

　　甲状腺素几乎参与机体所有组织的代谢,其主要的生理作用:①加速细胞内氧化过程,促进新陈代谢。②促进蛋白质合成。③促进糖的吸收、糖原分解和组织对糖的利用。④促进脂肪的分解和利用。⑤促进细胞的分化成熟。⑥促进钙、磷在骨质中的合成代谢和骨、软骨生长。⑦促进中枢神经系统的生长发育。因此,当甲状腺功能低下时,可引起代谢障碍、生理功能低下、生长发育障碍、智能障碍等。

## 三、临 床 表 现

甲状腺功能减低症的症状出现早晚和轻重程度与患儿残留的甲状腺组织的分泌功能有关。先天性无甲状腺或酶缺陷的患儿在婴儿早期即可出现症状,甲状腺发育不全者常在生后3～6个月出现症状,主要表现为智能低下、生长发育落后、生理功能低下。

**1. 新生儿期症状**　生理性黄疸时间延长达2周以上,同时伴有喂养困难、哭声嘶哑、腹胀、便秘、脐疝、体温低、末梢循环差、四肢凉、皮肤可出现斑纹或硬肿现象等。

**2. 典型症状**　多数患儿常在出生半年后出现典型症状。

(1)特殊面容:头大,颈短,皮肤苍黄、干燥,毛发稀疏、无光泽,面部黏液水肿,眼睑水肿,眼距宽,眼裂小,鼻梁低平,舌大而宽厚、常伸出口外。

(2)生长发育落后:身材矮小,躯干长而四肢短,上部量/下部量 > 1.5,囟门关闭迟,出牙迟。

(3)生理功能低下:精神、食欲差,嗜睡、少哭、少动,低体温,脉搏与呼吸均缓慢,心音低钝,腹胀,便秘,第二性征出现晚等。

(4)神经系统表现:动作发育迟缓,记忆力和注意力降低,智力低下,表情呆板、淡漠等。

**3. 地方性甲状腺功能减低症**　因胎儿期缺碘不能合成足量的甲状腺素,影响到中枢神经系统的发育。临床表现有两种类型,但可相互交叉重叠:①神经型:以共济失调、痉挛性瘫痪、聋哑和智力低下为特征,但身材正常,甲状腺功能正常或轻度减低。②黏液水肿型:以黏液性水肿为特征,有显著的生长发育和性发育的落后,智力低下等,血清 $T_4$ 降低,TSH 增高。

## 四、辅 助 检 查

**1. 新生儿筛查**　多采用出生后2～3天的新生儿干血滴纸片检测 TSH 浓度作为初筛,结果大于 20mU/L 时,进一步检测血清 $T_4$、TSH 以确诊。

**2. 血清 $T_3$、$T_4$、TSH 测定**　$T_3$、$T_4$ 降低,TSH 增高。

**3. 骨龄测定**　手和腕部 X 线拍片骨龄常明显落后于实际年龄。

**4. 其他**　如基础代谢率测定、放射性核素检查、TRH 刺激试验等。

## 五、处 理 原 则

不论何种原因引起者,一旦确诊应尽早开始甲状腺素的替代治疗,先天性甲状腺发育异常或代谢异常者需终身服药,以维持甲状腺正常生理功能,并随患儿发育情况及血清 $T_4$、TSH 浓度,随时调整剂量。疗效取决于治疗开始的早晚,一般在生后3个月内开始治疗者,不致遗留神经系统损害。常用药物有:左甲状腺素钠、甲状腺素干粉片。

## 六、护 理 问 题

**1. 体温过低**　与代谢率低有关。

**2. 营养失调:低于机体需要量**　与喂养困难、食欲差有关。

**3. 便秘**　与肌张力低下、活动量少、肠蠕动减慢有关。

**4. 生长发育迟缓**　与甲状腺素合成不足有关。

**5. 知识缺乏**　与患儿父母缺乏疾病的护理知识有关。

## 七、护 理 措 施

**1. 体温过低的护理**　患儿基础代谢低下,活动量少致体温低而怕冷。应注意保持室内温度,适时增减衣服,避免受凉。患儿机体抵抗力低,易患感染性疾病,应避免与感染性疾病患儿接触。患儿皮肤干燥粗糙,应加强皮肤护理。

**2. 保证营养供给** 指导喂养方法,供给患儿高蛋白、高维生素、富含钙及铁剂的易消化食物。对吸吮困难、吞咽缓慢的患儿要耐心喂养,不能吸吮者用滴管喂奶或鼻饲,以保证生长发育的需要。

**3. 保持大便通畅** 便秘是患儿常见症状,甚至是首发症状,故应采取必要的措施:多吃富含纤维素的水果、蔬菜;提供充足的液体入量;每日顺肠蠕动方向按摩腹部数次;适当引导患儿增加活动量;养成定时排便的习惯;必要时使用大便软化剂、缓泻剂或灌肠。

**4. 加强行为训练,促进智力发育** 患儿智力发育差,反应迟钝,缺乏生活自理能力,应多加照料,防止意外伤害发生。根据具体情况采用玩具、音乐、体操、语言等形式加强患儿智力、行为训练,以促进生长发育,使其掌握基本生活技能。

**5. 用药护理** 甲状腺制剂作用缓慢,用药1周左右方达最佳疗效。服药后要密切观察患儿食欲、活动量及排便情况,定期测体温、脉搏、体重及身高。用药剂量随小儿年龄增长而逐渐增加。治疗过程中应定期随访,根据临床表现和实验室检查结果确定药物剂量的增减。

# 八、健康教育／出院指导

**1. 重视新生儿筛查** 本病在遗传、代谢性疾病中的发病率最高,疗效取决于治疗开始的早晚,所以早期诊断尤为重要。

**2. 强调尽早开始替代疗法** 由于本病严重影响患儿体格和智力发育,如在生后3个月内开始治疗,预后较好,绝大多数智力可达正常;如未能及早诊断而在生后6个月后才开始治疗,虽然给予甲状腺素可以改善生长状况,但智力仍会受到严重损害。

**3. 坚持终身服药** 讲解药物治疗的重要性,使家长和患儿了解终身用药的必要性,坚持长期服药治疗,并掌握药物服用方法及副作用的观察。如用药量过大可致医源性甲亢,出现烦躁、多汗、发热、消瘦、腹痛、腹泻等症状;用药量不足,患儿生长发育滞后,同时智力也受影响。治疗开始较晚者,虽然智力不能改善,但可改善患儿生理功能低下的症状。

---

**案例 13-1 护理分析**
1. 患儿最可能的临床诊断:先天性甲状腺功能减低症。
2. 一旦确诊应尽早开始甲状腺素的替代治疗。
3. 重视新生儿筛查。

---

# 第 2 节　儿童糖尿病

---

**案例 13-2**

患儿,女,6岁。主诉因发热、咳嗽2天,恶心、呕吐、腹痛1天入院。近3个月多饮、多尿、多食和体重下降。体检:体温38℃,体重18kg,咽部充血,呼吸带有酮味,脉搏细速。患儿消瘦、精神差。实验室检查:尿糖阳性,血糖≥15mmol/L,pH7.0,HCO$_3^-$ 11mmol/L。

**讨论分析:**
1. 该患儿初步诊断可能是什么?
2. 该患儿应如何进行运动锻炼?

---

糖尿病(diabetes mellitus,DM)是由于胰岛素缺乏引起糖、脂肪、蛋白质代谢紊乱的全身慢性代谢性疾病。糖尿病分为:胰岛素依赖型(即1型糖尿病)、非胰岛素依赖型(即2型糖尿病)、

其他类型糖尿病(包括青年成熟期发病型,继发性糖尿病等)。98%的小儿糖尿病是 1 型糖尿病,常表现为多饮、多尿、多食和体重下降。本节主要介绍 1 型糖尿病。

# 一、病　　因

本病病因尚未完全阐明。目前认为是在遗传易感性的基础上,在外界环境因素的作用下,引起自身免疫反应,破坏了胰岛 β 细胞,使其分泌胰岛素功能降低甚至衰竭而出现临床症状。

# 二、病 理 生 理

**1. 糖代谢紊乱**　由于胰岛素分泌减少,使葡萄糖利用减少,糖原合成障碍,而反调节激素分泌增加,致肝糖原分解和糖异生增加,导致血糖升高。当血糖浓度超过肾糖阈值 10mmol/L (180mg/dl)时,引起渗透性利尿,临床上表现为多尿、脱水、电解质丢失、口渴、多饮。由于组织不能利用葡萄糖,导致能量不足而感饥饿,引起多食。

**2. 脂肪代谢紊乱**　胰岛素分泌减少,使脂肪分解增加,患儿出现消瘦。脂肪分解中间产物不能进入三羧酸循环而转化成酮体在血中堆积,形成酮症酸中毒。

**3. 蛋白质代谢紊乱**　蛋白质合成减少,分解增加,出现负氮平衡。患儿表现为消瘦、乏力、体重下降、生长发育缓慢和抵抗力降低,容易继发感染。

**4. 水、电解质平衡紊乱**　高血糖使血浆渗透压增高,引起细胞脱水。渗透性利尿排出大量的水和电解质,引起细胞外脱水。当摄入减少,排出增加时,可致血钠、氯降低。血钾早期可不低,随着胰岛素和输液治疗,纠正酸中毒后若未及时补钾可发生低血钾。

# 三、临 床 表 现

起病急,常因感染、饮食不当、情绪激动而诱发。

**1. 典型症状**　多数患儿有典型的多饮、多尿、多食和体重下降,即三多一少症状。

**2. 糖尿病酮症酸中毒**　约有 40%患儿以酮症酸中毒为首发症状。临床表现除三多一少外,可有精神委靡、意识模糊甚至昏迷、食欲不振、恶心、呕吐、腹痛、皮肤黏膜干燥、呼吸深长、节律不整、呼气有酮味、口唇樱红、脱水甚至休克等症状。

**3. 其他表现**　少数患儿无多食而表现消瘦、乏力、精神委靡等。学龄期小儿可见遗尿和夜尿增多。由于糖尿病患儿免疫力下降,易患感染,如呼吸道、消化道、泌尿道感染,反复发生皮肤疖肿和甲沟炎等。

# 四、辅 助 检 查

**1. 尿液检查**　尿糖阳性,伴有酮症酸中毒时尿酮体呈阳性。尿蛋白阳性提示可能有肾的继发损害。

**2. 血液检查**

(1)血糖测定:空腹全血或血浆血糖分别≥6. 7mmol/L(120mg/dl)、≥7. 8mmol/L (140mg/dl);或随机(非空腹)血糖≥11. 1mmol/L(200mg/dl)。

(2)血脂:血清胆固醇、三酰甘油和游离脂肪酸均增高。

(3)血气分析:酮症酸中毒时,血 pH<7. 3,$HCO_3^-$<15mmol/L。

**3. 其他**　可做糖化血红蛋白和葡萄糖耐量试验。

# 五、处 理 原 则

治疗采用胰岛素替代、饮食控制和运动锻炼相结合的综合治疗方案。

# 六、护 理 问 题

**1. 营养失调:低于机体需要量** 与胰岛素缺乏所致代谢紊乱有关。

**2. 有感染的危险** 与蛋白质代谢紊乱、免疫力下降有关。

**3. 潜在并发症** 酮症酸中毒、低血糖。

**4. 知识缺乏** 家长及患儿缺乏糖尿病控制的知识和技能。

# 七、护 理 措 施

**1. 饮食控制** 饮食控制是糖尿病护理工作的主要环节。饮食治疗以既能满足患儿生长发育及活动需要又能维持正常血糖为原则。每日所需能量(kcal)=1000+年龄×(80~100)kcal,对年幼儿稍偏高。饮食成分的分配:糖类占 50%~55%,但应避免精制糖;蛋白质 15%~20%;脂肪 25%~30%。全日热量分三餐,早、中、晚分别占 1/5、2/5、2/5,每餐中留出少量食物作为餐间点心。当患儿运动增加时给少量加餐或适当减少胰岛素用量。

**2. 预防感染** 保持良好的卫生习惯,避免皮肤破损,定期进行身体检查,特别是口腔、牙齿的检查,维持良好的血糖水平。

**3. 用药护理**

(1)胰岛素注射部位:可选用上臂外侧、股前部、腹壁、臀部等位置轮换进行注射,进针点之间需间隔 1~2cm,避免 1 个月内在同一部位注射 2 次,以免局部皮下组织萎缩硬化。有条件者可使用胰岛素注射泵。

(2)监测:根据血糖、尿糖情况,每 2~3 天调整剂量 1 次,每次增减 2U,直至尿糖不超过"++"。

(3)注意事项:①每次注射时尽量用同一型号的 1ml 注射器,按照先 RI 后 NPH 或 PZI 顺序抽取药物,混匀后注射,以保证剂量绝对准确。②在室温下使用胰岛素,剩余的胰岛素必须冷藏保存。严格要求无菌操作,做皮下注射时切忌注入皮内,以免组织坏死。少数患儿可出现变态反应,注射部位红、痒或发生血管神经性水肿、荨麻疹,一般不需停药,常可自行消退。③胰岛素长期治疗中应注意防止胰岛素过量(Somogyi 现象)、胰岛素不足(清晨现象,dawn phenomenon)和胰岛素耐药等情况。Somogyi 现象系长期应用胰岛素过量,自午夜至凌晨时发生低血糖,反调节激素分泌增加使血糖随即升高,以致清晨血、尿糖异常增高。减少胰岛素用量即可消除。清晨现象系晚间胰岛素用量不足所致,患儿不发生低血糖,却在清晨 5~9 时出现血糖和尿糖增高。可加大晚间注射剂量或将注射时间稍往后移即可。当每日胰岛素用量超过 2U/kg 仍不能控制病情时,应考虑耐药问题。

**4. 防治糖尿病酮症酸中毒**

(1)密切观察病情变化,监测血气、电解质及血和尿液中糖、酮体的变化。

(2)纠正水、电解质、酸碱平衡紊乱,保证出入量平衡。

(3)协助胰岛素治疗,严密监测血糖。

**5. 低血糖患儿的护理** 胰岛素用量过大或在注射胰岛素后没有按时或定量进餐,或增加活动量可引起低血糖。其典型表现为突发饥饿感、心慌、手抖、脉速、多汗,严重者可出现惊厥、昏迷、休克甚至死亡。一旦发生应让患儿立即平卧,进食糖水或糖块,必要时静脉注射 50%葡萄糖溶液 40ml。患儿清醒后再进食,防止再度出现低血糖。

**6. 运动锻炼** 糖尿病患儿每天应做适当的运动,运动时间以进餐 1 小时后、2~3 小时以内为宜,不宜空腹时运动,运动后若有低血糖症状时可加餐。

**7. 心理护理** 糖尿病需要终身用药、行为干预和饮食控制,给患儿及家长带来很大的精神负担,故护士应多与患儿及家长沟通,了解其顾虑并加以疏导。向家长及患儿介绍本病的有关知识,帮助患儿逐渐学会自我护理,增强其战胜疾病的自信心,坚持有规律的生活和治疗。

## 八、健康教育/出院指导

**1. 患儿日常生活管理** 教育患儿生活要有规律,要注意个人卫生,做到勤洗澡、勤换衣、勤剪指甲,指导患儿每日做好口腔、皮肤、足部护理。

**2. 基本知识教育** 向患儿及家长介绍糖尿病的相关知识,解释预防感染的重要性。鼓励并指导家长及患儿独立进行血糖和尿糖的监测。

**3.** 给家长及患儿示教正确抽吸和注射胰岛素的方法,指导定期随访以便调整胰岛素用量。帮助患儿及家属学会观察低血糖反应及处理方法。

**4.** 宣传严格进行饮食控制和运动疗法的重要性。

---

**案例 13-2 护理分析**

1.该患儿初步诊断:糖尿病。

2.患儿每天应做适当的运动,运动时间以进餐1小时后、2~3小时以内为宜,不宜空腹时运动,运动后若有低血糖症状时可加餐。

---

# 第3节 生长激素缺乏症

**案例 13-3**

18岁女孩,因无月经初潮来诊,查体:身高126cm,身体比例匀称。面容幼稚,手足较小,智力正常,乳房未发育,心、肺、腹无其他异常。至今未出现月经来潮。

讨论分析:

1.该患儿最可能的诊断是什么?

2.为进一步明确诊断,应做哪些辅助检查?

生长激素缺乏症(growth hormone deficiency,GHD),又称垂体性侏儒症,是由于垂体前叶合成和分泌生长激素部分或完全缺乏,或由于结构异常、受体缺陷等所致的生长发育障碍,致使小儿身高低于同年龄、同性别、同地区正常小儿平均身高2个标准差或在小儿生长曲线第3百分位数以下。

# 一、病 因

导致生长激素缺乏的原因有原发性、继发性和暂时性三种。

**1. 原发性**(特发性) 占绝大多数。约5%GHD患儿由遗传因素造成;特发性下丘脑、垂体功能障碍是生长激素缺乏的主要原因,这类患儿下丘脑、垂体无明显病灶,但生长激素分泌功能不足;还有部分是垂体发育异常所致。

**2. 继发性**(器质性) 较为少见,继发于下丘脑、垂体或其他颅内肿瘤、感染、放射性损伤和头颅外伤等。

**3. 暂时性** 体质性青春期延迟或不良刺激使小儿遭受精神创伤,造成暂时性生长激素分泌功能低下,当不良因素消除后即可恢复正常。

# 二、发 病 机 制

人生长激素(hGH)由垂体前叶的细胞合成和分泌的,其释放受下丘脑分泌的生长激素释放激素(GHRH)和生长激素释放抑制激素(GHIH)的调节。垂体在这两种激素的交互作用下,脉冲式地释放出 hGH,而中枢神经系统则通过多巴胺、5-羟色胺和去甲肾上腺素等神经递质控制着下丘脑 GHRH 和 GHIH 的分泌。小儿时期每日 hGH 的分泌量超过成人,在青春发育期更为明显。

GH 的基本功能是促进人体各种组织细胞增大和增殖,结果使骨骼、肌肉和各系统器官生长发育,骨骼的增长即导致个体长高。hGH 促生长作用的基础是促合成代谢,可促进各种细胞摄取氨基酸,促进细胞核内 mRNA 的转录,最终使蛋白质合成增加;促进肝糖原分解,同时减少对葡萄糖的利用,使血糖升高;促进脂肪组织分解和游离脂肪酸的氧化生酮过程;促进骨骺软骨细胞增殖并合成含有胶原及硫酸黏多糖的基质。当下丘脑、垂体功能障碍或靶细胞对生长激素无反应时均可造成生长落后。

# 三、临 床 表 现

**1. 原发性生长激素缺乏症** 多见于男孩,男:女=3:1。

(1)生长障碍:出生时的身高和体重正常,多数在 1 岁以后出现生长缓慢,随年龄增长,其外观明显小于实际年龄,面容幼稚(娃娃脸),手足较小,身高低于正常身高均数 2 个标准差以下,但身体各部分比例正常,体形匀称。

(2)骨成熟延迟:出牙及囟门闭合延迟,骨骼发育迟缓,骨龄落后于实际年龄 2 岁以上,骨骺融合较晚。

(3)青春发育期延迟。

(4)智力正常。

部分患儿同时伴有一种或多种其他垂体激素的缺乏,患儿除有生长发育迟缓外,可有其他症状。如伴有 TSH 缺乏,可有食欲不振、不爱活动等轻度甲状腺功能减低的症状。伴有促性腺激素缺乏者性腺发育不全,到青春期性器官不发育,第二性征缺如。男孩表现为阴茎较小,睾丸细小,伴有隐睾症,无胡须;女孩表现为乳房不发育,原发性闭经。

**2. 继发性生长激素缺乏症** 可发生于任何年龄,并有原发疾病的相应症状。如颅内肿瘤引起者,多有头痛、呕吐、视野缺损等颅内压增高和视神经受压迫的症状和体征。

# 四、辅 助 检 查

**1. 生长激素刺激实验** GH 分泌功能的生理性试验包括运动试验、睡眠试验,通常用作对可疑患儿的筛查;GH 分泌功能的药物刺激试验包括胰岛素、精氨酸、可乐定、左旋多巴试验,有两项以上药物刺激试验结果不正常时,方可确诊为 GHD。各种药物刺激试验均需在用药前(0 分钟)采血测定 GH 基础值。一般认为在试验过程中,GH 峰值<10μg/L 即为分泌功能不正常。临床常用 GH 分泌功能试验的测定方法(表 13-1)。

表 13 - 1　生长激素分泌功能试验

| 试验 | 方法 | 采血时间 |
|---|---|---|
| **生理性试验** | | |
| 1.运动 | 禁食 4～8 小时后,剧烈活动 15～20 分钟 | 开始活动后 20～40 分钟内 |
| 2.睡眠 | 晚间入睡后用脑电图监护 | Ⅲ～Ⅳ期睡眠时 |
| **药物刺激试验** | | |
| 1.胰岛素 | 0.05～0.1U/kg,静脉注射 | 0,15,30,60,90,120 分钟测血糖、皮质醇、GH |
| 2.精氨酸 | 0.5g/kg,用注射用水配成 5%～10% 溶液 30 分钟静脉滴注完 | 0,30,60,90,120 分钟测 GH |
| 3.可乐定 | 0.004mg/kg,1 次口服 | 同上 |
| 4.左旋多巴 | 10mg/kg,1 次口服 | 同上 |

**2. 影像学检查**　对确诊为 GHD 的小儿,根据需要选择进行头颅侧位摄片、CT 扫描、MRI 等检查,有助于明确病因。

# 五、处 理 原 则

本病主要采用生长激素替代治疗。

**1. GH 替代治疗**　基因重组人生长激素(rhGH)已被广泛应用于本病的治疗,目前大多采用每日 0.1U/kg,临睡前皮下注射 1 次的方案。治疗应持续至骨骺愈合为止。

**2. 生长激素释放激素(GHRH)治疗**　对于下丘脑功能缺陷、GHRH 释放不足的 GHD 患儿可采用。

**3. 性激素**　同时伴有性腺轴功能障碍的 GHD 患儿,在骨龄达 12 岁时可开始用性激素治疗。男性可注射长效梗酸睾酮,每次 25mg,每月肌内注射 1 次,每 3 个月增加 25mg,直至每月 100mg;女性可用炔雌醇,每日 1～2μg,或妊马雌酮,剂量自每日 0.3mg 起酌情逐渐增加。

**4. 治疗原发病**　对于继发性生长激素缺乏性 GHD 患儿,应针对原发病进行治疗。

# 六、护 理 问 题

**1. 生长发育迟缓**　与生长激素缺乏有关。
**2. 自我形象紊乱**　与面容幼稚、生长发育迟缓有关。

# 七、护 理 措 施

## (一)指导用药,促进生长发育

**1. 指导用药**　生长激素替代疗法在骨骺愈合以前均有效,应严格掌握药物的用量。
**2. 监测生长发育指标**　定期测量身高、体重,观察骨骼系统的发育情况并做好记录。
**3. 密切观察病情**　当患儿出现甲状腺功能减低、低血糖或颅内压增高等症状,应及时报告医生,并给予相应处理。

## (二)心理护理

运用沟通交流技巧,与患儿及其家长建立良好的信任关系。鼓励患儿表达自己的情感和想法,鼓励其与他人及社会进行交往,以帮助患儿正确对待自己的形象改变,树立正向的自我概念。

# 八、健康教育/出院指导

向家长讲解本病的相关知识和护理方法。教会家长掌握药物的剂量、使用方法,并学会观察药物的副作用。在生长激素替代治疗过程中,每3个月测量身高、体重1次,并记录生长发育曲线,以观察疗效。

**案例 13 - 3 护理分析**
1. 患儿所患疾病:生长激素缺乏症。
2. 辅助检查:生长激素刺激实验。

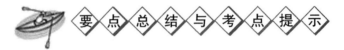
要点总结与考点提示

1. 先天性甲状腺功能减低症的病因和分类。
2. 先天性甲状腺功能减低症的典型临床表现和治疗要点。
3. 先天性甲状腺功能减低症患儿的护理。
4. 儿童糖尿病典型的临床表现和治疗要点。
5. 糖尿病患儿的护理。
6. 生长激素缺乏症的病因。
7. 生长激素缺乏症的临床表现及治疗要点。

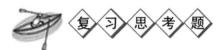
复习思考题

**【A₁型题】**

1. 下列哪项不属于先天性甲状腺功能减低症患儿的临床表现(　　)
   A. 特殊面容　　　　B. 生长发育落后
   C. 智力低下　　　　D. 生理功能低下
   E. 血糖升高

2. 新生儿甲低主要表现为(　　)
   A. 生理性黄疸时间延长
   B. 生长发育落后
   C. 智力低下
   D. 出生体重较轻
   E. 脐疝

3. 有关先天性甲状腺功能减低症特殊面容的说法错误的是(　　)
   A. 眼距宽　　　　　B. 眼裂小
   C. 鼻梁低平
   D. 舌大,常伸出口外
   E. 头小颈长

4. 先天性甲状腺功能减低症血清 $T_3$、$T_4$、TSH 测定结果正确的是(　　)
   A. $T_3$、$T_4 \downarrow$,TSH↑
   B. $T_3$、$T_4 \uparrow$,TSH↓

   C. $T_3$、$T_4 \downarrow$,TSH↓
   D. $T_3 \downarrow$、$T_4 \uparrow$,TSH↑
   E. $T_3$、$T_4 \downarrow$,TSH↓

5. 糖尿病最基本的治疗措施是(　　)
   A. 饮食治疗
   B. 口服降糖药物治疗
   C. 胰岛素治疗
   D. 合理的体育锻炼
   E. 胰岛细胞移植

6. 有关生长激素缺乏症患儿的临床表现错误的是(　　)
   A. 智力正常
   B. 身材矮小
   C. 身体比例正常
   D. 骨骼发育落后
   E. 智力低下

7. 生长激素缺乏症患儿的主要治疗措施是(　　)
   A. 生长激素替代疗法
   B. 甲状腺素替代疗法
   C. 胰岛素
   D. 性激素
   E. 胰高血糖素

【A₂ 型题】

8. 患儿女,10 岁。患 1 型糖尿病 5 年,用胰岛素治疗。体能测试后,患儿出现了心悸、出汗、头晕、手抖、饥饿感。护士正确的判断是(　　)

   A. 胰岛素过量　　　　　B. 饮食不足

   C. 过度劳累　　　　　　D. 低血糖反应

   E. 心源性晕厥

9. 患儿女,7 岁。多饮、多尿、多食,体重下降,被诊断为糖尿病,她适宜的饮食成分的分配为(　　)

   A. 糖类 70%,蛋白质 10%,脂肪 20%

   B. 糖类 65%,蛋白质 20%,脂肪 20%

   C. 糖类 50%,蛋白质 20%,脂肪 30%

   D. 糖类 40%,蛋白质 35%,脂肪 25%

   E. 糖类 30%,蛋白质 30%,脂肪 40%

10. 患儿男,8 岁。多饮、多尿、多食,体重下降,被诊断为 1 型糖尿病收入院治疗,其饮食中全日热量的分配方法正确的是(　　)

   A. 早餐 1/5,中餐 2/5,晚餐 2/5

   B. 早餐 2/5,中餐 2/5,晚餐 1/5

   C. 早餐 2/5,中餐 1/5,晚餐 2/5

   D. 早餐 3/5,中餐 1/5,晚餐 1/5

   E. 早餐 1/5,中餐 1/5,晚餐 3/5

11. 患儿男,11 岁。被诊断为 1 型糖尿病,应用胰岛素治疗,近日出现凌晨 5~9 时血糖和尿糖增高,应调整治疗为(　　)

   A. 加大早晨胰岛素用量

   B. 减少早晨胰岛素用量

   C. 加大晚间胰岛素用量

   D. 减少晚间胰岛素用量

   E. 加大运动量

（薛格艳）

# 第14章

# 免疫性疾病患儿的护理

## 第1节 小儿免疫的特点

免疫是机体生理性保护机制,其本质为识别自身,排除异己;具体功能包括防御感染,清除衰老、损伤或死亡的细胞,识别和清除突变细胞。免疫功能失调可致异常免疫反应,即变态反应、自身免疫反应、免疫缺陷和发生恶性肿瘤。小儿免疫状况与成人明显不同,小儿免疫系统功能,随着年龄增长逐渐达到成人水平。人类免疫反应分为非特异免疫反应和特异免疫反应两大类,后者又分为特异性细胞免疫和特异性体液免疫。

## 一、非特异性免疫反应

**1. 屏障防御功能** 主要由皮肤-黏膜屏障、血-脑脊液屏障、血-胎盘屏障和淋巴结的过滤作用等构成的解剖(物理)屏障和由溶菌酶、乳铁蛋白、胃酸等构成的生化屏障。这些屏障防御功能,小儿时期明显不足。

**2. 细胞吞噬系统** 主要是单核/巨噬细胞和中性粒细胞的吞噬作用。①单核/巨噬细胞:新生儿期单核细胞发育已完善,但因缺乏辅助因子,其趋化、黏附、吞噬、氧化杀菌及产生 G-CSF、IL-8、IL-6、IFN-γ、IL-12 和抗原提呈能力均较成人差。②中性粒细胞:受分娩的刺激,出生后 12 小时外周血中性粒细胞计数较高,72 小时后逐渐下降,之后逐渐上升达成人水平。由于储藏库空虚,新生儿败血症时,易发生中性粒细胞减少。新生儿趋化和黏附分子表达不足,以未成熟儿和剖宫产者为著。

**3. 补体系统** 母体的补体不转输给胎儿,新生儿补体经典途径(CH50、C3、C4 和 C5)活性是其母亲的 $50\% \sim 60\%$,生后 $3 \sim 6$ 个月达到成人水平。旁路途径的各种成分发育更为落后,B 因子和备解素仅分别为成人的 $35\% \sim 60\%$ 和 $35\% \sim 70\%$。未成熟儿补体经典途径和旁路途径均低于成熟儿。

## 二、特异性免疫反应

### (一)特异性细胞免疫

特异性细胞免疫是由 T 淋巴细胞(T 细胞)介导的一种特异性免疫反应。其主要功能是抵御细胞内病原微生物(病毒、真菌、寄生虫等)的感染和免疫监视。

**1. 成熟 T 细胞** 占外周血淋巴细胞的 $80\%$,因此外周血淋巴细胞计数可反映 T 细胞数量。出生时淋巴细胞数目较少,$6 \sim 7$ 个月时超过中性粒细胞的百分率,$6 \sim 7$ 岁时两者相当;此后随年龄增长,逐渐降至老年的低水平。

**2. T 细胞表型和功能** 新生儿 T 细胞表达 CD25 和 CD40 配体较成人弱,辅助 B 细胞合成和转换免疫球蛋白(Ig)、促进吞噬细胞和细胞毒性 T 细胞(CTL)的能力差。

**3. 辅助性 T 细胞(TH)亚群** 新生儿 $TH_2$ 细胞功能较 $TH_1$ 细胞占优势,有利于避免母子免疫排斥反应。

**4. 细胞因子**　新生儿 T 细胞产生肿瘤坏死因子(TNF)和粒细胞集落刺激因子(GM-CSF)仅为成人的 50%，IFN-γ、IL-10 和 IL-4 为 10%～20%。随抗原反复刺激，各种细胞因子水平逐渐升高。如 IFN-γ 于生后 175 天即达到成人水平。

**5. 自然杀伤细胞(NK)和抗体依赖性细胞毒性细胞(ADCC)**　NK 的表面标记 CD56 于出生时几乎不表达，整个新生儿期亦很低，NK 活性于生后 1～5 个月时达成人水平。ADCC 功能仅为成人的 50%，于 1 岁时达到成人水平。

### (二)特异性体液免疫

特异性体液免疫是指 B 淋巴细胞在抗原刺激下转化成浆细胞并产生抗体(即免疫球蛋白)，它特异性地与相应的抗原在体内结合而引起免疫反应。其主要功能是抵御细胞外的细菌和病毒感染。免疫球蛋白(Ig)具有抗体活性，根据理化和免疫性状不同，Ig 分为 5 类：即 IgG、IgM、IgA、IgE、IgD。IgG 又分为 IgG1～4 四种亚类。

**1. B 细胞表型和功能**　胎儿和新生儿有产生 IgM 的 B 细胞，但无产生 IgG 和 IgA 的 B 细胞。分泌 IgG 的 B 细胞于 2 岁时，分泌 IgA 的 B 细胞于 5 岁时达成人水平。由于 TH 细胞功能不足，B 细胞不能产生荚膜多糖细菌抗体。

**2. IgG**　是唯一能通过胎盘的 Ig 类别，其转运过程为主动性。大量 IgG 通过胎盘发生在妊娠后期。胎龄小于 32 周的胎儿或未成熟儿的血清 IgG 浓度低于 400mg/dl，而足月新生儿血清 IgG 高于其母体 5%～10%。新生儿自身合成 IgG 比 IgM 慢，生后 3 个月血清 IgG 降至最低点，至 10～12 个月时体内 IgG 均为自身产生，8～10 岁时达成人水平。IgG 亚类随年龄增长而逐渐上升，$IgG_2$ 代表细菌多糖的抗体，其上升速度在 2 岁内很慢，在此年龄阶段易患荚膜细菌感染。

**3. IgM**　胎儿期已能产生 IgM，出生后更快，6 岁时达到成人血清水平。脐血 IgM 水平增高，提示宫内感染。

**4. IgA**　发育最迟，至青春后期或成人期才达成人水平。分泌型 IgA 于新生儿期不能测出，2 个月时唾液中可测到，2～4 岁时达成人水平。

# 第 2 节　风　湿　热

**案例 14-1**

　　患儿，女，9 岁。主因发热伴膝关节肿痛 2 周入院。体检：体温 38.5℃，双膝关节红、肿、热、痛，双下肢屈侧可见环形红斑，心肺(一)。实验室检查：血红蛋白 100g/L，白细胞 $15×10^9$/L，中性粒细胞 0.78，红细胞沉降率 30mm/h，抗链球菌溶血素"O"阳性，血培养阴性，胸部 X 线片正常。

　　讨论分析：

　　1. 该患儿患的是什么疾病？

　　2. 该患儿还应做哪些主要的辅助检查？

　　3. 请说出该患儿限制活动的指标？

风湿热(rheumatic fever)是一种与 A 组 β 型溶血性链球菌感染密切相关的、有反复发作倾向的免疫源性全身结缔组织疾病。主要表现包括心脏炎、多发性关节炎、舞蹈病、皮下结节及环形红斑。心脏炎是最严重的表现。本病 3 岁以下小儿少见，好发年龄为 6～15 岁；一年四季均可发病，以冬春季节多见；无性别差异。

# 一、病　因

本病病因尚未完全清楚,可能与下列因素有关。

**1.链球菌感染和免疫反应学说**　目前公认风湿热是由于 A 组 β 型溶血性链球菌咽部感染后,产生自身免疫性疾病。

**2.遗传学背景**　一些人群具有明显的遗传易感性。

# 二、病　理

根据病变发生的过程可以分为以下 3 期。

**1.渗出期**　受累部位为心脏、关节、皮肤等。结缔组织变性和水肿,变性病灶周围有淋巴细胞、浆细胞、嗜酸粒细胞、中性粒细胞等炎症反应的细胞浸润。本期可持续 1～2 个月,此后恢复或进入第 2 或 3 期。

**2.增殖期**　主要存在于心肌和心内膜,在上述病变的基础上出现风湿性肉芽肿或风湿小体,这是风湿热的特征性病变,是病理学确诊风湿热的依据和风湿活动的指标。小体中央有纤维素样坏死,其边缘有淋巴细胞和浆细胞浸润,并有风湿细胞。风湿细胞呈圆形、椭圆形,胞浆丰富呈嗜碱性,具有明显的核仁。此期可持续 3～4 个月。

**3.硬化期**　风湿小体中央的变性坏死物质逐渐被吸收,渗出的炎症细胞减少,纤维组织增生,在肉芽肿部位形成瘢痕组织。二尖瓣最常受累,其次为主动脉瓣,很少累及三尖瓣。此期持续 2～3 个月。

# 三、临床表现

在发病前 1～5 周可有咽炎、扁桃体炎、感冒等短期发热或猩红热的病史。症状轻重不一,风湿性关节炎常为急性起病,而心脏炎及舞蹈病初发多呈缓慢经过。

**1.一般症状**　患儿精神不振、疲倦、食欲减退、腹痛、面色苍白、多汗、鼻出血。发热,热型不规则,少数可见短期高热,大多数为持续低热。

**2.心脏炎**

(1)心肌炎:轻者仅出现心率轻度加速,重者常可并发心力衰竭。可出现:①心率增快,与体温升高不成比例。②心脏扩大,心尖搏动弥散,心尖部第一心音低钝,吹风样收缩期杂音,有时出现奔马律。③心律异常,可出现期前收缩,不同程度的房室传导阻滞,二度传导阻滞最常见。

(2)心内膜:以二尖瓣最常受累,主动脉瓣次之。二尖瓣关闭不全时,心尖部可听到 2～3/6 级吹风样全收缩期杂音,有时音调高,如海鸥鸣,杂音向腋下及左背传导,呼吸与体位改变对杂音无影响。二尖瓣狭窄时,心尖部可有舒张期杂音。主动脉瓣关闭不全时,在胸骨左缘第三肋间可听到舒张期叹气样杂音。

(3)心包炎:多与心肌炎及心内膜炎同时存在。患儿表现有心前区疼痛、端坐呼吸及明显呼吸困难。早期于心底部或胸骨左缘可听到心包摩擦音。大量心包积液时听诊呈心音遥远,胸部 X 线透视可见心影搏动减弱或消失,心影向两侧扩大,呈烧瓶形,卧位时心腰部增宽。心电图急性期可有 ST 段上升,T 波倒置,或 ST 段下降。超声心动图可确诊少量心包积液。

**3.关节炎**　典型表现为游走性及多发性,以膝、踝、腕、肘等大关节为主。局部出现红、肿、热、痛、功能障碍,一般在数日或数周消失,不遗留畸形。

**4.舞蹈病**　其特征为程度不一的、不规则的、不自主运动。典型症状为全身或部分肌肉呈不自主的快速运动,以四肢动作最多,可出现皱眉、伸舌、挤眼、耸肩及缩颈。在兴奋或注意力集中时加剧,入睡后消失。好发年龄以 8～12 岁多见,青春期后则大为减少。女孩多于男孩。舞蹈病是风湿热的主要表现之一,可单独存在,或与其他风湿热症状同时并存,但很少与关节炎患儿同时并存。

**5. 皮肤病变**

(1)皮下小结:一般表现为豌豆大小的圆形小结,可隆起于皮肤,与皮肤无粘连,能自由活动,多无压痛。个别大的直径可达 1~2cm,数目不等,自数个至数十个,常见于肘、腕、膝、踝等关节伸侧肌腱附着处,亦好发于头皮或脊椎旁侧。小结存在数日至数月不等,时消时现,一般经 2~4 周自然消失。

(2)环形红斑:环形红斑的发生率约为 10%。多见于躯干及四肢屈侧,呈环形或半环形,边缘稍隆起,呈淡红色,无痛感及痒感,环内皮肤颜色正常。此种红斑常于摩擦后表现明显,时隐时现,不遗留脱屑及色素沉着,可持续数周。

## 四、辅 助 检 查

**1. 血常规** 轻度贫血,白细胞增加及核左移。

**2. 风湿热活动指标** 红细胞沉降率加速,C反应蛋白呈阳性。

**3. 链球菌感染的证据**

(1)咽拭子培养:有时可培养出 A 组 β 型溶血性链球菌,在抗生素药物治疗后,咽培养可呈阴性。

(2)免疫学检查:①血清抗链球菌溶血素 O(ASO)滴定度增加。②血清抗链激酶滴度增加。③血清抗透明质酸酶增加。

## 五、处 理 原 则

**1. 一般治疗** 卧床休息,加强营养,补充维生素。

**2. 抗风湿治疗** 常用的药物有水杨酸制剂和糖皮质激素两类。对无心脏炎的患者不必使用糖皮质激素,水杨酸制剂对急性关节炎疗效确切。

**3. 抗生素治疗** 风湿热一旦确诊,即使咽拭子培养阴性,也应给予 2 周的青霉素治疗,对青霉素过敏者,应用大环内酯类药。

**4. 舞蹈症的治疗** 尽量将患者安置于安静的环境中以避免刺激,严重者可使用镇静剂。

**5. 心力衰竭的治疗** 应用强心药及利尿药。

## 六、护 理 问 题

**1. 体温升高** 与感染及自身免疫有关。

**2. 心排血量减少** 与心脏受损有关。

**3. 急性疼痛** 与关节受累有关。

**4. 焦虑** 与发生心脏损害有关。

**5. 潜在并发症** 药物副作用、风湿性心脏瓣膜病。

## 七、护 理 措 施

**1. 一般护理** 保持病室空气新鲜;温度、湿度适宜;给予清淡、易消化的高蛋白、高热量、高维生素饮食,鼓励患儿多饮水。

**2. 体温过高的护理** 及时物理降温,必要时遵医嘱给予药物降温。出汗后应及时更换衣服,避免受凉。遵医嘱准确应用抗生素。

**3. 心脏炎的护理** ①注意观察患儿面色、呼吸、心率、心律及心音的变化,若有烦躁不安、面色苍白、多汗、气急等心力衰竭表现,要及时报告医生并配合处理。②限制活动:急性期无心脏炎的患儿卧床休息2周;有心脏炎的患儿轻者卧床休息4周,重者卧床休息6～12周至急性症状完全消失,红细胞沉降率接近正常时方可下床活动,伴心力衰竭者待心功能恢复后再卧床休息3～4周,活动量应根据心率、心音、呼吸、有无疲劳而做调节。一般恢复至正常活动量所需时间是:无心脏受累者1个月,轻度心脏受累者2～3个月,严重心脏炎伴心力衰竭者6个月。③有心力衰竭者适当限制盐和水,少量多餐,详细记录出入量,并保持大便通畅。

**4. 缓解关节疼痛**　可令其保持舒适的体位,移动肢体时动作要轻柔,注意患肢保暖。可用热敷、理疗治疗。

**5. 正确用药并注意观察其副作用**　患儿服用阿司匹林可引起胃肠道反应、肝功能损害和出血。注意阿司匹林引起多汗时,应及时更换衣服以防受凉。应用糖皮质激素,可引起满月脸、肥胖、消化道溃疡、肾上腺皮质功能不全、精神症状、血压增高、电解质紊乱、免疫抑制等。应密切观察病情,及时发现、及时告诉医生并及时处理。心力衰竭患儿应用洋地黄时,剂量为一般剂量的1/3～1/2,并注意其中毒表现。

**6. 心理护理**　关心爱护患儿,耐心解释各项检查、治疗、护理措施的意义,争取合作。及时解除患儿的各种不适感,如发热、出汗、疼痛等,增强患儿战胜疾病的信心。

# 八、健康教育/出院指导

**1. 向家长、患儿讲解本病的有关知识**　使家长知道是否得到正确抗风湿热治疗以及是否得到正规抗链球菌治疗,决定风湿热的预后。风湿热患儿应每3～4周肌内注射苄星青霉素120万单位,预防注射期限至少5年,最好持续至25岁,有风湿性心脏病者,宜做终身药物预防。对青霉素过敏者可改用红霉素类药物口服,每月口服6～7天,持续时间同前。

**2. 指导家长学会观察病情**　对患有舞蹈病的患儿应做好安全防护,防止跌伤。做好患儿日常生活安排,防止受凉、过劳。

**3. 定期门诊复查**　只要能坚持治疗和预防,就能改善疾病的预后。

---

**案例 14-1 护理分析**

1. 患儿所患疾病:风湿热。

2. 还应做的主要辅助检查是心电图检查。

3. 限制患儿活动的指标是:患儿卧床休息2周,红细胞沉降率接近正常时方可下床活动,一般恢复至正常活动量所需时间是1个月。

---

# 第3节　过敏性紫癜

---

**案例 14-2**

患儿,男,11岁。因双下肢皮肤紫癜伴腹痛2天入院。查体:患儿双下肢皮肤紫癜呈对称分布,紫癜大小不等,形态不一,略高出皮肤表面,呈紫红色,压之不褪色。腹部轻度压痛。实验室检查:血小板及出、凝血时间正常。

讨论分析:

1. 该患儿患的是什么疾病?

2. 对于皮肤紫癜和腹痛你如何护理?

过敏性紫癜(anaphylactoid purpura)又称舒-亨综合征,是小儿时期最常见的全身广泛性小血管炎。临床特点为皮肤紫癜、腹痛、消化道出血和肾受累。多见于学龄期儿童,男女比例为2:1;冬春季多见,预后良好。

# 一、病　因

病因尚未明确,可能与以下因素有关:①感染:细菌、病毒、寄生虫等,但以链球菌多见。②药物、食物(鱼、虾、蟹、蛋、牛奶等)及其他(花粉吸入、虫咬、疫苗注射等)。③恶性病变。

# 二、发病机制

机体对致敏原产生不恰当的免疫应答,形成免疫复合物。引起广泛的毛细血管炎,严重时发生坏死性小动脉炎。造成血管壁通透性增加,导致皮肤、黏膜及内脏器官出血及水肿。

# 三、病　理

过敏性紫癜的病理变化为广泛的小血管炎,以毛细血管炎为主,亦可波及小静脉和小动脉。可出现血管壁灶性坏死,中性粒细胞浸润,周围散在核碎片。间质水肿,有浆液性渗出,同时可见渗出的红细胞。内皮细胞肿胀,可有血栓形成。病变累及皮肤、肾、关节及胃肠道,少数涉及心、肺等脏器。过敏性紫癜肾炎的病理改变:轻者可为轻度系膜增生、微小病变、局灶性肾炎,重者为弥漫增殖性肾炎伴新月体形成。

# 四、临床表现

多为急性起病,起病前1～3周常有上呼吸道感染史。可伴有低热、纳差、乏力等全身症状。

**1. 皮肤紫癜**　常为首发症状,常见于下肢和臀部,以下肢伸面为多,对称分布,严重者累及上肢、躯干,面部少见。初起呈紫红色斑丘疹,数日后转成暗紫色,最终呈棕色。紫癜压之不褪色,高出皮肤,新旧出血点并存,反复分批出现。

**2. 消化道症状**　约有2/3的患儿可出现消化道症状,多在皮疹发生1周内。一般表现为脐周或下腹部阵发性剧烈腹痛。部分患儿可有黑便和血便。偶尔可引起肠套叠、肠梗阻和肠穿孔。

**3. 关节疼痛及肿胀**　约1/3患儿出现关节肿痛,多累及膝、踝、肘关节,可单发亦可多发,呈游走性,一般关节部位无红、热,不遗留关节畸形。

**4. 肾脏症状**　约半数患儿有肾脏损害的临床表现,多数患儿出现血尿、蛋白尿及管型尿,伴血压增高和水肿。

# 五、辅助检查

**1. 血常规**　白细胞正常或轻度增高,嗜酸粒细胞增高。出、凝血时间、血小板计数、血块收缩时间均正常。

**2. 红细胞沉降率**　多数患者红细胞沉降率增快。

**3. 血清免疫球蛋白**　血清 IgA 可增高。

**4. 尿常规**　肾受累时尿中可出现血尿及蛋白尿。

**5. 大便隐血试验**　如伴有消化道出血时呈阳性。

# 六、处 理 原 则

**1. 一般治疗** 卧床休息、控制感染、补充维生素,应用抗组胺药和钙剂。腹痛者应用解痉剂,消化道出血时应禁食,出血多时要输血。

**2. 糖皮质激素和免疫抑制剂的应用** 急性期对腹痛和关节痛有缓解作用,但不能预防肾损害的发生,也不能影响预后。

**3. 抗凝治疗** 常用于阻止血小板聚集和血栓形成的药分别是阿司匹林和双嘧达莫等。

**4. 中药治疗** 以补肾益气和活血化瘀为主。

# 七、护 理 问 题

**1. 皮肤完整性受损** 与变态反应、血管炎有关。

**2. 急性疼痛** 与关节和肠道变态反应性炎症有关。

**3. 潜在并发症** 消化道出血、紫癜性肾炎。

# 八、护 理 措 施

**1. 生活护理** 注意休息,预防感冒和昆虫叮咬,禁止服用可能引起过敏的药品,有明确感染灶时选用敏感的抗生素。禁食刺激性食品和高动物蛋白食品,去除一切可能引起的过敏原。

**2. 密切观察病情变化**

(1)观察皮疹的颜色、形态、数量、部位,是否反复出现。保持皮肤清洁,避免皮肤瘙痒抓伤,防止出血和感染。

(2)观察关节疼痛及肿胀情况,保持患肢功能位置,协助患儿选用舒适体位,做好日常生活护理。

(3)观察有无腹部疼痛、呕吐及血便。注意大便次数及性状。禁止腹部热敷,以防肠出血。腹型紫癜患儿应给予无动物蛋白、无渣的流质饮食,严重者禁食,经静脉供给营养。

(4)注意观察尿色、尿量和尿液有无泡沫改变,遵医嘱定时做尿常规检查。

**3. 心理护理** 向家长讲解有关本病的预防知识,耐心解释家长的询问,告诉家长本病大多数预后良好,消除家长及患儿的焦虑与恐惧心理,树立战胜疾病的信心。

# 九、健康教育/出院指导

过敏性紫癜患儿应积极预防上呼吸道感染和 A 组 β 型溶血链球菌感染;避免摄入能引起免疫反应的食物(鱼、虾、蛋、奶等)、药物(抗生素、磺胺等);避免接触花粉和蚊虫叮咬;有寄生虫病应积极治疗。有肾脏病变者,要告诉家长和患儿注意尿液有无泡沫,定期到医院复查尿液。坚持按医嘱用药,不可随意停药。对家长进行心理疏导,解除其思想负担;通过住院期间对患儿的了解,指导家长出院后多陪伴、关心患儿,鼓励患儿积极学习、交朋友,树立战胜疾病的信心。

**案例 14 - 2 护理分析**

1. 患儿所患疾病:过敏性紫癜。

2. 皮肤和腹痛的护理:①皮肤紫癜时应保持皮肤清洁,避免皮肤瘙痒抓伤,防止出血和感染。②腹型紫癜患儿禁止腹部热敷,以防肠出血。应给予无动物蛋白、无渣的流质饮食。严重者禁食,经静脉供给营养。

# 第 4 节　川　崎　病

**案例 14-3**

患儿,男,2 岁。因发热 1 周伴有全身散在皮疹而入院,查体:体温 39.1℃,口唇红肿、皲裂,可见草莓舌。双眼球结膜充血,无脓性分泌物。双手皮肤呈硬性水肿,腹部可见荨麻疹样的皮疹。左颈部可触及 8cm×9mm 大小的淋巴结,表面不红,质硬,轻度压痛。实验室检查:白细胞及中性粒细胞计数增高。血清免疫球蛋白 IgG、IgM、IgA 均增高。

**讨论分析:**

1. 该患儿患的是什么病?
2. 目前治疗中最主要的药物是哪些?
3. 此病最危险的表现是什么? 应做何检查? 是否需定期复查?

川崎病(Kawasaki disease,KD),又称皮肤黏膜淋巴结综合征,是一种以变态反应性全身小血管炎为主要病理改变的结缔组织病。临床特点为急性发热,皮肤黏膜病损和淋巴结肿大。发病年龄以婴幼儿多见,男:女=1.5:1,一年四季可见,未经治疗的患儿可发生冠状动脉损害,心肌梗死是主要死因。

## 一、病因和发病机制

病因不明,可能与感染、免疫反应、环境污染、药物和化学制剂等有关。现今多认为川崎病是一种易患宿主对多种感染病原触发的一种免疫介导的全身性血管炎。

## 二、病　　理

在病理形态学上,本病血管炎病变分为四期:

Ⅰ期:1~9 天,小动脉周围炎症,冠状动脉主要分支血管壁上的小营养动脉和静脉受到侵犯。心包、心肌间质及心内膜炎症浸润,包括中性粒细胞、嗜酸粒细胞及淋巴细胞。

Ⅱ期:12~25 天,冠状动脉主要分支全层血管炎,血管内皮水肿、血管壁平滑肌层及外膜炎性细胞浸润。弹力纤维和肌层断裂,可形成血栓和动脉瘤。

Ⅲ期:28~31 天,动脉炎症渐消退,血栓和肉芽形成,纤维组织增长,内膜明显增厚,导致冠状动脉部分或完全阻塞。

Ⅳ期:数月至数年,病变逐渐愈合,心肌疤痕形成,阻塞的动脉可能再通。

## 三、临 床 表 现

本病一般为自限性,病程多为 6~8 周,有心血管症状时可持续数月至数年。

### (一)主要症状和体征

**1. 发热**　为最早出现的症状,持续 1~2 周或更长,抗生素治疗无效。

**2. 皮肤、黏膜表现**

(1)球结膜充血,无脓性分泌物和流泪。

(2)口唇及口腔黏膜充血,唇皲裂,草莓舌。

(3)肢端变化:发热早期,手足皮肤广泛硬性水肿,继之手掌、脚底弥漫性红斑,恢复期指(趾)端膜状或片状脱皮,重者指(趾)甲可脱落。

(4)皮疹:与发热同时发生或发热后不久发生,呈向心性、多形性。肛周发红或脱皮。

**3. 颈部淋巴结肿大** 一般与发热同时出现或发热后 3 天内出现,质硬、不化脓、不发热,常是单侧。

### (二)心脏表现

心脏表现较上述症状和体征少见,但很重要,常于发病 1～6 周出现心包炎、心肌炎、心内膜炎、心律失常。发生冠状动脉狭窄或冠状动脉瘤者,可无临床表现,少数可有心肌梗死的症状,冠状动脉损害多发生于发病后 2～4 周。

### (三)其他表现

间质性肺炎、无菌性脑膜炎、消化道症状、关节痛和关节炎等。

## 四、辅 助 检 查

**1. 血液检查** 轻度贫血,白细胞升高,核左移,红细胞沉降率增快,C 反应蛋白增高,免疫球蛋白增高。血小板早期正常,第 2～3 周显著增高。

**2. 心电图** 主要是 ST 段和 T 波的变化。

**3. 超声心动图** 可诊断心包积液及冠状动脉的异常,如冠状动脉扩张≤4mm 为轻度;4～7mm 为中度;≥8mm 为动脉瘤。

**4. 冠状动脉造影** 超声心动图检查有动脉瘤或心电图有心肌缺血表现者,应进行冠状动脉造影。

## 五、处 理 原 则

除对症、支持疗法外,主要是减轻血管炎症和对抗血小板凝集,并预防冠状动脉瘤及动脉栓塞。阿司匹林是首选药物,还可加用双嘧达莫(潘生丁)。早期(10 天以内)大剂量丙种球蛋白静脉滴注,可迅速退热、明显减少冠状动脉病变发生。此外,可用抗生素控制感染,ATP、辅酶 A 用于心肌损害的辅助治疗等。

## 六、护 理 问 题

**1. 体温过高** 与感染、免疫反应等因素有关。

**2. 皮肤完整性受损** 与小血管炎有关。

**3. 口腔黏膜改变** 与免疫反应损伤有关。

**4. 潜在并发症** 心脏受损。

## 七、护 理 措 施

**1. 体温过高的护理** 发热是本病的首发症状,而且患儿又持续高热。因此急性期绝对卧床休息,密切观察体温变化,鼓励患儿多饮水,高热时给予物理降温或药物降温。退热汗多时,要及时更换衣服,预防受凉。并给予清淡、高热量、高维生素、高蛋白质的流质或半流质饮食。

**2. 皮肤护理** 患儿皮肤出现广泛硬性水肿、红斑时,应协助家属做好患儿的生活护理。修剪指甲,防止抓伤皮肤。对半脱痂皮者,用清洁剪刀剪除,并嘱家长及患儿避免人为撕脱,应待其自然脱落,以免引起感染。每日清洁皮肤 2 次,每次便后温水洗净肛周皮肤并擦干。穿的衣服要柔软、干净,每天更换,以减少对皮肤的摩擦,保持床铺干净、平整。

**3. 口腔护理** 观察患儿口唇有无皲裂,口腔咽部黏膜有无充血、糜烂、小溃疡。每日口腔护理 2 次,动作要轻柔。漱口液选用 1‰～2‰碳酸氢钠溶液或生理盐水。鼓励患儿多饮水,以保持口腔清洁湿润。唇皲裂者可涂消毒石蜡油,防止皲裂引起出血和疼痛。刷牙用软毛牙刷,避免食用煎炸、带刺、含骨头、带壳的坚果以及质硬的水果等,避免引起口腔黏膜损伤。另外在进食前后帮助患儿饮用少量温开水,以保持口腔清洁,促使创面愈合。

**4.病情观察** 在护理过程中,要密切观察患儿的面色、精神状态、呼吸、脉搏、心率、心律及有无烦躁不安、恶心、呕吐、胸闷、腹痛等伴随症状,及早发现并及早处理。

**5.药物不良反应的观察** 注意阿司匹林的出血倾向和丙种球蛋白的变态反应。

# 八、健康教育/出院指导

向家长交代患儿病情,教育家长高度重视预防心血管损害的重要性;反复强调要定期来医院复查。生活要有规律,制订活动及休息计划,避免剧烈运动。对残留有冠状动脉病变的患儿要强调定期随访,每3～6个月做一次超声心动图检查。多发或较大冠状动脉瘤尚未闭塞者不宜参加体育活动。

---

**案例14-3护理分析**

1.该患儿患的是川崎病。

2.治疗中目前最主要的药物是阿司匹林和丙种球蛋白。

3.此病最危险的表现是:冠状动脉扩张,应做超声心动图检查,出院患儿要定期来医院复查,每3～6个月做一次超声心动图检查。

---

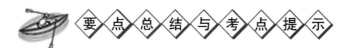

要 点 总 结 与 考 点 提 示

1.风湿热的病理特点。

2.风湿热的临床表现。

3.风湿热的护理。

4.过敏性紫癜的病理特点。

5.过敏性紫癜的临床表现。

6.过敏性紫癜的辅助检查。

7.过敏性紫癜的护理措施。

8.川崎病血管炎的病理特点。

9.川崎病的临床表现。

10.川崎病的护理措施。

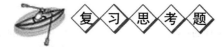

复 习 思 考 题

**【A₁型题】**

1.与风湿热发病有关的病原菌是( )

　A.肺炎链球菌　　　　B.金黄色葡萄球菌

　C.皮肤溶血性链球菌

　D.A组A型溶血性链球菌

　E.A组β型溶血性链球菌

2.下面哪一项不是风湿热的主要临床表现( )

　A.心脏炎　　　　　　B.关节酸痛

　C.舞蹈病　　　　　　D.皮下小结

　E.环形红斑

3.风湿热心内膜炎中最常受累的是( )

　A.心包　　　　　　　B.二尖瓣

　C.三尖瓣　　　　　　D.主动脉瓣

　E.肺动脉瓣

4.抗风湿治疗选用肾上腺皮质激素的指征是( )

　A.心脏炎　　　　　　B.舞蹈病

　C.皮下结节　　　　　D.环形红斑

　E.多发性关节炎

5. 预防风湿热复发最常用的药物是（　　）

　　A. 红霉素　　　　　　　B. 长效青霉素

　　C. 泼尼松　　　　　　　D. 地塞米松

　　E. 阿司匹林

6. 风湿热患儿给予阿司匹林治疗的注意事项中，错误的是（　　）

　　A. 最好空腹服用　　　B. 最好饭后服用

　　C. 最好同服氢氧化铝

　　D. 加服维生素 K 可预防出血

　　E. 应注意观察药物的副作用

7. 对过敏性紫癜的患儿要注意观察皮疹的（　　）

　　A. 形状、数量、部位，是否反复出现

　　B. 皮疹的发病原因

　　C. 皮疹的发病机制

　　D. 皮疹感染情况

　　E. 皮疹的治疗效果

8. 严重腹型紫癜患儿应当给予（　　）

　　A. 禁食　　　　　　　　B. 流食

　　C. 半流食　　　　　　　D. 低盐饮食

　　E. 少渣饮食

9. 下列哪项不是川崎病的主要症状（　　）

　　A. 持续发热 1～2 周

　　B. 两眼球结膜充血

　　C. 急性期四肢末端呈实性肿胀

　　D. 口腔黏膜弥漫性发红

　　E. 尿糖增高

10. 治疗川崎病的首选药物是（　　）

　　A. 潘生丁　　　　　　　B. 丙种球蛋白

　　C. 抗生素　　　　　　　D. 阿司匹林

　　E. 辅酶 A

11. 川崎病降低体温的护理措施中不正确的是（　　）

　　A. 保证病室适当的温、湿度

　　B. 鼓励患儿多饮水

　　C. 监测体温变化、观察热型及伴随症状

　　D. 给予普食

　　E. 警惕高热惊厥的发生

【A₂型题】

12. 患儿，男，12 岁。发热 2 周余，双膝关节红、肿、热、痛，实验室检查：Hb 100g/L，WBC 13.6×10⁹/L，N 0.82，L 0.17，ESR 80mm/h，CRP（＋），ASO 500U/ml，心电图正常，诊断为风湿热。应首选的药物为（　　）

　　A. 青霉素　　　　　　　B. 阿司匹林

　　C. 青霉素＋泼尼松　　　D. 阿司匹林＋泼尼松

　　E. 青霉素＋阿司匹林

13. 患儿，男，11 岁。发热，关节肿痛，皮肤出现环行红斑，心率快，出现奔马律，红细胞沉降率增快，经治疗上述症状、体征消失后。需预防的方法是（　　）

　　A. 避免关节损伤　　　B. 忌海鲜

　　C. 减少体育运动　　　D. 长效青霉素肌内注射

　　E. 激素吸入维持

14. 患儿，男，9 岁。低热 3 天，两下肢及臀部有出血性皮疹，突出皮面，伴腹痛及便血 1 次，实验室检查：出、凝血时间正常。可能诊断为（　　）

　　A. 过敏性紫癜　　　　B. 血小板减少性紫癜

　　C. 消化性溃疡　　　　D. 流行性脑脊髓膜炎

　　E. 以上都不是

15. 患儿，5 岁。因高热 5 天入院，口唇干燥、潮红、皲裂，咽部弥漫性充血，球结膜充血，四肢末端实性肿胀，颈部淋巴结肿大，心律不齐，最有可能的诊断是（　　）

　　A. 上呼吸道感染　　　B. 咽炎

　　C. 扁桃体炎　　　　　D. 川崎病

　　E. 心脏病

【A₃型题】

（16～18 题共用题干）

　　患儿，女，12 岁。发热 2 周，苍白，多汗，心悸，双膝关节肿痛，第一心音低钝，ASO 增高，ESR 增快。

16. 心电图最可能的改变是（　　）

　　A. 窦性心动过缓　　　B. 一度房室传导阻滞

　　C. 交界区性心律　　　D. 三度房室传导阻滞

　　E. U 波明显低血钾

17. 该患儿的药物治疗方案应是（　　）

　　A. 阿司匹林　　　　　B. 氯化钾

　　C. 葡萄糖酸钙　　　　D. 泼尼松

　　E. 阿托品

18. 该患儿出院后预防性用药应是（　　）

　　A. 阿托品　　　　　　B. 长效青霉素

　　C. 氯霉素　　　　　　D. 心律平

　　E. 泼尼松

（19、20 题共用题干）

　　患儿，男，11 岁。因双下肢皮肤出现紫红色出血点来院就诊，经检查确诊为过敏性紫癜。

19. 目前该患儿双下肢及臀部出现大量紫癜，此时护士除保护患儿皮肤外，还应当注意预防（　　）

　　A. 心脏损害　　　　　B. 体温过高

　　C. 口唇干裂　　　　　D. 消化道出血

E. 淋巴结肿大

20. 近日该患儿主诉腹痛、恶心,同时发现大便变黑,其应当采取( )

 A. 禁食      B. 半流食

 C. 无渣饮食     D. 低盐饮食

 E. 低蛋白饮食

(21~23 题共用题干)

 患儿,男,2 岁。主因发热 1 周同时伴有全身散在皮疹入院,查体可见口唇红肿。双眼球结膜充血,双手皮肤呈硬性水肿,左侧颈部可触及一个肿大的淋巴结。

21. 最可能的诊断是( )

 A. 猩红热

 B. 咽结膜热

 C. 急性淋巴结炎

 D. 皮肤黏膜淋巴结综合征

E. 幼年类风湿病

22. 有关患儿的护理措施不恰当的是( )

 A. 多饮水或静脉补液

 B. 抗生素控制感染

 C. 注意药物的不良反应

 D. 密切观察患儿有无心血管损害

 E. 体力允许可进行户外锻炼

23. 若患儿治疗后准备出院,但有较大冠状动脉瘤尚未闭塞者,在做健康指导时应重点强调( )

 A. 定期做超声心动图检查

 B. 多给患儿增加营养

 C. 不要参加体育活动

 D. 不要到人多的公共场所

 E. 给家长做心理支持

（李跃成）

# 第15章
# 遗传代谢性疾病患儿的护理

## 第1节 唐氏综合征

**案例 15-1**

　　患儿，1岁半。至今不会独立行走，智力低下。体检：两眼距离增宽，鼻梁低平，眼裂小，两眼外侧上斜，外耳小，舌常伸出口外，通贯手，小指向内弯曲。

**讨论分析：**

1. 该患儿最可能的临床诊断是什么？
2. 根据患儿目前状况，确定诊断首选的检查是什么？
3. 对该患儿实施的主要护理措施是什么？

　　唐氏综合征又称21-三体综合征、Down综合征或先天愚型，是人类最早发现且最常见的常染色体病，占小儿染色体病的70%～80%，在活产婴儿中发生率为1/600～1/1000，发病率随孕母年龄增高而增加。主要特征为智能障碍、特殊面容、生长发育迟缓，并可伴有多种畸形。

## 一、病因及发病机制

　　本病为常染色体畸变引起，即第21号染色体呈三体型。是由于生殖细胞在减数分裂时或受精卵在有丝分裂时第21号染色体不发生分离，使胚胎体细胞内存在一条额外的21号染色体。根据染色体核型可分为3种类型：标准型，占本征的95%；易位型；嵌合型。

　　目前认为，导致染色体不分离的因素包括母亲的生育年龄、遗传因素、放射线接触、病毒感染、妊娠前或妊娠时服用某些化学药物等。

## 二、临床表现

　　**1. 特殊面容**　出生时即可有明显的特殊面容：头小而圆，颅缝宽，前囟闭合延迟，表情呆滞，眼裂小，眼距宽，双眼外眦上斜，鼻梁低平，外耳小，常张口伸舌，流涎多，颈短，颈蹼。

　　**2. 智能低下**　是本病最突出和最严重的临床表现，但严重程度不等，一般随年龄的增长而日益明显。患儿智商通常在25～50之间，语言及数学能力明显落后于同龄儿，多数患儿性格温顺和善，喜欢模仿。

　　**3. 生长发育迟缓**　出生时身长和体重均较正常儿低，生后体格发育、动作发育均迟缓，独立行走时间延迟；出牙迟且顺序异常；身材矮小，四肢短，骨龄常落后于年龄，手指粗短，小指向内弯曲，韧带松弛，关节可过度弯曲，肌张力低下，腹膨隆，可伴有脐疝。

　　**4. 皮纹特点**　可见通贯手，atd角增大，手掌三叉点t移向掌心，第4、5指桡箕增多。

　　**5. 其他**　50%患儿伴有先天性心脏病，其次是消化道畸形。免疫力低，易患各种感染。白血病的发病率增高10%～30%。存活致成人期，则常在30岁左右即出现老年性痴呆症状。

# 三、辅 助 检 查

**1. 细胞遗传学检查**　染色体核型分析,是确诊的手段。

**2. 分子细胞遗传学检查**　患儿的细胞中呈现三个 21 号染色体的荧光信号。

# 四、处 理 原 则

目前尚无特殊有效的治疗方法。加强教育和训练,辅用 γ-氨酪酸、谷氨酸、维生素 $B_6$、叶酸,以促进智能发育和体能改善,注意预防感染。如伴有其他畸形,可考虑手术矫治。

# 五、护 理 问 题

**1. 自理缺陷**　与智能低下有关。

**2. 有感染的危险**　与免疫力低下有关。

**3. 焦虑**(家长)　与小儿智力低下有关。

**4. 知识缺乏**　与家长缺乏对疾病的认识有关。

# 六、护 理 措 施

**1. 加强生活护理,培养自理能力**

(1)细心喂养,喂养时依据患儿实际吞咽能力而定,少量多餐,保证均衡营养。耐心照顾患儿,协助吃饭、穿衣、洗澡,并防止意外事故。

(2)保持皮肤清洁干燥:患儿长期流涎,应及时擦干,保持下颌及颈部清洁,涂护肤油脂类物品保护皮肤,以免皮肤糜烂。

(3)帮助母亲制订教育、训练方案,进行示范,使患儿通过训练能逐步生活自理,从事简单劳动。

**2. 预防感染**　患儿免疫力低下,易发生感染,以呼吸道感染多见,应保持空气新鲜、定时通风换气,避免与感染患儿接触,注意个人卫生,预防感染。

**3. 心理护理**　帮助家长面对现实,增强心理承受能力;护士应理解家长的焦虑心情并予以耐心开导,提供有关养育、家庭照顾的知识,鼓励家长勇敢地承担起对患儿的积极抚养及教育的责任。

# 七、健康教育/出院指导

妇女孕期避免接受 X 线照射,勿滥用药物,预防病毒感染。35 岁以上妇女,妊娠后作羊水细胞检查,一旦确诊应及早终止妊娠。指导家长送患儿到特殊教育场所接受训练,鼓励家长定期随访和遗传咨询。

**案例 15-1 护理分析**

1.患儿所患疾病:唐氏综合征。

2.确定诊断首选的检查:染色体核型分析。

3.主要护理措施:①加强生活护理,培养自理能力;②预防感染;③帮助家长面对现实,鼓励家长勇敢地承担起对患儿的积极抚养及教育的责任。

# 第2节 苯丙酮尿症

**案例 15-2**

患儿,男,2岁。出生时正常,3个月后皮肤和头发色泽逐渐变浅。目前不会独站,不会说话,偶有抽搐,身上有怪臭味,被诊断为苯丙酮尿症。

**讨论分析:**

1. 患儿主要的护理问题是什么?

2. 对该患儿实施的主要护理措施有哪些?

苯丙酮尿症(PKU)是苯丙氨酸代谢过程中酶缺陷所致的氨基酸代谢病,由于苯丙氨酸不能转化为酪氨酸,导致苯丙氨酸及酮酸蓄积并从尿中大量排出。属常染色体隐性遗传病,其发病率随种族而异,我国发病率为1:11 000。未能及早治疗的患儿可发生不可逆的脑损伤,临床主要表现为智力低下、惊厥发作和色素减少。

## 一、发 病 机 制

苯丙氨酸是人体必需的氨基酸之一,正常小儿每日需要的摄入量为200~500mg,其中1/3供合成蛋白,2/3则通过肝细胞中苯丙氨酸羟化酶(PAH)的作用转化为酪氨酸,以合成甲状腺素、肾上腺素和黑色素等。苯丙氨酸转化为酪氨酸的过程中,除需PAH外,还必须有四氢生物蝶呤(BH$_4$)作为辅酶参与。

本病分典型(约占99%)和非典型两型。典型PKU是由于患儿缺乏PAH,使苯丙氨酸不能转变为酪氨酸,导致苯丙氨酸在血、脑脊液、各种组织和尿液中的浓度增高,同时经旁路代谢产生大量的苯丙酮酸、苯乙酸、苯乳酸和对羟基乙酸,并从尿中排出,引起一系列临床症状:①过量苯丙酮酸由尿排出形成苯丙酮尿。②由于酪氨酸生成减少,黑色素合成不足,患儿毛发色素减少。③高浓度的苯丙氨酸及其代谢产物导致脑细胞受损,患儿智能落后,并可出现神经系统症状。非典型PKU是由于BH$_4$缺乏所致,使苯丙氨酸不能氧化成酪氨酸,造成多巴胺、5-羟色胺等重要神经递质缺乏,引起神经系统功能损害,非典型PKU临床症状更重,治疗难度更大。

## 二、临 床 表 现

患儿出生时一般都正常,随着进奶3~6个月时出现症状,后逐渐加重,1岁时症状明显。

**1.神经系统** 早期可有神经行为异常(如兴奋不安、多动或嗜睡、精神委靡),少数患儿肌张力增高,腱反射亢进,出现惊厥,继之智能发育落后。BH$_4$缺乏型患儿的神经系统症状出现较早且较重,常见肌张力减低、嗜睡和惊厥,如不及时治疗,常在幼儿期死亡。

**2.外观** 患儿出生数月后,毛发逐渐变为枯黄,皮肤、虹膜色素变淡,皮肤干燥,常伴有湿疹。

**3.其他** 可有呕吐、喂养困难,尿及汗液有鼠尿样臭味。

## 三、辅 助 检 查

**1.新生儿期筛查** 采用Guthrie细菌生长抑制试验测定新生儿血液苯丙氨酸浓度。在新生儿哺乳2~3日后,用专用采血滤纸采集足跟末梢血,晾干后送检。当苯丙氨酸含量超过正常2倍时,应复查或采静脉血进行苯丙氨酸和酪氨酸测定。

**2. 尿三氯化铁试验和 2,4 二硝基苯肼试验**　一般用于对较大儿童的初筛。

**3. 血浆氨基酸分析和尿液有机酸分析**　可为本病提供生物化学诊断依据,同时也可用于鉴别其他的氨基酸、有机酸代谢病。

**4. 尿蝶呤图谱分析**　主要用于鉴别各型 PUK。

**5. DNA 分析**　目前该技术广泛用于 PKU 诊断和产前诊断。

# 四、处 理 原 则

诊断一旦明确,立即给予低苯丙氨酸饮食疗法,开始治疗的年龄愈小,效果愈好。对非典型 PKU,一般不需饮食治疗,但应给予 $BH_4$、5-羟色胺、L-DOPA 等药物治疗。

# 五、护 理 问 题

**1. 成长发展迟缓**　与高浓度的苯丙氨酸导致脑细胞受损有关。

**2. 有皮肤完整性受损的危险**　与尿液及汗液的刺激有关。

**3. 知识缺乏**　家长缺乏饮食控制的知识。

# 六、护 理 措 施

**1. 控制饮食、促进生长**

(1)供给低苯丙氨酸饮食,其原则是使摄入苯丙氨酸的量能保证生长发育和体内代谢的最低需要,血中苯丙氨酸浓度维持在 $0.12\sim0.6mmol/L(2\sim10mg/dl)$。饮食控制应在 3 个月以前开始,超过 1 岁以后开始治疗,虽可改善抽搐症状,但智力低下是不可逆转的。饮食控制应至少持续到青春期,终生治疗对患者更有益。

(2)婴儿首选母乳,或给特制的低苯丙氨酸奶粉,较大婴儿及儿童可加入牛奶、粥、面、蛋、蔬菜和水果等,添加食品应以低蛋白、低苯丙氨酸食物为原则,其量和次数随血苯丙氨酸浓度而定。

(3)饮食控制期间应根据年龄定期随访血中苯丙氨酸浓度,同时注意生长发育情况。

**2. 加强皮肤护理**　应勤换尿布,保持皮肤干燥,尤其是注意腋下、腹股沟等处皮肤的清洁,有湿疹时应及时处理。

# 七、健康教育/ 出院指导

向家属讲解本病的有关知识,强调本病为少数可治性遗传代谢病。说明饮食控制直接影响患儿智力和体格发育,必须坚持。协助制订食谱,督促定期复查。对有本病家族史的夫妇可采用 DNA 分析或羊水检测对胎儿进行产前诊断。

**案例 15-2 护理分析**

1. 主要护理问题:成长发展迟缓。

2. 主要护理措施:供给低苯丙氨酸饮食,控制抽搐。

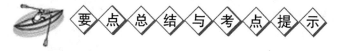
要 点 总 结 与 考 点 提 示

1.唐氏综合征的典型临床表现、护理。

2.苯丙酮尿症的病因,临床表现及护理。

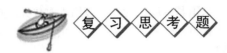复习思考题

【A₁型题】

1. 唐氏综合征属（  ）
   A. 常染色体畸变　　　　B. X-连锁显性遗传
   C. 常染色体隐性遗传　　D. 常染色体显性遗传
   E. X-连锁隐性遗传

2. 唐氏综合征的皮纹特征应除外（  ）
   A. 通贯手　　　　　　　B. atd 角度缩小
   C. 第 4、5 手指桡其增多
   D. 脚拇指球胫侧弓形纹
   E. 第 5 脚趾仅一条指皱纹

3. 为预防唐氏综合征,妊娠后做羊水细胞检查的对象是（  ）
   A. 20 岁以上妇女　　　B. 25 岁以上妇女
   C. 30 岁以上妇女　　　D. 35 岁以上妇女
   E. 40 岁以上妇女

4. 先天愚型的主要特征为（  ）
   A. 特殊面容、智能落后、皮肤纹理改变
   B. 身矮、智能落后
   C. 毛发黄、惊厥、智能落后
   D. 面容丑陋、耳聋、多发骨畸形
   E. 肥胖、身矮、肝大、低血糖

5. 先天愚型的诊断下列哪项最具诊断价值（  ）
   A. 特殊面容　　　　　　B. 智能发育落后
   C. 通贯手　　　　　　　D. 小手向内弯曲
   E. 染色体检查

6. 苯丙酮尿症的治疗原则下列错误的是（  ）
   A. 力求早期诊断
   B. 立即给予低苯丙氨酸饮食
   C. 避免神经系统的损害
   D. 给予 BH₄ 相关药物治疗
   E. 通过自限性转归

7. 非典型苯丙酮尿症是由于下列哪种物质缺乏所致（  ）
   A. 酪氨酸　　　　　　　B. 苯丙氨酸
   C. 鸟苷三磷酸环化水合酶
   D. 四氢生物蝶呤　　　　E. 谷氨酸脱羧酶

8. 苯丙酮尿症患儿出现症状通常在（  ）
   A. 生后 10～12 个月　　B. 生后 3～6 个月
   C. 生后 7～9 个月　　　D. 生后 1～2 个月
   E. 生后 1～3 岁

【A₂型题】

9. 患儿,男,生后 2 天。因眼距宽、耳郭小等特殊面容及肌张力低,疑为唐氏综合征,为明确诊断,有诊断价值的辅助检查是（  ）
   A. 染色体分析　　　　　B. 多普勒超声
   C. 胸部 X 线　　　　　　D. 磁共振成像
   E. 骨龄测定

10. 患儿,男,6 个月。眼距宽,眼裂小,鼻根低平,舌大外伸流涎,身材矮小,关节可过度屈伸,有通贯手。其母 35 岁,近亲结婚,患儿 2 胎 1 产。最可能的诊断是（  ）
    A. 糖原累积病　　　　　B. 猫叫综合征
    C. 唐氏综合征　　　　　D. 苯丙酮尿症
    E. 肝豆状核变性

11. 患儿,男,6 岁。因智能发育落后就诊,头发呈金黄色,皮肤色白,时有抽搐,不伴发热,无腹泻,为协助诊断,应首选（  ）
    A. 脑电图　　　　　　　B. 血钙测定
    C. 尿三氯化铁试验　　　D. 尿甲苯胺蓝试验
    E. 血镁测定

【A₃型题】

(12～14 题共用题干)

　　患儿,10 个月。出生 4 个月后出现智力低下,有时出现抽搐,尿霉臭。体检:发育落后,表情呆滞,头发黄褐色,皮肤白皙,腱反射亢进,脑电图:有较多棘、慢波。

12. 此患儿的疾病可能性最大为（  ）
    A. 小运动型发作　　　　B. 婴儿痉挛症
    C. Down 综合征(先天愚型)
    D. 苯丙酮尿症　　　　　E. 黏多糖病

13. 此病典型病例主要是由于肝内缺乏（  ）
    A. 酪氨酸酶　　　　　　B. 苯丙氨酸羟化酶
    C. 羟基丙酮酸氧化酶　　D. 尿黑酸酶
    E. 谷氨酸脱羧酶

14. 若该病例为典型患儿,其遗传方式是（  ）
    A. 常染色体显性遗传
    B. 常染色体隐性遗传
    C. X-连锁显性遗传
    D. X-连锁隐性遗传
    E. X-连锁不完全显性遗传

(谢玲莉)

# 第16章
# 传染性疾病患儿的护理

传染病是指由病毒、细菌、衣原体、立克次体、螺旋体、真菌和寄生虫感染人体后产生的有传染性的疾病。

## 第1节 传染病患儿的一般护理

### 一、传 染 源

传染源包括以下4个方面：①患者。②隐性感染者。③病原携带者。④受感染的动物。

### 二、传染病的基本特征

**1. 有病原体** 大多数已知的传染病有明确的病原体，对诊断和治疗有重要的意义。

**2. 有传染性** 是区别传染病和感染性疾病的主要依据。

**3. 有流行性、季节性、地方性。**

**4. 免疫性** 人体感染病原体后，均能产生特异性免疫。

### 三、传 播 途 径

**1. 空气、飞沫、尘埃** 主要见于以呼吸道为进入门户的传染病，如麻疹等。

**2. 水、食物** 主要见于以消化道为进入门户的传染病，如伤寒、痢疾等。

**3. 手、用具、玩具** 既可通过呼吸道传播疾病，也可通过消化道传播。

**4. 血液、体液、血制品** 见于乙型肝炎、丙型肝炎、艾滋病等。

### 四、影响流行过程的因素

**1. 自然因素** 如地理、气象和生态等条件的影响。

**2. 社会因素** 包括社会制度、经济和生活条件，以及文化水平等影响。

### 五、传染病的预防

**1. 管理传染源** 对传染病患者管理必须做到五早：即早发现、早诊断、早报告、早隔离、早治疗。

**2. 切断传播途径** ①经呼吸道传播的有：麻疹、水痘、腮腺炎、百日咳、白喉、流脑等。②经虫媒传播的有：流行性乙型脑炎。③经胃肠道传播的有：中毒性痢疾、脊髓灰质炎、肝炎。

**3. 保护易感人群** 主动免疫保护作用可持续数年；被动免疫的保护作用时间较短。

### 六、临 床 特 点

**(一)病程发展的阶段性**

**1. 潜伏期** 病原体在体内繁殖、转移、定位、引起组织损伤和功能改变导致临床症状出现之前的整个过程。潜伏期的时间根据疾病不同可长可短。

**2. 前驱期** 从起病至症状明显开始为止的时期,一般1~3日。

**3. 症状明显期** 在此期间传染病所特有的症状和体征通常都获得充分表达。

**4. 恢复期** 此期许多患者的传染性还要持续一段时间,但食欲和体力均有所恢复,血清中的抗体效价亦逐渐上升至最高水平。

**5. 后遗症期** 在恢复期结束后,机体功能仍长期未能恢复,多见于中枢神经系统传染病。如脊髓灰质炎等疾病。

### (二)常见的症状护理

**1. 发热** 发热过程可分为三个阶段:①体温上升期:体温可骤然上升至39℃以上,通常伴有寒战;也可缓慢上升,呈梯形曲线。②极期:体温上升至一定高度,然后持续数天至数周。③体温下降期:体温可缓慢下降,几天后降至正常;也可在一天之内降至正常。热型是传染病重要特征之一,常见热型有:稽留热、弛张热、间歇热、回归热、不规则热等。护理重点是:休息、饮食护理、降温、口腔及皮肤护理。

**2. 发疹** 许多传染病在发热的同时伴有出疹。包括皮疹和黏膜疹两大类。皮疹的形态、出疹时间、分布部位、出疹顺序、皮疹的消退及伴随症状等方面,对传染病的诊断及鉴别诊断都有重要意义。护理重点是饮食护理、皮肤护理及病情观察。

# 七、小儿传染病的护理管理

**1. 建立预诊制度** 在小儿门诊设立预诊处,及早发现传染病患儿,防止交叉感染。传染病门诊与普通门诊分开,从预诊处直接通道通向传染病门诊。不同病种传染病应有独立诊疗室。

**2. 消毒隔离制度** 将传染病患儿隔离到特定场所,采取物理或化学消毒方法杀灭医疗用具、患儿接触物品、排泄物、衣物病上的原菌并进行环境消毒,切断传播途径。

**3. 疫情报告** 及时按国家规定时间向卫生防疫机构报告疫情。

**4. 观察病情** 急性传染病的病情进展快、变化多,护理人员应掌握小儿常见传染病的临床表现及发病规律,及时仔细地观察病情变化。

**5. 卫生宣教** 是搞好传染病管理的重要环节。护理人员应针对传染病流行特点向患儿及其家属进行卫生知识的宣教。

# 第2节 麻 疹

---

**案例 16-1**

患儿,1岁。发热、咳嗽、流涕5天入院。患儿于发病第4天开始出疹,皮疹开始于耳后发际,继之发展到全身,为充血性斑丘疹。血常规:白细胞$4.6×10^9$/L。1日来患儿体温再度增高,呼吸困难,鼻翼扇动,唇发绀,频咳,双肺布满中小水泡音。

讨论分析:

1. 该患儿病情加重的原因是什么?

2. 对于此患儿应隔离多长时间?

3. 对该患儿皮肤和发热的护理应注意什么?

---

麻疹(measles)是由麻疹病毒引起的急性呼吸道传染病。临床特征为发热、流涕、咳嗽、眼结膜炎、口腔黏膜斑及全身皮肤斑丘疹。

# 一、病　因

麻疹病毒属副黏液病毒,不耐热,55℃15 分钟即可杀死。病毒在室内空气中传染性一般不超过 2 小时,日光照射或流通空气中 20 分钟即失去致病力。病毒在低温干燥下可生存较久。

# 二、流 行 病 学

人类为麻疹病毒的唯一宿主,急性患者为重要的传染源。麻疹出疹前后 5 天具有传染性。其传播途径为呼吸道传播,病毒随飞沫排出,到达呼吸道或眼结膜而致感染。冬春季多见。未患过麻疹,也未接种过麻疹疫苗的均为易感者。病后可获得持久免疫力。

# 三、发 病 机 制

麻疹病毒侵入呼吸道上皮细胞及局部淋巴结,在这些部位繁殖,同时有少量病毒侵入血液形成第一次病毒血症;此后病毒在全身单核-巨噬细胞系统复制活跃,大量病毒再次进入血液,此即为临床前驱期,引起全身广泛性损害而出现一系列临床表现。由于免疫反应受到抑制,可发生细菌继发性感染,故部分患者常继发支气管肺炎、鼻窦炎和中耳炎,并使结核病复燃。麻疹病毒感染过程中,机体反应明显降低,可使湿疹、哮喘、肾病综合征患儿病情得到暂时缓解。

# 四、临 床 表 现

典型麻疹的临床表现可分为以下 4 期

**1. 潜伏期**　持续 10～14 天,有精神委靡、烦躁不安。

**2. 前驱期**　持续 3～4 天,主要表现类似上呼吸道炎症,如发热、咳嗽、流涕、喷嚏、畏光流泪、结膜充血、眼睑水肿等卡他症状。在上下磨牙对应的颊黏膜上可见直径约 1.0mm,灰白色,周围有红晕的麻疹黏膜斑(出疹后 1～2 天消失)。

**3. 出疹期**　于第 4 病日左右开始出疹,一般持续 3～5 天。皮疹首先开始于耳后发际,渐及前额、面颈、躯干、四肢与手脚心。皮疹初为稀疏淡红色斑丘疹,直径 2～4mm,皮疹痒,疹间皮肤正常。可见面部水肿,眼分泌物增多,甚至粘连眼睑不易睁开,流脓涕,称为麻疹面容。

**4. 恢复期**　出疹 3～5 天后体温下降,皮疹按出疹顺序消退,并留有糠麸样脱屑及淡褐色色素沉着。

非典型的麻疹有:轻型麻疹、重型麻疹、异型麻疹和无皮疹型麻疹等。

潜在并发症有:肺炎、喉炎、脑炎等,而且肺炎是患儿死亡的主要原因。

# 五、辅 助 检 查

前驱期取患儿鼻咽部分泌物及痰,可见多核巨细胞;尿液检测可见包涵体细胞;出疹前 1～2 天时酶联免疫吸附试验可检测到血清中麻疹病毒 IgM 抗体。

# 六、处 理 原 则

目前尚无特异性药物治疗,主要是对症治疗、透疹及并发症的防治。

# 七、护 理 问 题

**1. 体温过高**　与病毒血症及继发感染有关。

**2. 皮肤完整性受损**　与麻疹病毒感染及继发细菌感染有关。

**3. 营养失调:低于机体需要量**　与食欲差、摄入少、高热消耗有关。

**4. 潜在并发症** 肺炎、喉炎、脑炎等。

**5. 有传播感染的危险** 与呼吸道排出麻疹病毒有关。

# 八、护 理 措 施

**1. 体温过高的护理** 麻疹患儿发烧时一般不要进行冷敷或服用退热药,这样不利于出疹。如果高热至 40℃以上,可遵医嘱用透疹剂擦涂四肢或用小剂量退热镇静剂,以减轻患儿的痛苦。患儿衣被适宜,不要捂汗。如发现患儿面色发绀、呼吸困难、神志昏迷、抽搐等应立即报告医生,并做好抢救准备。

**2. 皮肤完整性受损的护理** 勤剪指甲以防患儿搔抓皮肤造成皮肤损伤和感染。每日用温水擦浴并更衣,保持床单清洁干燥。遵医嘱加服维生素 A 预防干眼病;用抗生素眼膏或眼药水保护眼睛,防止继发感染;保持口腔清洁,鼓励患儿多饮开水。

**3. 营养失调的护理** 保证营养供应,患儿患麻疹期间切不可忌口。宜多给易消化、清淡、富含热量和维生素的流质或半流质饮食,水分要充足,并以少食多餐为宜。

**4. 潜在并发症的护理** 注意观察患儿有无咳嗽加重、声音嘶哑、咳声如犬吠,呈吸气性呼吸困难(提示并发喉炎);注意观察患儿有无发生高热、呼吸困难、口唇发绀、咳嗽频繁(提示并发肺炎,临床最常见);注意观察患儿有无出现高热、昏睡、惊厥甚至昏迷(提示并发脑炎)。当出现以上情况,要即时报告医生,积极配合抢救与治疗。

**5. 有传播感染危险的护理** 患者应呼吸道隔离,在家隔离、治疗至出疹后 5 天,有并发症患者应住院隔离治疗,隔离期延长至出疹后 10 天。同时减少不必要的探视,正确处理患儿分泌物、排泄物。

**6. 其他护理** 及时评估透疹情况,如透疹不畅,可用鲜芫荽煎水服用并拭身使疹出透。要保持室内适宜的温、湿度及空气流通,卧室环境应安静、光线柔和,因患儿畏光,避免强烈光线直接照射患儿眼睛。

**7. 心理护理** 耐心向家长讲解本病防治知识,解释家长的咨询,关爱体贴患儿,减轻家长的担心、焦虑、恐惧心理。

# 九、健康教育/出院指导

**1. 宣传控制传染病的知识** 宣传麻疹的病因、传染源、传播途径等知识,做好传染病隔离,阻断传染病的传播。

**2. 指导切断传播途径的方法** 保持室内温暖及空气流通,进行空气消毒,患儿的衣服被褥玩具要暴晒或定期消毒;同时减少不必要的探视;医护人员注意消毒隔离,接触患儿后,必须在日光下或空气中停留 30 分钟以上,才能接触其他患儿及易感者;流行期间避免探访亲友。

**3. 增强人群免疫力,保护易感者** ①主动免疫:对易感者接种麻疹减毒活疫苗。②被动免疫:在接触患者后 5 天内注射人血丙种球蛋白可防止发病,在接触患者 6 天后注射人血丙种球蛋白,可减轻症状。

---

**案例 16-1 护理分析**

1. 该患儿病情加重的原因是麻疹合并了肺炎。

2. 该患儿应隔离至出疹后 10 天。

3. 该患儿的皮肤护理应注意勤剪指甲,防止皮肤损伤和感染。轻度发热的患儿应注意不要冷敷和用退热剂。

# 第 3 节　水　　痘

**案例 16-2**

　　患儿,5 岁。因皮肤水疱疹伴瘙痒 1 天就诊。查体:体温 38.2℃,躯干部可见散在红色斑丘疹和疱疹,疱疹周围有红晕。白细胞计数稍低,初步诊断:水痘。

　　**讨论分析:**

　　1. 请说出托幼机构中已经接触的易感者应检疫多长时间。

　　2. 制订出皮肤护理措施。

　　水痘(chickenpox,varicella)是水痘-带状疱疹病毒引起的一种传染性极强的儿童期出疹性疾病。临床特点是皮肤黏膜出现瘙痒性水疱疹,呈分批出现的斑疹、丘疹、水疱和结痂并存。原发感染为水痘,潜伏再发表现为带状疱疹。水痘是儿科常见的传染病,带状疱疹多见于成人。

## 一、病因与发病机制

　　病原体为水痘-带状疱疹病毒,即人类疱疹病毒 3 型。该病毒在外界生活能力弱,不耐热和酸,且在痂皮中不能存活。

　　水痘病毒经口、鼻进入人体,首先在呼吸道黏膜细胞内繁殖 2～3 天后进入血液,产生病毒血症。可在单核-吞噬细胞系统内再次繁殖后入血引起第 2 次病毒血症,并引起全身扩散,引起各器官病变。皮肤病变在表皮棘细胞层,故脱屑后不留瘢痕。

## 二、流行病学特点

　　本病多发生在冬末、初春季节,患者是唯一的传染源,传染是通过直接接触、飞沫、空气传播。传染期是出疹前 1 天至疱疹全部结痂时。易感儿接触患者后 90% 发病,6 个月以下的小儿因体内含有母体抗体,所以很少受感染。

## 三、临 床 表 现

　　**1. 典型水痘**　潜伏期 10～21 天,一般两周左右。水痘在皮疹出现前可先有发热、头痛、不适等类似上呼吸道感染的症状。水痘皮疹的特点:①分批出现红色斑疹或斑丘疹,迅速发展为清亮、卵圆形、泪滴状小水疱,周围有红晕,无脐眼,经 24 小时,水疱内容物变为浑浊,水疱易破溃,疱疹持续 3～4 天,然后从中心开始干缩,迅速结痂,在疾病高峰期可见到丘疹、新旧水疱和结痂同时存在。②皮疹分布呈向心性,集中在皮肤受压或易受刺激处,开始为躯干,以后至面部、头皮,四肢远端较少,瘙痒感重。③黏膜皮疹可出现在口腔、结膜、生殖器等处,易破溃形成浅溃疡。

　　**2. 重型水痘**　多发生于白血病、肿瘤或免疫功能低下的患儿,皮疹呈出血性、坏死性,有高热及全身中毒症状。出疹 1 周后体温仍可高达 40～41℃,常伴血小板减少而发生暴发性紫癜。可继发感染引起败血症,病死率高。

　　**3. 先天性水痘**　母亲患水痘可累及胎儿,则患儿可能发生先天性水痘综合征,表现为出生时体重低下、肢体萎缩、视神经萎缩、小眼球、白内障、智力低下、小头等。患儿常在 1 年内死亡,存活者常留有严重神经系统后遗症。

　　**4. 并发症**　可并发皮肤细菌感染、血小板减少、水痘肺炎、脑炎及心肌炎等。

# 四、辅 助 检 查

**1. 白细胞计数** 正常或稍低,继发细菌感染可增高。

**2. 疱疹刮片检查** 用瑞氏染色可见多核巨细胞,用苏木素-伊红染色可见核内包涵体,可供快速诊断。直接荧光抗体染色查病毒抗原也简捷有效。

**3. 血清学检查** 补体结合抗体高滴度或双份血清抗体滴度 4 倍以上升高可明确病原。

**4. PCR 检测** 检测外周血白细胞中的特异性病毒 DNA,是敏感快捷的早期诊断方法。

# 五、处 理 原 则

预防皮肤感染、抗病毒治疗和对症治疗。

# 六、护 理 问 题

**1. 皮肤完整性受损** 与水痘疱疹病毒感染引起的皮肤损害有关。

**2. 有传播感染的危险** 与患儿排出传染性病毒有关。

**3. 潜在并发症** 感染。

# 七、护 理 措 施

**1. 皮肤完整性受损的护理** 皮肤瘙痒时,可用温水洗浴,局部涂炉甘石洗剂或 5% 碳酸氢钠溶液。遵医嘱使用阿昔洛韦(水痘发病 24 小时内使用有效)、维生素 $B_{12}$ 等药。禁用肾上腺皮质激素。

**2. 有传播感染危险的护理** 将患儿收治在传染病隔离病室(不住院者在家隔离),隔离患儿至皮疹全部结痂为止(一般隔离至出疹后 7 天);保持室内温暖及空气流通,同时减少不必要的探视;正确处理患儿分泌物、排泄物。告诉患儿不要随地吐痰。

**3. 潜在并发症的护理** 剪短患儿指甲,戴连指手套,以防抓伤;勤换内衣,保持皮肤清洁,减少继发感染。疱疹破溃可涂 1% 甲紫,或用抗生素软膏预防继发感染。

**4. 心理护理** 耐心向家长讲解本病防治知识,解释家长的咨询,告诉家长水痘一般病情较轻,不必紧张,但传染性强,注意防止传染他人。

# 八、健康教育/出院指导

**1. 宣传控制传染病的知识** 对患儿应采取隔离措施,至皮疹全部结痂为止;托幼机构中已经接触的易感者应检疫 3 周。水痘流行季节在儿童集体机构要加强晨检,及时发现患者,做好疫情报告。

**2. 指导切断传播途径的方法** 保持室内空气流通,进行空气消毒,患儿的衣服、被、褥、玩具要暴晒或定期消毒,同时减少不必要的探视;水痘流行季节在托幼机构宜采用紫外线进行空气消毒,流行期间避免易感儿到公共场所。

**3. 增强人群免疫力,保护易感者** ①主动免疫:水痘减毒活疫苗已在国内开始使用,副作用少,接触水痘患儿后立即给予注射即可预防发病。②被动免疫:对使用大剂量激素、免疫功能受损和恶性病患者,在接触水痘患者 72 小时内可给予水痘带状疱疹免疫球蛋白(VZIG)125~625U/kg 肌内注射,可以起到预防作用。

案例 16-2 护理分析

1. 已经接触的易感者应检疫 3 周。

2. 皮肤护理措施有：皮肤瘙痒时，可用温水洗浴，局部涂炉甘石洗剂或 5‰碳酸氢钠溶液。剪短患儿指甲，戴连指手套，以防抓伤；勤换内衣，保持皮肤清洁，减少继发感染。疱疹破溃可涂 1‰甲紫，或用抗生素软膏预防继发感染。

# 第 4 节 猩 红 热

**案例 16-3**

患儿，10 岁。两天前突然出现高热，最高达 39.2℃，自述头痛、咽痛。查体：体温 38.7℃，双侧扁桃体肿大，可见脓点，全身皮肤弥漫性潮红，可见红色细小点状皮疹，皮疹略高出皮肤表面，触之有粗糙感，疹间无正常皮肤。血常规：白细胞 $18×10^9$/L，中性粒细胞 0.85。初步诊断：猩红热。

讨论分析：

1. 猩红热解除呼吸道隔离的标准是什么？

2. 应注意观察的两个潜在并发症是什么？

猩红热(scarlet fever)是由 A 组 β 型溶血性链球菌引起的急性呼吸道传染病，冬春季多见。临床表现为发热、咽峡炎、杨梅舌、全身弥漫性鲜红色皮疹和退疹后片状脱皮。少数患儿病后 2~3 周可并发急性肾小球肾炎和风湿热。

## 一、病因与发病机制

猩红热主要病原菌是 A 组 β 型溶血性链球菌，革兰染色阳性。该菌能产生侵袭力很强的外毒素——红疹毒素，是导致猩红热的主要原因。该菌外界生存能力较强，在痰液、脓液和渗出物中可存活数周。但对热及一般消毒剂敏感。

## 二、流行病学特点

患者及健康带菌者是本病的传染源。自发病前 1 天至疾病高峰时传染性最强。传播途径：主要通过飞沫传播，亦可经食物、玩具、衣服等物品传播，经创口、产道感染也可引起猩红热。发病季节：全年均可发病，冬春季节发病最多。易感人群：人群普遍易感，儿童发病率高，好发年龄为 3~7 岁。

## 三、临 床 表 现

潜伏期：1~7 天，平均 2~3 天。

**1. 普通型**

(1)前驱期：①发热：起病急，多为持续性发热，热度高低不等，一般 5~7 天降至正常，用抗生素后 24 小时即可正常。②咽峡炎：咽部充血，扁桃体充血肿大，可见脓性分泌物，并伴颈部淋巴结肿大。③草莓舌：肿胀的舌乳头凸出覆以白苔，2~3 天后，舌苔脱落，舌面光滑呈绛红色，舌乳头突出称草莓舌(杨梅舌)。

(2)出疹期：①皮疹：多在发热后第 2 天出现。始于颈部，很快扩展到胸、背、腹部及上肢，24

小时迅速波及全身。皮疹特点为弥漫性充血的皮肤上出现分布均匀的针尖大小的丘疹,压之褪色,触之有砂纸感,疹间无正常皮肤,伴有痒感。②帕氏线:指皮疹在腋窝、肘窝、腹股沟等皮肤皱褶处密集,因皮肤摩擦有皮下出血点而形成紫红色的线条称帕氏线。③口周苍白圈:指患儿面部潮红,但口唇周围苍白。

(3)恢复期:一般情况好转,体温降至正常。皮疹按出疹顺序于3~4天内消退。病后1周末开始脱屑,手足可呈大片状脱皮,无色素沉着。

**2. 轻型**　低热、咽痛、皮疹等表现较轻,容易漏诊。常因脱皮或患肾炎后才被回顾性诊断。

**3. 重型**　伴有严重的中毒症状,如高热、头痛、剧烈呕吐,更严重时,出现嗜睡、烦躁、昏迷。皮疹呈暗红色或出血瘀点布及全身。病死率高。

**4. 外科型**　细菌经创口侵入而致病,皮疹在创口周围首先出现,向全身蔓延,无咽峡炎和草莓舌。可用创口分泌物培养细菌明确诊断。预后较好。

# 四、辅助检查

**1. 白细胞计数**　白细胞增高可达$(10\sim20)\times10^9$/L,中性粒细胞占80%以上。

**2. 细菌培养**　咽拭子或其他病灶分泌物培养可得到A组β型溶血性链球菌。

# 五、处理原则

呼吸道隔离、卧床休息、充分供给水分和营养、青霉素抗菌治疗。

# 六、护理问题

**1. 体温过高**　与链球菌感染、病毒血症有关。

**2. 皮肤完整性受损**　与毒素致皮疹、脱皮有关。

**3. 口腔黏膜受损**　与口腔、咽峡炎有关。

**4. 潜在并发症**　急性肾小球肾炎、风湿热。

# 七、护理措施

**1. 维持体温正常**　急性期绝对卧床休息2~3周,并做好一切生活护理。物理降温,如头部冷敷、温水擦浴,忌用冷水或乙醇擦浴。必要时遵医嘱服用退热剂。

**2. 加强皮肤护理,防止感染**　保持皮肤清洁,衣被勤换洗,可用温水清洗皮肤,禁用肥皂水。剪短患儿指甲,避免抓破皮肤。脱皮时勿用手剥皮,可用消毒剪刀修剪。皮肤瘙痒可涂炉甘石洗剂。

**3. 促进口腔黏膜愈合**　多饮水,急性期给营养丰富、易消化的流质、半流质饮食,用温生理盐水或稀释2~5倍的朵贝尔溶液漱口,每天4~6次。

**4. 密切观察病情变化,防止潜在并发症的发生**　注意观察血压变化,有无眼睑水肿、尿量减少及血尿等肾炎的表现;并观察有无急性风湿热的表现。

**5. 心理护理**　耐心向家长讲解本病防治知识,解释家长的咨询,关爱体贴患儿,减轻家长的担心、焦虑、恐惧心理。

# 八、健康教育/出院指导

对患儿呼吸道隔离至症状消失后1周,连续咽拭子培养3次阴性。室内通风换气,每次半小时,或用紫外线照射每天1次进行消毒,保持室内空气新鲜。患儿的分泌物或污染物要及时消毒。对密切接触患儿的易感儿童可应用青霉素预防。

案例 16 - 3 护理分析

1. 猩红热解除呼吸道隔离的标准是：症状消失后 1 周，连续咽拭子培养 3 次阴性。
2. 应注意观察的两个潜在并发症是：急性肾小球肾炎和风湿热。

# 第 5 节　流行性腮腺炎

**案例 16-4**

患儿，8 岁。因发热、右耳垂下肿痛 1 天就诊。查体：体温 38.2℃，咽部充血，右侧腮腺以耳垂为中心向前、后、下肿大，边界不清，触之有弹性及压痛，初步诊断：流行性腮腺炎。患儿治疗 1 周后，突然头痛、呕吐、烦躁，并惊厥 1 次。查体：脑膜刺激征阳性。

讨论分析：

1. 该患儿出现了什么并发症？
2. 你如何护理？

流行性腮腺炎（mumps epidemic parotiditis）是由腮腺炎病毒引起的急性呼吸道传染病。多见于儿童及青少年。临床特征为发热及腮腺非化脓性肿痛，还可累及其他腺体组织及脏器。

## 一、病　　因

腮腺炎病毒属副黏液病毒，为单股 RNA 病毒。自然界中人是本病的唯一宿主。病毒主要存在于患者的唾液、血液、尿及脑脊液中。此病毒对理化因素抵抗力不强，加热至 56℃20 分钟或甲醛、紫外线照射可迅速灭活，但在低温下可存活较久。

## 二、流行病学

传染源是早期患者和隐性感染病例，腮腺肿大前 6 天至腮腺肿大后 9 天内有高度传染性。传播途径是通过飞沫经呼吸道传播或通过唾液污染物及尿液等直接接触传播，人类对该病毒普遍易感，最常见于 2～15 岁小儿，感染后可获得终身免疫力。流行性腮腺炎全年均可发病，以冬、春季节为主，在儿童集体机构中易造成暴发流行。

## 三、发病机制

腮腺炎病毒经口鼻进入人体，在局部黏膜上皮细胞中增殖，引起局部炎症和免疫反应。然后增殖的病毒侵入血液循环，发生病毒血症。病毒经血液至全身各器官，首先使多种腺体发生炎症，如腮腺、颌下腺、舌下腺、胰腺、性腺等发生炎症病变，也可侵犯神经系统。在这些器官中病毒再度繁殖，并再次侵入血循环，散布至第 1 次未曾侵入的其他器官，引起炎症，临床上呈现不同器官相继出现病变的症状。

## 四、病理特征

腮腺非化脓性炎症，包括间质水肿、点状出血、淋巴细胞浸润及腺泡坏死。因腺管上皮细胞水肿、坏死，腺管中充满坏死细胞和渗出物而致阻塞，唾液淀粉酶排出受阻而使血和尿中淀粉酶增加。其他器官如胰腺、睾丸等亦可发生类似病理改变。

# 五、临 床 表 现

腮腺肿大是本病的首发体征,常先见于一侧,然后另一侧也相继肿大。肿大的腮腺以耳垂为中心向前、后、下发展,边缘不清,同时伴周围组织水肿,局部皮肤紧张发亮、具弹性、灼热和触痛,但不发红。腮腺导管口早期常有红肿,但压之无流脓。腮腺肿大3~5天达到高峰,一般1周左右消退。颌下腺、舌下腺、颈淋巴结也可同时受累。

腮腺炎病毒有嗜腺体和嗜神经性,因此病毒可侵入中枢神经系统、其他腺体或器官而引起下列表现:①神经系统:以脑膜炎和脑膜脑炎较为多见,表现为发热、头痛、呕吐、神经系统体征可呈阳性。②生殖系统:睾丸炎多为单侧,约半数病例可发生睾丸萎缩,双侧萎缩者可导致不育症。卵巢炎,无影响生育力的证据。③胰腺炎:常发生于腮腺肿大数日后,常表现为:上中腹疼痛、压痛明显,伴呕吐、发热、腹胀、腹泻或便秘等。

# 六、辅 助 检 查

**1. 血常规** 白细胞计数正常或稍降低,淋巴细胞相对增多。
**2. 血清和尿液淀粉酶测定** 增高程度与腮腺肿大程度平行,2周左右可恢复正常。
**3. 血脂肪酶测定** 增高有利于胰腺炎的诊断。
**4. 特异性抗体测定** 血清中特异性 IgM 抗体阳性。
**5. 病毒分离** 患者唾液、脑脊液、尿或血中可分离出病毒。

# 七、处 理 原 则

本病为自限性疾病,处理原则主要为对症及支持治疗,急性期避免进食刺激性食物,多饮水,保持口腔卫生。严重头痛和并发睾丸炎者可给解热止痛药。青黛散调醋局部涂敷腮腺肿大处及氦氖激光局部照射治疗流行性腮腺炎,具有一定止痛消肿效果。

# 八、护 理 问 题

**1. 急性疼痛** 与腮腺炎症肿胀有关。
**2. 体温过高** 与病毒感染有关。
**3. 潜在并发症** 脑膜脑炎、睾丸炎、胰腺炎等。
**4. 有传播感染的危险** 与病毒排出有关。

# 九、护 理 措 施

**1. 减轻腮腺肿痛** 由于腮腺肿痛,影响吞咽,口腔内残留食物易致细菌繁殖,应经常用温盐水漱口。不会漱口的幼儿应帮助其多饮水。做好饮食护理,患儿常因张口及咀嚼食物使局部疼痛加重,应给予富有营养、易消化的半流质或软食。不可给予酸、辣、硬而干燥的食物,否则可引起唾液分泌增多,排出受阻,腺体肿痛加剧。腮腺局部冷敷,使血管收缩,可减轻炎症充血程度及疼痛。亦可用青黛散调醋局部涂敷腮腺肿大处,保持局部药物湿润,以发挥药效,防止干裂引起疼痛。遵医嘱给予利巴韦林、干扰素或板蓝根等抗病毒治疗。

**2. 体温过高的护理** 发热可采用头部冷敷、温水或乙醇擦浴进行物理降温或服用退热剂,同时鼓励患儿多饮水。

**3. 潜在并发症的护理** 密切观察腮腺肿大后1周左右,患儿有无出现持续高热、剧烈头痛、呕吐、颈强直、嗜睡、烦躁等脑膜炎症状;密切观察有无睾丸肿大等睾丸炎症状。出现上述情况应及时报告医生做相应处理。

**4. 有传播感染危险的护理**　患儿要与健康儿童隔离,以免传染,要隔离至腮腺肿大完全消退后 3 天,患儿用过的食具、毛巾等可煮沸消毒,患儿的居室经常通风换气,这样既能使居室内空气新鲜,又可以达到消毒目的。

**5. 其他护理**

(1)卧床休息:重症患儿因高热,精神及体力都很差,应当卧床休息以减少体力消耗,有助于康复,减少并发症。

(2)口腔护理:注意口腔卫生,饭后及睡觉前后用淡盐水漱口或刷牙,清除口腔及牙齿上的食物残渣,保持口腔清洁,防止继发细菌感染。

**6. 心理护理**　腮腺炎患儿无并发症可在家里接受治疗,医护人员应向家长讲解本病防治知识,耐心倾听家长的咨询,并告诉家长流行性腮腺炎预后大多良好,减轻家长的心理负担,缓解紧张情绪。

# 十、健康教育/出院指导

**1. 宣传控制传染源的方法**　向家长讲解流行性腮腺炎的有关知识,流行期间避免接触患儿,尽量避免带孩子去公共场所,居室内要经常通风,空气要新鲜。

**2. 宣传预防接种知识**　流行期间对易感儿可接种腮腺炎减毒活疫苗,采用皮内、皮下接种或气雾喷鼻法,90％可产生抗体。被动免疫可给予腮腺炎免疫球蛋白。

**3. 指导切断传播途径的方法**　在家隔离治疗的单纯腮腺炎患儿,需指导家长做好隔离、用药、饮食、退热等护理,患儿的食具、毛巾等要煮沸消毒,并学会观察病情,一旦出现严重症状,立即就诊。

---

**案例 16-4 护理分析**

1. 该患儿出现的并发症是:流行性腮腺炎合并脑膜脑炎。

2. 护理包括:①减轻腮腺肿痛。②降低体温,使体温维持正常。③脑膜脑炎的护理:如保持呼吸道通畅,惊厥及颅内压增高的护理。④消毒、隔离及居室空气新鲜的护理。⑤卧床休息及口腔护理。⑥心理护理。

---

# 第 6 节　百 日 咳

**案例 16-5**

患儿,女,2 岁。半月前开始咳嗽、打喷嚏、流泪,咳嗽为单声干咳,3 天后咳嗽加剧,每次咳嗽连续十几声,直至咳出黏稠痰液为止,紧接着深长吸气,发出鸡鸣样吸气性吼声。咳嗽时表情异常痛苦。

讨论分析:

1. 该患儿最可能的临床诊断是什么?首选药物是哪类药?

2. 对该患儿最主要的护理措施是什么?

百日咳(pertussis,whooping cough)是由百日咳嗜血杆菌引起的急性呼吸道传染病,其临床特征为阵发性痉挛性咳嗽伴有较长的鸡鸣样吸气性吼声,病程长达 2～3 个月,以婴幼儿多见,并易发生窒息、肺炎或脑病而导致死亡。从实行百日咳疫苗接种以来,发病率明显下降。

# 一、病　　因

百日咳杆菌为革兰阴性短小杆菌,需氧,必须在含有血液的培养基上才能生长,故称百日咳嗜血杆菌。该菌在体外、室温下仅能生存 2 小时;日光暴晒下能生存 1 小时;加热 60℃,15 分钟即灭活;可很快被一般常用消毒剂杀灭。

## 二、流 行 病 学

一年四季均可发病,以冬春季节多见。一般为散发,亦可引起流行。患者是本病的传染源,发病前 1～2 天至病程 3 周内传染性最强,带菌者及不典型患者均有传染性。传播途径是通过飞沫经呼吸道传播,传播范围一般在患者周围 2.5 米之内,因此,感染者是密切接触者。因本病抗体不能通过胎盘,故新生儿也可发病。预防接种和自然感染后均不能建立终身免疫。

## 三、发 病 机 制

百日咳嗜血杆菌侵入易感患儿呼吸道后,分泌的菌毛凝血素和促淋巴细胞增多因子等生物活性因子使细菌黏附在呼吸道上皮细胞的纤毛上,不断增殖产生毒素,造成纤毛细胞坏死、黏膜广泛炎症和破坏。使脾、胸腺和淋巴结等释放淋巴细胞增多,白细胞分类淋巴细胞增多。由于呼吸道上皮纤毛被破坏,使呼吸道炎症所产生的黏稠"分泌物"排出障碍,潴留的分泌物刺激呼吸道神经末梢,引起连续痉挛性咳嗽,阵咳时患儿声门痉挛,处于呼气状态;咳嗽暂停时,大量空气被吸入,通过痉挛的声门即发出较长的鸡鸣样吼声,直至分泌物排出,痉挛阵咳才暂停。

## 四、临 床 表 现

潜伏期大多为 7～14 天(3～21 天),临床经过分为三期。

**1. 卡他期** 从发病到出现痉咳为 1～2 周。临床呈现感冒症状,如低热、咳嗽、喷嚏、流泪、乏力等。咳嗽开始是单声干咳,2～3 天后热退,咳嗽加剧,尤以夜间为重。

**2. 痉咳期** 病期 2～4 周或更长。此期为阵发性痉挛性咳嗽。每次咳嗽连续十几至几十声,如此反复多次,直至咳出黏稠痰液或将胃内容物吐出为止,紧接着深长吸气,发出鸡鸣样吸气性吼声。痉咳时患儿两眼圆睁、面红耳赤、屈肘握拳、头向前倾、舌向外伸、颈静脉怒张、表情异常痛苦。痉咳频繁者可出现颜面水肿、结膜下出血或鼻出血,也可引起咯血,甚至引起颅内出血。由于痉咳时舌向外伸与下切牙摩擦可产生舌系带溃疡。新生儿与小婴儿常无典型痉咳,往往咳嗽几声后即出现屏气、发绀、窒息,可导致惊厥、心搏骤停而使患儿死亡。

**3. 恢复期** 阵发性咳嗽次数减少,咳嗽减轻,逐渐痊愈。无并发症者此期持续 2 周左右。但患上呼吸道感染时,可再次出现百日咳样咳嗽。

## 五、辅 助 检 查

**1. 血常规** 发病第 1 周末白细胞计数和淋巴细胞分类计数开始升高。痉咳期白细胞为 $(20～40)×10^9/L$。淋巴细胞分类一般在 60％以上。

**2. 细菌培养** 用鼻咽拭子可培养出百日咳嗜血杆菌。

**3. 血清抗体检查** ELISA 检测特异性 IgM,可作早期诊断。

**4. 分子杂交与 PCR 检查** 特异性和敏感性均很高,可作快速诊断。

## 六、并 发 症

**1. 支气管肺炎** 这是最常见的并发症,为继发了别的细菌感染。

**2. 中耳炎** 多为肺炎球菌所致。

**3. 百日咳脑病** 主要发生于痉咳期。处理不及时常危及生命。

**4. 结核病恶化** 可使原有结核病灶恶化。

# 七、处理原则

**1. 抗菌治疗**  首选大环内酯类药物,如红霉素、阿奇霉素等。

**2. 一般治疗**  呼吸道隔离,避免诱发痉咳因素,保持空气新鲜和适当温度、湿度。注意休息及营养。

**3. 对症治疗**  镇静、祛痰,促进痰液排出。

**4. 并发症治疗**  针对不同并发症给予相应病因治疗及对症治疗。

# 八、护理问题

**1. 清理呼吸道无效**  与呼吸道分泌物过多、痰液黏稠有关。

**2. 营养失调:低于机体需要量**  与痉咳导致呕吐、摄入不足、消耗增加有关。

**3. 有传播感染的危险**  与患儿排出致病性病原体有关。

**4. 潜在并发症**  支气管肺炎、中耳炎、百日咳脑病、结核病恶化。

# 九、护理措施

**1. 保持呼吸道通畅**  多饮水,室内温度和湿度要适宜,避免冷空气和烟尘。护理操作尽量集中进行,按医嘱及时给患儿用抗生素、止咳祛痰剂、激素及镇静剂等。咳嗽频繁、痰液黏稠者用雾化吸入。痉咳发作时,应协助患儿侧卧、坐起或抱起,轻拍背部以助排痰,直至痉咳停止。痉咳频繁伴窒息或惊厥的患儿,应专人密切监护,及时给予抢救。

**2. 保证营养供应**  饮食应给予富于营养、易消化、无刺激性、较黏稠的食物,适当调换花样,以引起食欲。婴儿在吸奶时不宜过急,更不能强迫进食,以免诱发痉咳,哺喂后应轻拍背。呕吐频繁时采用少量多次哺喂,尽可能在阵咳后进食,食后避免活动,呕吐后应重喂,以免发生营养不良。

**3. 加强消毒和隔离**  保持隔离室内空气新鲜,因病菌传播范围一般在患儿周围 2.5m 之内,与患儿密切接触易传染,故减少不必要的探视;正确处理患儿的分泌物及痰液,患儿的衣物要清洗后暴晒。

**4. 密切观察病情**  若患儿出现持续高热、呼吸急促、口周发绀,听诊肺部出现湿性啰音,应考虑肺炎,应及时报告医生,并做相应处理。若患儿出现意识障碍、反复惊厥、瞳孔和呼吸改变,应考虑百日咳脑病,并及时报告医生,进行抢救。

# 十、健康教育/出院指导

**1. 宣传控制传染源的方法**  向家长讲解百日咳的有关知识,对患儿采取呼吸道隔离,隔离时间从发病前 1～2 天至病程 3 周内。对接触百日咳患儿的易感儿应隔离检疫 3 周。

**2. 宣传预防接种知识**  生后 3 个月时开始,主动接种白、百、破三联疫苗,有效期 4 年。对接触了百日咳患者的小儿,肌内注射高价免疫球蛋白 2～4ml,5 天后重复一次,同时医学观察 21 天。

**3. 指导切断传播途径的方法**  无并发症的百日咳患儿可在家隔离治疗,保持室内空气新鲜。须指导家长做好隔离、用药、饮食、退热等护理,患儿的衣物要清洗后暴晒。并学会观察病情,一旦出现症状,立即就诊。

**案例 16-5 护理分析**

1. 患儿所患疾病:百日咳。首选药物:大环内酯类药。

2. 最主要的护理措施是保持呼吸道通畅。

# 第7节 中毒型细菌性痢疾

> **案例 16-6**
>
> 患儿,男,4岁。高热、嗜睡2小时,抽风1次入院。查体:体温39.2℃,脉搏120次/分,呼吸30次/分,血压55/36mmHg,精神委靡、面色灰白、四肢厥冷。实验室检查:白细胞$30×10^9$/L,中性粒细胞85%。粪便检查:黏液脓血便,镜检有大量脓细胞及红细胞。
>
> **讨论分析:**
> 1. 该患儿最可能的临床诊断是什么?
> 2. 对该患儿如何改善微循环障碍?

中毒型细菌性痢疾(bacillary dysentery,toxic type)是急性细菌性痢疾的危重型。起病急骤,突然高热、反复惊厥、嗜睡,迅速发生休克、昏迷。多见于2~7岁健壮儿童,病死率高,必须积极抢救。现发病率较过去明显下降。

## 一、病　因

病原是痢疾杆菌,属于肠杆菌的志贺菌属,为革兰阴性的无鞭毛杆菌,在培养基上易生长。本菌分为A、B、C、D 4群及47个血清型(志贺菌、福氏菌、鲍氏菌、宋氏菌等),我国以福氏菌多见。在外界环境中生存力较强,在瓜果、蔬菜及污染物上可生存1~2周,但对理化因素的抵抗力较其他肠杆菌科细菌弱,对各种化学消毒剂均很敏感。

## 二、流行病学

传染源为菌痢患者及带菌者。传播途径是通过消化道传播,病原菌随患者粪便排出,污染食物、水、生活用品或手,经口使人感染;亦可通过苍蝇污染食物而传播。本病的流行特征是全年均可发生,以夏秋季节多发。人群普遍对本菌易感,病后可获得一定的免疫力,但短暂而不稳定,且不同菌群及血清型之间无交叉免疫,但有交叉抗药性,故易复发和重复感染。

## 三、发病机制

痢疾杆菌进入人体后是否发病,取决于细菌数量、致病力和人体抵抗力。痢疾杆菌经口进入胃肠道,大部分被胃酸杀死,少量侵入结肠黏膜上皮细胞,并在其中生长繁殖,引起肠黏膜的炎症反应和固有层小血管循环障碍,肠黏膜出现炎症、坏死和溃疡,而发生腹痛、腹泻和脓血便。由于细菌裂解后产生大量内毒素与少量外毒素。若大量内毒素进入血液循环,使微血管痉挛,导致缺血、缺氧,甚至DIC,还可引起肾上腺出血或萎缩。由于全身微循环障碍而出现休克,脑部微循环障碍可造成脑水肿甚至脑疝,出现昏迷、抽搐及呼吸衰竭,导致患儿死亡。

## 四、临床表现

潜伏期较短,一般为1~2天,甚至数小时。发病急,进展快,胃肠道症状不明显。多数表现为高热,迅速发生呼吸衰竭、休克或昏迷。临床根据其主要表现分为三型。

**1. 休克型**(皮肤内脏微循环障碍型)　主要表现为感染性休克。早期可见精神委靡、面色灰白、四肢厥冷、脉细速,呼吸急促,血压正常或偏低,脉压小;晚期口唇及甲床发绀、皮肤花斑,血压下降或测不出,可伴心、肺、血液、肾等多系统功能障碍。此型较常见。

**2. 脑型**（脑微循环障碍型）　因脑血管痉挛,致脑缺氧、水肿而发生反复惊厥、昏迷和呼吸衰竭。早期有嗜睡、呕吐、头痛、血压偏高,心率相对缓慢。晚期瞳孔大小不等、对光反射消失,呼吸深浅不匀、节律不整甚至呼吸停止。此型较严重,病死率高。

**3. 混合型**　上述两型同时或先后出现,是最为凶险的一型,病死率很高。

## 五、辅 助 检 查

**1. 血常规**　白细胞计数及中性粒细胞增高。

**2. 大便检查**　黏液脓血便,镜检有大量脓细胞或白细胞及红细胞。

**3. 大便培养**　可查到痢疾杆菌。

**4. 免疫学检查**　具有早期快速诊断的优点,但易出现假阳性。

## 六、处 理 原 则

**1. 抗菌治疗**　为迅速控制感染,应选用两种对痢疾杆菌敏感的抗生素静脉滴注,如丁胺卡那霉素及三代或四代头孢类抗生素。

**2. 降温止惊**　高热时采用物理和药物降温,必要时可用人工冬眠疗法。惊厥时用地西泮、苯巴比妥钠、水合氯醛止惊治疗。

**3. 改善微循环障碍**　①补充血容量。②应用血管活性药物,常用药有东莨菪碱、酚妥拉明、多巴胺等。③纠正酸中毒,维持水、电解质平衡。④及早使用糖皮质激素。

**4. 积极防治脑水肿和呼吸衰竭**　有脑水肿时应交替使用甘露醇和呋塞米降低颅内压;有呼吸衰竭时及早使用呼吸机。

## 七、护 理 问 题

**1. 体温过高**　与肠道感染引起病毒血症有关。

**2. 组织灌注无效**　毒素侵入血循环,引起血液微循环障碍有关。

**3. 急性意识障碍**　与细菌内毒素引起脑微血管血浆外渗,导致脑水肿有关。

## 八、护 理 措 施

**1. 体温过高的护理**　保持病房安静,空气新鲜,室内温度控制在 25℃ 左右。每 4 小时测体温 1 次。体温控制在正常范围。发热患儿可给予物理降温或药物降温。发热汗多者,及时更换污湿衣服,保持皮肤清洁干燥。

**2. 微循环障碍的护理**

(1)休克的护理:①密切观察患儿呼吸、脉搏、血压、神志、瞳孔、面色及体温等,详细记录出入量。②建立有效的静脉通道,使用 2:1 溶液或低分子右旋糖酐扩容并疏通微循环,输液以维持水、电解质平衡,用碳酸氢钠溶液纠正酸中毒,注意调节输液速度,速度过慢则休克难纠正,过快导致心力衰竭、肺水肿。可加用毛花苷 C 以维持正常心功能,注意液体的出入量。必要时用山莨菪碱解除微血管痉挛,用多巴胺升高血压。有 DIC 者,用肝素抗凝治疗。③大剂量联合静脉应用抗生素。对明显尿少者,停用肾毒性的药物。

(2)脑水肿和呼吸衰竭的护理:惊厥能加重脑缺氧和脑水肿,易致呼吸衰竭。颅内高压又可引起惊厥,甚至形成脑疝。此时应严密监测患儿瞳孔大小变化、对光反射及意识状况等生命体征,并保持呼吸道通畅、充分吸氧、及时静脉注射 20% 甘露醇,配合使用呋塞米及肾上腺皮质激素降低颅内压。记录好出入水量。使用地西泮、苯巴比妥钠镇静止惊。有呼吸衰竭者,必要时行气管插管或气管切开,使用人工呼吸机维持呼吸。

**3. 隔离消毒** 患儿采取肠道隔离至症状消失后 1 周,连续人便培养 3 次阴性。加强患儿粪便、便器及尿布的消毒处理。向家属解释隔离消毒的重要性,具体指导消毒方法,使其自觉遵守,配合好医院的各项隔离消毒制度。

**4. 心理护理** 保持环境安静,护理患儿时冷静、耐心,主动向患儿和家属解释病情,消除心理紧张和顾虑,使之配合治疗并得到充分的休息。

## 九、健康教育/出院指导

对家长及患儿进行卫生教育,指导其讲究饮食卫生,养成良好的洗手习惯,提高保健意识。让患儿明白隔离消毒的重要性,并能说出饮食卫生的重要性及个人卫生习惯的必要性和具体做法。

---

**案例 16-6 护理分析**

1. 患儿所患疾病:中毒型细菌性痢疾休克型。

2. 改善微循环障碍的措施有:①补充血容量;②血管活性药物的应用;③纠正酸中毒,维持水、电解质平衡;④及早使用糖皮质激素。

---

# 第 8 节 手 足 口 病

---

**案例 16-7**

患儿,男,3 岁。接触手足口病患儿 3 天后,手足出现散在疱疹,伴咳嗽、发热、流鼻涕、喘息。发病 2 天后收入院。查体:体温 37.5℃,脉搏 143 次/分,呼吸 36 次/分,意识清楚,精神反应欠佳,稍显烦躁,手、足、口可见散在的斑丘疹、疱疹。疱疹周围有炎性红晕,疱内液体较少,双肺可闻及湿啰音及喘鸣音。实验室检查:WBC $16×10^9$/L。X 线胸片:双肺纹理稍增多,模糊。

**讨论分析:**

1. 该患儿最可能的临床诊断是什么?

2. 本病的主要传播途径是什么?

3. 该患儿在护理上应重视对哪些系统的护理?

---

手足口病(hand-foot-mouth disease,HFMD)是由肠道病毒(以柯萨奇 A 组 16 型、肠道病毒 71 型多见)引起的急性传染病,以婴幼儿发病为主。一年四季均可发病,以夏秋季多见。大多数患儿症状轻微,以发热,手、足、口腔、臀部等部位的皮疹或疱疹为主要特征。少数患儿可并发无菌性脑膜炎、脑干脑炎和心肌炎等,个别患儿病情进展快,致死原因主要为脑干脑炎及神经源性肺水肿。

## 一、病　　因

引起手足口病的病原体柯萨奇 A 组 16 型(Cox Al6)、肠道病毒 71 型(EV71),为小 RNA 病毒科。肠道病毒适合在湿、热的环境下生存与传播,对乙醚、去氯胆酸盐等不敏感,75% 乙醇溶液和 5% 来苏儿不能将其灭活,人的胃酸、胆汁不易将其杀死,在污水或含有机物的水中可长期存活。病毒的耐酸性决定了其可通过粪-口途径传播,耐热性决定了其在较高温度下仍可自我复制。此病毒对紫外线及干燥敏感。各种氧化剂(高锰酸钾、漂白粉等)、甲醛、碘酊都能灭活该病毒。

# 二、流 行 病 学

手足口病流行无明显地区性。一年四季均可发病,以夏秋季多见,冬季发病较为少见。该病流行期间,可发生幼儿园和托儿所集体感染和家庭聚集发病现象。人是肠道病毒唯一宿主,患者和隐性感染者为本病的传染源。主要经粪-口或呼吸道飞沫传播,亦可经接触患者皮肤、黏膜疱疹液而感染。患者粪便、疱疹液和呼吸道分泌物及其污染的手、毛巾、手绢、牙杯、玩具、食具、奶具、床上用品、内衣以及医疗器具等均可传播本病。

# 三、发 病 机 制

目前,手足口病的发病机制尚不十分清楚,可能与下列情况有关。

(1)病毒直接导致全身炎症反应。

(2)病毒感染诱发神经免疫损伤,交感神经兴奋,儿茶酚胺升高,导致神经源性肺水肿、循环衰竭。

# 四、临 床 表 现

潜伏期多为2～10天,平均3～5天。

**1. 普通病例** 急性起病,发热,口腔黏膜出现散在疱疹,手、足和臀部出现斑丘疹、疱疹,疱疹周围可有炎性红晕,疱内液体较少。可伴有咳嗽、流涕、食欲不振等症状。部分病例仅表现为皮疹或疱疹性咽峡炎。多在一周内痊愈,预后良好。

**2. 重症病例** 少数病例(尤其是小于3岁者)病情进展迅速,在发病1～5天出现脑膜炎、脑炎(以脑干脑炎最为凶险)、脑脊髓炎、肺水肿、循环障碍等,极少数病例病情危重,可致死亡,存活病例可留有后遗症。

(1)神经系统表现:精神差、嗜睡、易惊、头痛、呕吐、谵妄甚至昏迷;肢体抖动,肌阵挛、眼球震颤、共济失调、眼球运动障碍;无力或急性弛缓性麻痹;惊厥。查体可见脑膜刺激征,腱反射减弱或消失,巴氏征等病理征阳性。

(2)呼吸系统表现:呼吸浅促、呼吸困难或节律改变,口唇发绀,咳嗽,咳白色、粉红色或血性泡沫样痰;肺部可闻及湿啰音或痰鸣音。

(3)循环系统表现:面色苍灰、皮肤花纹、四肢发凉,指(趾)发绀;出冷汗;毛细血管再充盈时间延长;心率增快或减慢,脉搏浅速或减弱甚至消失;血压升高或下降。

# 五、辅 助 检 查

**1. 血常规** 白细胞计数正常或降低,病情危重者白细胞计数可明显升高。

**2. 血生化检查** 可有轻度谷丙转氨酶(ALT)、谷草转氨酶(AST)、肌酸激酶同工酶(CK-MB)升高。

**3. 血气分析** 呼吸系统受累时可有动脉血氧分压降低、血氧饱和度下降,二氧化碳分压升高,酸中毒。

**4. 脑脊液检查** 神经系统受累时,脑脊液外观清亮,压力增高,白细胞计数增多,多以单核细胞为主,蛋白正常或轻度增多,糖和氯化物正常。

**5. 病原学检查** Cox A16、EV 71等肠道病毒特异性核酸阳性或分离到肠道病毒。咽、气道分泌物、疱疹液、粪便阳性率较高。

**6. 血清学检查** 急性期与恢复期血清 Cox A16、EV 71等肠道病毒中和抗体有4倍以上的升高。

# 六、处理原则

**1. 一般疗法** 注意隔离,避免交叉感染,清淡饮食,做好口腔和皮肤护理。

**2. 退热和抗惊厥** 高热时采用物理和药物降温。惊厥时用地西泮、苯巴比妥钠、水合氯醛止惊治疗。

**3. 神经系统受损的治疗** ①降低颅内压:积极给予甘露醇快速静脉注射,必要时加用呋塞米。②应用糖皮质激素静脉注射。③酌情静脉注射免疫球蛋白。④严密观察病情变化。

**4. 呼吸、循环衰竭治疗** ①保持呼吸道通畅及吸氧。②保持两条静脉通道通畅,及时监测呼吸、心率、血压和血氧饱和度。③呼吸衰竭时,及时气管插管,使用呼吸机。④维持血压稳定,限制液体入量。⑤血压下降、微循环障碍时及时选用升压药物,并酌情应用利尿药。

**5. 监测血糖** 严重高血糖时应用胰岛素。

**6. 抑制胃酸分泌** 可应用胃黏膜保护剂及抑酸剂等。

**7. 继发感染** 应用抗生素。

# 七、护理问题

**1. 体温过高** 与病毒感染有关。

**2. 有传播感染的危险** 与患儿排出致病性病原有关。

**3. 皮肤完整性受损** 与病毒感染所致皮肤黏膜皮疹或疱疹有关。

**4. 营养失调:低于机体需要量** 与食欲差、摄入量少、高热消耗有关。

**5. 潜在并发症** 脑干脑炎、脑水肿。

**6. 焦虑或恐惧** 与病情危重有关。

# 八、护理措施

**1. 一般护理** 患儿1周内应卧床休息,多饮水,进高蛋白、高营养、易消化的流质或半流质食物,少食多餐,食物宜温凉、无刺激性。对于因疼痛拒食、拒水而造成脱水、酸中毒者,要给予补液,及时纠正水、电解质平衡紊乱,禁止冰冷、辛辣、过咸的食物。

**2. 体温过高的护理** 一般为低热或中等度热,无需特殊处理,可让患儿多饮水。如体温超过38.5℃,遵医嘱给予物理降温或药物降温,并加强巡视,每4小时测体温1次,观察降温效果,体温控制在正常范围。同时注意营养的补充,保持病房安静,空气新鲜,室内温度控制在25℃左右。发热汗多者,及时更换污湿衣服,保持皮肤清洁干燥。

**3. 口腔护理** 鼓励家长多给患儿饮水,保持口腔清洁,每次进食前后,嘱患儿用温水或生理盐水漱口,已有溃疡者,可给予西瓜霜喷剂局部喷雾,以消炎止痛促进溃疡面愈合。

**4. 皮肤护理** 患儿衣服、被褥要清洁,衣着应宽松、柔软,经常更换,床铺应平整干燥;剪短患儿指甲,必要时包裹患儿双手,防止抓破皮疹,引起感染;物理降温时动作要轻柔,以免擦破皮疹;皮疹或疱疹已破裂者,局部皮肤可涂抹抗生素药膏或炉甘石水剂;臀部有皮疹时要保持臀部干燥清洁,便后用温水清洗,避免皮疹感染。

**5. 注意观察病情变化** ①如患儿出现头痛、呕吐、抽搐、嗜睡、昏迷等神经系统症状,应立即取侧卧位或平卧位,头偏向一侧,观察呕吐物的性质、量、颜色,防止窒息的发生。立即给予甘露醇降低颅内压。②如患儿突然出现呼吸急促、面色苍白、心率增快等,应立即给予吸氧,保持呼吸道通畅,建立两条静脉通道,监测呼吸、心率、血压、氧分压。立即通知医生做好气管插管的准备,必要时使用正压机械通气,随时进行血气分析检测。备好抢救药品,准确记录24小时出入量。

**6. 心理护理**　由于手、足、口腔疱疹的疼痛刺激,患儿易产生紧张、恐惧心理,常表现为哭闹不安,不能接受治疗。因此,护士要用和蔼可亲的态度,爱护体贴患儿,取得患儿信任,消除陌生感和恐惧感,对于不配合治疗的患儿,通过鼓励、玩耍,保持情绪稳定,避免哭闹,保证患儿充足的休息与睡眠。必须向家长进行耐心细致的解释工作以取得合作,争取早日康复。

# 九、健康教育/出院指导

手足口病为婴幼儿常见的传染病。由于此病传染性强、传播快,主要由消化道传播。近年来常有暴发流行,宣传预防知识,指导家长做好婴幼儿卫生保健,显得尤为重要。重点指导家长做好婴幼儿卫生保健,做到饭前、便后洗手,玩具、餐具定时消毒。一旦确诊,应至少隔离 2 周,以免造成暴发流行。室内空气保持新鲜,还要注意孩子的休息、营养,以提高机体抵抗力,流行期间儿童避免出入公共场所,减少感染机会。

**案例 16 - 7 护理分析**
1. 患儿最可能的临床诊断:手足口病。
2. 本病主要经粪-口或呼吸道飞沫传播,亦可经接触患者皮肤、黏膜疱疹液而感染。
3. 应重视护理的系统是神经系统、呼吸系统和循环系统。

# 第 9 节　结 核 病

## 一、概　　述

结核病(tuberculosis)是由结核杆菌引起的一种慢性感染性疾病。可累及全身各个脏器,但小儿以原发型肺结核最为常见。粟粒型结核或结核性脑膜炎是小儿结核病致死的主要原因。近十年来,由于人类免疫缺陷病毒(HIV)的流行和耐药结核菌株的产生等因素,结核病的发病有所回升。1997 年开始将每年的 3 月 24 日定为"世界结核病日"。我国 2002 年被 WHO 认定为 22 个结核病高发国之一。

### (一)病因

结核杆菌属于分枝杆菌,为需氧菌,革兰染色阳性,染色时具有抗酸性,故又名抗酸杆菌。结核杆菌分为 4 型:人型、牛型、鸟型和鼠型,但对人有致病作用的是人型和牛型。结核杆菌含有类脂质、蛋白质和多糖体。结核杆菌的蛋白质能使人体致敏,产生变态反应而致病;结核杆菌的类脂质对细菌具有保护性,使其对酸、碱、消毒剂的耐受力增强,冰冻 1 年半仍保持活力。结核杆菌在干热 100℃20 分钟可灭活,湿热 65℃30 分钟即可灭活;痰液内结核杆菌用 5% 苯酚或20% 漂白粉须经 24 小时处理才能杀灭。

### (二)流行病学

**1. 传染源**　开放性肺结核患者是主要的传染源。

**2. 传播途径**　主要经飞沫或带有结核杆菌的痰液干燥后随尘土飞扬进入呼吸道;亦可通过消化道传播,如饮用未经消毒的带有牛型结核菌的牛奶或食用了污染结核杆菌的食物等;经皮肤、胎盘传染者极少。

**3. 易感人群**　本病的易感人群主要是生活贫困、营养不良、居住拥挤和社会经济落后的人群。

### (三)发病机制

结核杆菌引起发病,取决于结核杆菌的数量、毒力、机体抵抗力的大小,其中主要与机体免疫功能有关。尤其是 T 淋巴细胞、T 辅助细胞的数量和功能。结核杆菌初次侵入人体后,在肺泡内和无活性的巨噬细胞中短暂的生长繁殖,4~8周后产生细胞免疫,通过细胞免疫应答使T淋巴细胞致敏。若再次接触结核杆菌或其代谢产物时,致敏的淋巴细胞就释放一系列细胞因子,然后激活巨噬细胞,消灭大部分结核杆菌。当结核杆菌量少而组织敏感性高时,就形成由淋巴细胞、巨噬细胞和成纤维细胞组成的肉芽肿;当结核杆菌量大且组织敏感性高时,则组织坏死不完全并产生干酪样物质;当结核杆菌量多而组织敏感性低时,可导致播散和局部组织坏死。机体感染结核杆菌后,在产生免疫力的同时也产生了变态反应,结核免疫和变态反应是同一细胞免疫过程中的两种不同表现。一定的免疫力,能激活巨噬细胞,提高对结核杆菌的吞噬杀伤能力,对免疫是有利的。当变态反应过强时,可加剧炎症反应,甚至形成干酪坏死,造成结核杆菌播散,对免疫反而有害。

### (四)小儿结核病的特点

1. 对结核杆菌及其代谢产物有较高的敏感性,临床可出现疱疹性结膜角膜炎、结节性红斑和结核过敏性关节炎。结核菌素试验多呈强阳性反应。

2. 发病急,进展快,全身中毒症状重,易发生血行播散。

3. 易侵入淋巴系统,导致淋巴结核,以肺门淋巴结最易侵入。并可见到肝脾肿大。

4. 愈合多以钙化为主。

### (五)小儿结核病常见的检查方法

**1. 结核菌素试验**(简称结素试验)

(1)试验方法:有旧结核菌素(OT)和结核菌纯蛋白衍生物(PPD)两种,PPD试验结果更准确。一般用PPD制剂0.1ml(含结素5个单位),在左前臂掌侧中下1/3交界处做皮内注射,使之形成6~10mm的皮丘,48~72小时看结果。若患儿有结节性红斑、疱疹性结膜炎或一过性结核过敏性关节炎,宜用1个结素单位做结核菌素(PPD)试验,以防止局部的过度反应及可能引起的结核病灶反应。

(2)结果判断:记录时应测硬结直径,以局部硬结的毫米数表示,先写横径,后写纵径,取两径平均值来判断反应强度,记录时应标记其实际毫米数而不以符号表示。皮内结核菌素试验反应阳性标准见表16-1。

**表 16-1 皮内结核菌素试验反应分度表**

| 反应 | 符号 | 反应性质和强度 |
| --- | --- | --- |
| 阴性 | — | 平均直径<5mm |
| 阳性(弱) | + | 红硬,平均直径5~9mm |
| 阳性(中) | ++ | 红硬,平均直径10~19mm |
| 阳性(强) | +++ | 红硬,平均直径>20mm |
| 阳性(极强) | ++++ | 除红硬外,还有疱疹、局部坏死或淋巴管炎 |

(3)临床意义

阳性反应:①曾接种过卡介苗,人工免疫所致。②年长儿没有明显的临床症状而呈阳性反应,表示曾经被结核菌感染,但不一定有活动病灶。③3岁以下尤其是1岁以内未接种过卡介苗的小儿,如果结核菌素反应为阳性多表示体内有新的结核病灶,年龄越小,活动结核的可能性越大。④强阳性反应者表示体内有活动性结核病。⑤在2年之内由阴性反应转为阳性反应,或反应强度从原来<10mm增至>10mm,且增幅>6mm,表示新近有结核杆菌感染。

阴性反应:①没有被结核菌感染过。②初次感染4~8周内。③机体免疫反应低下或免疫受到抑制所致,如重症结核、急性传染病、重症营养不良、免疫缺陷病或应用了抗过敏药及免疫抑制剂的患者。④技术误差或结核菌素失效。

**2. 实验室检查**

(1)结核菌检查:从痰、胃液、脑脊液及抽取物中找结核菌。

(2)红细胞沉降率:结核活动期常加快,但无特异性。

(3)免疫学和生物学基因诊断:常用的有酶联免疫吸附试验、聚合酶链反应。可有效提高结核菌诊断的准确性。

**3. 结核病影像学诊断**　胸部 X 线检查对结核病的诊断意义较大。能确定病变的部位、范围、性质及进展情况,定期复查可观察治疗效果。特别是胸部 CT 及磁共振成像(MRI)检查。

**4. 其他辅助检查**　纤维支气管镜、周围淋巴结穿刺液涂片检查、肺穿刺活检或胸腔镜取肺活检。

## (六)结核病预防

**1. 控制传染源**　排菌性结核病患者是主要传染源。故早期发现和积极治疗结核菌涂片阳性的患者是预防小儿结核病的重要措施。及时发现和控制传染源是减少结核菌传染的关键。

**2. 切断传播途径**　主要是切断呼吸道和消化道的传播。如呼吸道分泌物、餐具、污染衣物、室内空气等进行消毒处理。

**3. 保护易感人群**

(1)卡介苗接种:是预防结核病的有效措施。

(2)药物预防:有下列指征的小儿可用异烟肼预防性服药。①密切接触家庭内开放性肺结核者。②3 岁以下未接种过卡介苗而结核菌素试验阳性者。③结核菌素试验新近由阴性转为阳性者。④结核菌素试验阳性伴结核中毒症状者。⑤结核菌素试验阳性,又患麻疹和百日咳的小儿。⑥结核菌素试验阳性小儿需较长期使用糖皮质激素或其他免疫抑制剂者。用药方法:异烟肼每日 10mg/kg,疗程 6～9 个月。

## (七)治疗原则

**1. 一般治疗**　注意休息和加强营养。

**2. 抗结核治疗**　小儿结核病是一种慢性传染病,需要进行较长时期的抗结核治疗,才能够有效地控制病原菌的生长繁殖,直至完全杀死达到持久的治愈。用药原则是:早期、适量、联合、规律、全程、分段。

**3. 常用的抗结核药物**

(1)杀菌药物:①全杀菌药物:异烟肼(INH)和利福平(RFP)。对细胞内、外处于生长繁殖期的细菌和干酪病灶内代谢缓慢的细菌均有杀灭作用,不论在酸性还是碱性环境中均能发挥作用。②半杀菌药物:链霉素(SM)和吡嗪酰胺(PZA)。链霉素能杀灭在碱性环境中生长、分裂、繁殖活跃的细胞外的结核菌;吡嗪酰胺能杀灭在酸性环境中细胞内的结核菌及干酪病灶内代谢缓慢的结核菌。

(2)抑菌药物:有乙胺丁醇(EMB)及乙硫异烟胺(ETH)。

**4. 化疗方案**

(1)标准疗法:一般用于治疗原发型肺结核,每日用异烟肼、利福平和(或)乙胺丁醇,疗程9～12个月。

(2)两阶段疗法:用于活动性原发型肺结核、急性粟粒型肺结核和结核性脑膜炎。①强化治疗阶段:联用3～4 种杀菌药物,消灭敏感菌。如长程化疗,此阶段一般需要3～4 个月,短程疗法一般为2～3 个月;②巩固治疗阶段:联用 2 种抗结核药,长程化疗此阶段为12～18 个月,短程疗法一般为 4 个月。

(3)短程疗法:一般为 3～4 种抗结核药物联合应用。总疗程一般为 6～9 个月。

# 二、原发型肺结核

原发型肺结核(primary pulmonary tuberculosis)为结核杆菌初次侵入肺部发生的原发感染,是小儿肺结核的主要类型。包括原发综合征与支气管淋巴结结核。两者除X线表现不同外,临床上很难区别,故两者统称原发型肺结核。

## (一)发病机制及病理

结核杆菌初次侵入肺部,在肺泡内及巨噬细胞内可活跃生长,4~8周后产生细胞免疫,肺部原发病灶出现渗出、增殖与坏死的病理改变。肺部原发病灶多位于胸膜下、肺上叶底部和肺下叶的上部,右侧多见。在原发病灶形成的过程中,结核杆菌经淋巴管到达肺门或纵隔淋巴结,引起淋巴管炎和淋巴结炎。原发综合征由肺部原发病灶、支气管淋巴结病灶和二者相连的淋巴管炎组成。支气管淋巴结结核以胸腔内肿大的淋巴结为主,查不出肺部原发病灶和淋巴管炎。临床上以后者多见。

## (二)原发型肺结核的转归

**1. 吸收好转**　病变完全吸收、钙化或硬结,此种转归最常见。

**2. 病变进展**　形成空洞、淋巴结支气管瘘、支气管内膜结核、干酪样肺炎、肺不张、肺气肿和结核性胸膜炎。

**3. 恶化**　血行播散导致急性粟粒型肺结核或全身性粟粒型结核病。

## (三)临床表现

原发型肺结核轻者可无任何症状,仅在X线检查时被发现。较重者可有低热、轻咳、盗汗、乏力、食欲不振、消瘦等结核中毒症状;或由于肿大的淋巴结压迫气管、支气管分叉处而出现的百日咳样痉挛性咳嗽、肺气肿、肺不张等;以及结核菌引起的结节性红斑、疱疹性结膜炎等结核过敏表现。

## (四)辅助检查

**1. X线检查**　①原发综合征:X线胸片呈现原发病灶、淋巴管炎和肺门淋巴结炎组成的哑铃形双极影。②支气管淋巴结结核:X线片呈炎症型、结节型和微小型阴影改变。

**2. 结核菌素试验**　呈强阳性或由阴性转为阳性。

**3. 红细胞沉降率**　可增快。

## (五)处理原则

一般治疗和抗结核治疗。

## (六)护理问题

**1. 营养失调:低于机体需要量**　与食欲下降、消耗过多有关。

**2. 疲乏** 与结核中毒症状有关。

**3. 有传播感染的危险** 与呼吸道排出结核菌有关。

**4. 潜在并发症** 药物副作用及原发型肺结核进展或恶化。

### (七)护理措施

**1. 一般护理** 室内空气应新鲜、阳光充足,每日进行空气消毒。因患儿出汗多,应做好皮肤护理。避免继续与开放性结核患者接触,以免重复感染,引起病情恶化。

**2. 营养失调的护理** 选择高热量、高蛋白、高维生素、富含钙质、易消化的食物,以增强患儿的抵抗力,促进机体的修复能力,使病灶愈合。注意食物的种类及食物的制作,尽量提供患儿喜欢的食品,以增加食欲。

**3. 疲乏的护理** 保证患儿足够的睡眠时间并进行户外活动,避免劳累。

**4. 预防感染传播** 对活动性原发型肺结核患儿采取以下措施:①遵医嘱早期、适量、联合、规律、全程、分阶段应用抗结核药。②采取呼吸道隔离。③注意对患儿呼吸道分泌物、餐具、痰杯及污染的衣物进行消毒处理。④避免与其他急性传染病患者接触,以免加重病情。

**5. 潜在并发症的护理**

(1)药物副作用:异烟肼应注意患儿有无手足麻木和烧灼感;乙胺丁醇应注意有无视力减退、视野缺损等;吡嗪酰胺应注意患儿有无关节痛、皮疹等;链霉素应注意有无耳聋、耳鸣等;此外,还应注意有无肝肾功能的损害。

(2)原发型肺结核的发展或恶化 如原发型肺结核结核中毒症状加重,出现呼吸困难、发绀、肝脾肿大或高颅压症状者应警惕原发型肺结核进展或恶化,及时报告医生,并积极配合治疗与护理。

### (八)健康教育/出院指导

向家长和患儿讲解结核病的防治知识。加强消毒隔离措施,防止结核病传播。指导家长做好日常生活护理和饮食护理。要保证室内空气新鲜,阳光充足。选择合适的主食和副食,保证丰富的营养供给。指导家长严格按医嘱用药,注意观察药物的毒副作用,定期到医院复查。避免与开放性结核患者接触,以免重复感染。

---

**案例 16-8 护理分析**

1. 患儿的临床诊断是:原发型肺结核。

2. 预防感染传播的措施是:①遵医嘱早期、适量、联合、规律、全程、分阶段应用抗结核药;②采取呼吸道隔离;③注意对患儿呼吸道分泌物、餐具、痰杯及污染的衣物进行消毒处理;④避免与其他急性传染病患者接触,以免加重病情。

---

# 三、急性粟粒型肺结核

---

**案例 16-9**

患儿,4 岁。6 个月前,因低热、轻咳、消瘦和乏力,被确诊为原发型肺结核。经抗结核治疗 3 个月后,患儿精神好、无发热、无咳嗽、体重增加。因而停用了抗结核药。近日患儿突然持续高热 39.2℃,咳嗽、发憋、呼吸困难、发绀,X 线胸片显示:两肺均匀一致的粟粒状阴影,PPD 试验(++),初步诊断:急性粟粒型肺结核。

**讨论分析:**

请你制订出该患儿的护理措施。

急性粟粒型肺结核(acute military tuberculosis of the lungs)是全身血行播散性结核病在肺部的表现,也是原发型肺结核恶化的结果。病情危重,病死率高。是小儿结核病中最严重的一种类型。

## (一)病理

小儿患麻疹、百日咳等传染病或营养不良等疾病时,机体免疫低下时,原发型病灶的干酪性物质大量进入血流而引起全身血行播散性结核病。当结核杆菌侵入肺动脉,引起的是粟粒型肺结核;当结核杆菌侵入肺静脉,引起肺、脑、肝、脾、肾、肠等全身性粟粒型结核病。此型结核大部分发生在原发感染后1年内,尤其是3~6个月内。病理改变为灰黄色、直径1~2mm的粟粒样结核结节,均匀布满两肺,肺上部较多,位于间质,很少在肺泡腔内。镜检示结核结节由类上皮细胞、淋巴细胞和朗格罕细胞加上中心干酪坏死性病灶组成。

## (二)临床表现

大多急性起病,有的突发高热、盗汗、咳嗽、呼吸困难、发绀和肺部水泡音酷似肺炎;有的高热或弛张热、紫癜或出血、明显中毒症状等易与伤寒、败血症混淆;约50%左右的患儿起病初期就出现结核性脑膜炎的征象;婴儿症状有时不典型,仅见发热、食欲差、消化不良、消瘦、倦怠等一般中毒症状。

## (三)辅助检查

**1. X线检查** 多于发病2周后,胸片可发现两肺有大小一致、分布均匀的粟粒状阴影。透视一般不能发现。

**2. 其他检查** ①结核菌素试验:可呈假阴性。②痰或胃液中可查到结核菌。③眼底检查结核结节有诊断意义。④红细胞沉降率增快,白细胞计数升高或降低、可伴核左移或类白血病反应。

## (四)处理原则

早期积极抗结核治疗,伴严重中毒症状、呼吸困难和结核性脑膜炎时,在足量抗结核药物应用的同时,加用肾上腺皮质激素(ACTH),并加强营养和对症治疗。

## (五)护理问题

**1. 体温过高** 与结核感染有关。

**2. 营养失调:低于机体需要量** 与长期结核中毒和消耗有关。

**3. 气体交换受损** 与肺部广泛结核病灶影响呼吸有关。

**4. 有传播感染的危险** 与患儿可排出耐受力与致病力较强的结核杆菌有关。

**5. 潜在并发症** 药物副作用。

## (六)护理措施

**1. 体温过高的护理** 遵医嘱正确应用抗结核药物。协助患儿摄入充足水分,监测、观察体温变化,体温过高时给予物理降温,必要时遵医嘱给予药物降温。

**2. 营养失调的护理** 加强蛋白质、维生素和富含钙质食物的供给,注意食品的调剂,鼓励患儿进食,并宣传营养对疾病恢复的重要性。对体质较差并伴有贫血者,可少量多次输入新鲜血液,增强机体抗病能力。

**3. 气体交换受损的护理** 对呼吸急促、阵咳、喘憋、发绀、呼吸困难的患儿,应保持呼吸道通畅,备好氧气、吸痰装置,需要时应立即给予吸氧、吸痰等。并定时翻身拍背,有利于痰液排出。

**4. 潜在并发症的护理** 注意观察药物的不良反应,及时发现并报告医生,给予处理。

#### 5. 其他护理

(1)注意呼吸道隔离,防止疾病传播。

(2)保持室内空气新鲜、阳光充足,定时通风换气,环境要清洁、舒适、安静。室内温度在18～22℃,湿度在50%～60%。每日要进行空气消毒。

(3)患儿若出汗多,应勤洗澡,勤换衣,保持皮肤清洁干燥。

(4)患儿应充分休息,减少机体消耗,重症患儿要绝对卧床休息。

(5)密切观察患儿体温、呼吸、脉搏及神志变化,如出现烦躁、嗜睡、头痛、呕吐、惊厥等脑膜炎症状时,应及时通知医生。并做好抢救准备。

### (七)健康教育/出院指导

向家长及患儿解释本病的特点、药物治疗及护理的注意事项。指导家长做好患儿的日常护理、饮食护理、消毒隔离及预防各种传染病的方法。定期门诊复查。

---

**案例 16-9 护理分析**

**护理措施:**

(1)维持正常体温给予物理降温,加用药物降温。

(2)加强蛋白质、维生素和富含钙质的食物供给。

(3)保持呼吸道通畅,立即给予吸氧、吸痰等。并定时翻身拍背,有利于痰液排出。

(4)注意观察药物的毒、副作用,及时发现并报告医生,并给予处理。

(5)其他护理:①呼吸道隔离;②保持室内空气新鲜、温度及湿度适宜;③勤洗澡、勤换衣;④充分休息;⑤密切观察病情变化。

---

# 四、结核性脑膜炎

**案例 16-10**

患儿,1岁6个月。1个月前曾患水痘,近1周来,间断咳嗽、低热、烦躁。在门诊按上呼吸道感染治疗效果不佳,近1日出现呕吐、嗜睡收入院。查体:体温38.5℃,脑膜刺激征阳性。脑脊液检查:呈结核性脑膜炎脑脊液改变。初步诊断:结核性脑膜炎。

**讨论分析:**

请你说说结核性脑膜炎脑脊液的特点。

结核性脑膜炎(tuberculous meningitis)简称结脑,是结核杆菌侵犯脑膜所引起的炎症,常为全身性粟粒型结核一部分。本病多见于婴幼儿,3岁以下婴幼儿约占60%左右。本病是小儿结核病中最严重的一型,病死率及后遗症发生率较高,一年四季均可发病,但以冬春季为多。

### (一)发病机制及病理

结核性脑膜炎患者多有原发型肺结核或粟粒型肺结核的病史。多数患儿未接种过卡介苗,特别是近期患过急性传染性疾病如麻疹、百日咳、水痘等,常是本病的诱因。由于小儿血脑脊液屏障功能差、神经系统发育不成熟、免疫功能不完善,入侵的结核杆菌易通过血行播散而来。亦可由脑实质或脑膜的结核病灶破溃,结核杆菌进入蛛网膜下隙及脑脊液中所致。

脑组织的病理表现为:软脑膜弥漫充血、水肿、炎性渗出,并形成许多结核结节。大量渗出物积聚于脑底部,易包围挤压脑神经引起损害,出现脑神经障碍的症状。

### (二)临床表现

结核性脑膜炎根据病程临床分3期。

**1. 早期**（前驱期）　主要是性格的改变，出现与以往不同的性格，如烦躁好哭、精神呆滞、少言懒动、易倦易怒、不喜欢游戏。

**2. 中期**（脑膜刺激期）　主要是颅内压增高的表现，如头痛、呕吐、惊厥及脑膜刺激征阳性。也可出现面神经瘫痪、动眼神经与外展神经瘫痪（如瞳孔散大、眼睑下垂与斜视等），眼底可见视盘水肿、脉络膜粟粒状结核结节等。

**3. 晚期**（昏迷期）　上述症状加重，并且意识逐渐进入昏迷。常伴水、电解质代谢紊乱。最终因颅内压增高导致脑疝死亡。

### （三）辅助检查

**1. X 线胸片**　查肺部有无原发型肺结核及粟粒型肺结核。

**2. 结核菌素试验**　晚期可呈假阴性。

**3. 眼底检查**　脉络膜边缘可有粟粒状结节。

**4. 脑脊液检查**　压力增高，外观无色透明呈毛玻璃状，白细胞多$(50\sim500)\times10^6/L$，分类以淋巴细胞为主，糖和氯化物均降低为典型表现，蛋白增高，脑脊液静置 12～24 小时，可有网状薄膜形成。

### （四）处理原则

早期、规律、联合、适量、全程、分段应用抗结核病药，加强营养、皮肤护理、降低颅内压、对症治疗与心理护理等。

**1. 抗结核治疗**　强化治疗 3～4 个月，改为巩固治疗 9～12 个月，总疗程不少于 12 个月。

**2. 加强营养**　对昏迷患儿可给予鼻饲或肠外营养。

**3. 降低颅内压**　应用甘露醇脱水、乙酰唑胺利尿及侧脑室穿刺引流。

**4. 对症治疗**　对症处理患儿的惊厥及水、电解质紊乱。

### （五）护理问题

**1. 营养失调:低于机体需要量**　与呕吐、摄入不足及疾病消耗有关。

**2. 皮肤完整性受损**　与长期卧床、排泄物刺激有关。

**3. 有窒息的危险**　与意识障碍、呕吐物吸入等有关。

**4. 有受伤的危险**　与意识障碍、惊厥有关。

**5. 潜在并发症**　颅内高压症、压疮。

**6. 焦虑**　与病情重、后遗症发生率高有关。

### （六）护理措施

**1. 一般护理**　①居室要安静，避免声、光等刺激，空气要新鲜，要有适宜的温度和湿度。②呼吸道隔离，病房要每日进行紫外线消毒。各种用具要严格消毒处理，痰液、呕吐物等分泌物用 5％苯酚或 20％漂白粉严格处理。

**2. 营养失调的护理**　患儿应选择高热量、高蛋白质及高维生素的流食或半流食，以增强机体抵抗力；昏迷不能吞咽的患儿，可按医嘱进行鼻饲，鼻饲速度不宜过快，防止引起呕吐；必要时遵医嘱给予静脉高营养或遵医嘱输新鲜全血或血浆，有水、电解质、酸碱平衡紊乱者，遵医嘱给予纠正。

**3. 皮肤、口腔及眼睛的护理**　保持床单清洁、干燥，及时更换尿布，清洗臀部；呕吐患儿要注意清洁口腔，并及时清理颈部等残留的呕吐物；昏迷患儿用盐水纱布覆盖双眼并涂以消毒眼膏保护角膜。

**4. 保持呼吸道通畅**　昏迷、呕吐的患儿，应侧卧位，并及时清除口鼻咽喉分泌物及呕吐物。必要时吸氧，或进行人工辅助呼吸。

**5. 潜在并发症的护理**　如患儿有颅内高压者,遵医嘱使用脱水剂、利尿剂、肾上腺皮质激素等。昏迷及瘫痪患儿应勤翻身拍背,防止坠积性肺炎,骨突出部位可垫软垫,防止压疮发生。

**6. 预防外伤**　惊厥发作时,遵医嘱用止惊剂,齿间应置牙垫,防舌咬伤,防惊厥时坠床跌伤。

**7. 密切观察病情变化**　密切观察患儿体温、呼吸节律、脉搏、血压、神志、瞳孔大小及对光反射等情况;观察有无惊厥发生;观察药物的毒副作用。

## (七)健康教育/出院指导

讲解结核病的防治知识,有针对性地进行卫生知识宣教。坚持按医嘱应用抗结核药,并注意药物毒副作用的观察,定期门诊复查。制定合理的作息时间,适当进行户外活动。保证患儿充足的营养。避免与开放性结核患者接触,以防重复感染。积极预防和治疗急性传染病。对留有肢体瘫痪后遗症的患儿,可以进行理疗、针灸、按摩等治疗,并积极进行功能锻炼。对有失语和智力低下者,应进行语言训练等。

**案例 16-10 护理分析**

结核性脑膜炎脑脊液的特点是:压力增高,外观无色透明呈毛玻璃状,白细胞多$(50\sim500)\times10^6/L$,分类以淋巴细胞为主,糖和氯化物均降低为典型表现,蛋白增高,脑脊液静置 12~24 小时,可有网状薄膜形成。

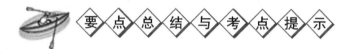

要 点 总 结 与 考 点 提 示

1. 麻疹的传播途径及病因。
2. 麻疹的典型临床表现。
3. 麻疹的护理措施。
4. 水痘的传染途径。
5. 水痘的典型临床表现。
6. 水痘的护理措施。
7. 猩红热的病因及发病机制。
8. 猩红热的典型临床表现。
9. 猩红热的护理措施。
10. 流行性腮腺炎的病因及发病机制。
11. 流行性腮腺炎的典型临床表现。
12. 流行性腮腺炎的护理措施。
13. 百日咳的发病机制。
14. 百日咳的临床表现。
15. 百日咳的护理问题及措施。
16. 中毒型细菌性痢疾病因及发病机制。
17. 中毒型细菌性痢疾临床表现、治疗原则。
18. 中毒型细菌性痢疾的护理。
19. 手足口病的流行病学。
20. 手足口病的临床表现。
21. 手足口病的护理问题及护理措施。
22. 结核菌素试验的方法及临床意义。
23. 小儿结核病的用药原则和注意事项。
24. 原发型肺结核的发病机制及 X 线特点。
25. 急性粟粒性肺结核的 X 线特点及护理措施。
26. 结核性脑膜炎的临床表现及护理措施。

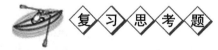

复 习 思 考 题

【A₁ 型题】

1. 麻疹患儿应隔离至(　　)
   A. 出疹后 3 天　　　　B. 体温正常
   C. 出疹前后 5 天,有并发症至出疹后 10 天
   D. 麻疹黏膜斑消退　　E. 出疹后 5 天
2. 关于麻疹患儿发热正确的护理措施是(　　)

   A. 温水擦浴　　　　　B. 乙醇擦浴
   C. 冷水擦浴
   D. 如高热可用透疹剂涂擦四肢
   E. 冷敷
3. 水痘患儿应隔离至(　　)
   A. 出疹后 3 天　　　　B. 体温正常

C. 出疹后 5 天　　　　　　D. 水痘全部结痂

E. 出疹后 4 天

4. 以下哪项不符合水痘的临床特点( )

A. 潜伏期 10~21 天

B. 为痒性皮疹，从丘疹变为疱疹

C. 皮疹最多见于面部与四肢

D. 发热 1~2 天后出现皮疹

E. 皮疹分批出现

5. 猩红热的皮疹特点，以下哪项不正确( )

A. 皮疹粗糙，砂纸样　　B. 常有脱皮

C. 在腋窝、肘窝、腹股沟等皮肤皱褶处较少

D. 与发热同时出现　　　E. 疹间皮肤也呈红色

6. 猩红热帕氏线常见的部位是( )

A. 面部　　　　　　　　B. 头颈部

C. 腰腹部　　　　　　　D. 大腿外侧

E. 腋窝、肘窝

7. 猩红热出现皮疹多在发热后( )

A. 12 小时之内　　　　 B. 12~48 小时

C. 60~72 小时　　　　　D. 84~96 小时

E. 大于 96 小时

8. 流行性腮腺炎患儿应隔离至( )

A. 体温恢复正常

B. 腮腺肿大完全消退后 3 天

C. 腮腺肿大完全消退，再观察 7 天

D. 腮腺肿大完全消退，再观察 10 天

E. 发病后 3 周

9. 流行性腮腺炎的护理措施错误的是( )

A. 鼓励患儿多饮水

B. 睾丸肿痛时可用丁字带托起

C. 忌酸、辣、硬的食物

D. 为自限性疾病，无特殊疗法

E. 合并脑膜脑炎时，长期口服激素

10. 百日咳患儿的血常规特征是( )

A. 白细胞计数约 $3 \times 10^9 /L$，淋巴细胞约占 65%

B. 白细胞计数常大于 $20 \times 10^9 /L$，淋巴细胞约占 65%

C. 白细胞计数约 $7 \times 10^9 /L$，中性粒细胞约占 65%

D. 白细胞计数 $25 \times 10^9 /L$，中性粒细胞约占 65%

E. 白细胞计数大于 $25 \times 10^9 /L$，中性粒细胞约占 65%

11. 下列哪项正确( )

A. 多数新生儿对百日咳有免疫力

B. 如果母亲曾接受过百日咳免疫接种，其婴儿对百日咳有免疫力

C. 多数新生儿对百日咳有易感性

D. 唯有母亲确实患过百日咳，其婴儿对百日咳才有免疫力

E. 以上都不是

12. 虽然抗生素疗法不能改变百日咳的病程，但对于预防家庭内和周围儿童的发病是有价值的。首选的抗生素是( )

A. 红霉素　　　　　　　B. 青霉素

C. 庆大霉素　　　　　　D. 氨苄西林

E. 四环素

13. 中毒型细菌性痢疾好发年龄是( )

A. 1~2 岁　　　　　　　B. 2~7 岁

C. 7~9 岁　　　　　　　D. 9~12 岁

E. <1 岁

14. 中毒型细菌性痢疾抗生素治疗正确的是( )

A. 青霉素　　　　　　　B. 一代头孢菌素

C. 三代头孢菌素　　　　D. 万古霉素

E. 利福平

15. 中毒型细菌性痢疾患儿烦躁、高热、神志不清、四肢厥冷、呼吸深浅不均时，应首先考虑( )

A. 中毒性脑病　　　　　B. 严重毒血症

C. 感染性休克　　　　　D. 脑水肿

E. 高热惊厥

16. 下列有关手足口病的流行病学特征错误的是( )

A. 一年四季均可发病

B. 有严格的地区性

C. 流行期间，托幼机构易发生集体感染

D. 患者和隐性感染者为本病的传染源

E. 暴发流行后散在发生

17. 下列手足口病实验室检查错误的是( )

A. 普通病例血白细胞计数多为正常

B. 普通病例血白细胞计数明显减少

C. 普通病例 ALT、CK-MB 可轻度升高

D. 重症病例血糖可升高

E. 重症病例白细胞计数明显增高

18. 结核病的主要传染途径为( )

A. 呼吸道　　　　　　　B. 消化道

C. 泌尿道　　　　　　　D. 皮肤

E. 胎盘

19. 皮内注射结核菌素后经多长时间观察结果( )

A. 12~24 小时　　　　　B. 24~48 小时

C.48～72 小时　　　　D.3～4 天

E.4～5 天

20.小儿受结核菌感染多长时间做 OT 试验即呈阳

性反应（　　）

A.2～4 周　　　　　B.4～8 周

C.8～10 周　　　　D.10～12 周

E.12～14 周

21.结核菌素试验强阳性反应结果应为（　　）

A.红晕硬结直径>15mm

B.红晕硬结直径>20mm

C.硬结直径>10mm

D.硬结直径>12mm

E.硬结直径>5mm

22.患儿，女，19 个月，PPD 试验强阳性，多表示

（　　）

A.母亲有结核病　　B.曾患过结核病

C.2 周内种过卡介苗　D.出生时种过卡介苗

E.体内有活动性结核灶

23.结核菌素试验呈假阴性者应除外（　　）

A.重症粟粒型肺结核　B.重度营养不良

C.机体免疫功能低下

D.急性传染病后

E.轻症原发综合征

24.抗结核病的首选药和必选药是（　　）

A.异烟肼　　　　　B.利福平

C.乙胺丁醇　　　　D.吡嗪酰胺

E.链霉素

25.小儿时期患结核病最常见的类型（　　）

A.原发型肺结核　　B.结核性胸膜炎

C.粟粒型肺结核　　D.结核性脑膜炎

E.结核性腹膜炎

26.结核性脑膜炎早期的主要症状是（　　）

A.发热　　　　　　B.头痛

C.性格改变　　　　D.呕吐

E.便秘

27.诊断结核性脑膜炎最可靠的依据是（　　）

A.脑脊液压力增高

B.脑脊液外观呈毛玻璃样

C.脑脊液放置 24 小时有薄膜形成

D.脑脊液中找到结核杆菌

E.脑脊液蛋白增高

【A₂型题】

28.一个 1 岁小儿从出生就没有注射麻疹疫苗，而

昨日密切接触了一个麻疹患儿，应该如何进行

处理（　　）

A.立即接种麻疹疫苗

B.无需接受被动免疫

C.立即于 5 天内接受被动免疫

D.可以于 5 天后接受被动免疫

E.以上都不是

29.患儿，6 岁。因皮肤疱疹 2 天就诊，伴低热、乏

力、纳差和全身不适。查体：体温 37.2℃，患儿

躯干部可见红色斑疹、丘疹、水疱和脓疱疹，伴

瘙痒，余（－）。此患儿首要护理诊断为（　　）

A.皮肤完整性受损　B.体温过高

C.营养失调　　　　D.潜在并发症

E.以上都不是

30.患儿，男，4 岁。发热 2 天，体温 39℃，咽痛，扁

桃体肿大，咽部有脓性分泌物，全身可见针尖大

小的充血性皮疹，疹间无正常皮肤，你考虑该患

儿患的是（　　）

A.麻疹　　　　　　B.水痘

C.猩红热　　　　　D.脓疱疹

E.腮腺炎

31.患儿，女，1 岁。痉咳 20 余天，每次连咳 10 余

声，至面红耳赤，抗生素治疗无效，肺部呼吸音

粗，X 线检查肺门稍大，结构清楚，1：2000 结

核菌素试验，红肿硬结直径 6mm，接种过卡介

苗；白细胞 50×10⁹/L，淋巴细胞 0.75。考虑为

（　　）

A.支气管淋巴结结核　B.重症肺炎

C.百日咳　　　　　D.支气管炎

E.以上都不是

32.患儿，男，2 岁。突然高热 12 小时，惊厥 3～4

次，于 9 月 12 日急诊入院。患儿烦躁与嗜睡交

替，呼吸不规则，轻咳，无呕吐与腹泻，心肺

（－），灌肠取粪检查红细胞 8 个/高倍，脓细胞

＋/高倍。诊断为（　　）

A.乙型脑炎　　　　B.败血症

C.中毒性菌痢　　　D.中毒性肺炎

E.高热惊厥

33.3 岁小儿，近 1 个月低热、乏力、易怒且消瘦，体

检：颈部淋巴结肿大，肺无啰音，肝肋下 1.5cm，

结核菌素试验（＋＋），胸片：右肺可见哑铃状阴

影，诊断为（　　）

A.支气管肺炎　　　B.支气管淋巴结核

C.原发综合征　　　D.浸润性肺结核

E.颈部淋巴结核＋支气管淋巴结核

34.患儿，5 岁。其母患浸润性肺结核，该患儿近 10 天

低热，咳嗽，疑为结核病，做 OT 试验 1：2000，其

硬结直径为 21mm,结果为( )

A."—"  B."+"

C."++"  D."+++"

E."++++"

【A₃型题】

(35～38 题共用题干)

患儿,5 岁。1 天前体温突然升高至 39℃,头痛、咽痛,舌面被白苔覆盖,今日发现全身皮肤呈红色细小点状皮疹,皮疹略高出皮肤表面,触之有粗糙感,全身皮肤弥漫性潮红,皮肤之间无正常皮肤存在。考虑小儿所患的疾病是:猩红热。

35. 该病在扁桃体窝处可见到的特征性表现是( )

A. 弥漫性充血  B. 腺体肿大

C. 散在疱疹  D. 黏膜红斑

E. 白色脓性分泌物

36. 引起本病的病原体为

A. 草绿色链球菌  B. 金黄色葡萄球菌

C. 表皮葡萄球菌

D. A 组 β 型溶血性链球菌

E. 白色念珠菌

37. 治疗本病应首选的抗生素是( )

A. 头孢曲松  B. 青霉素

C. 阿米卡星  D. 万古霉素

E. 庆大霉素

38. 该患儿 3 周后出现眼睑水肿,血尿伴头痛呕吐,最可能的并发症是( )

A. 急性肾炎  B. 肾病综合征

C. 泌尿道感染  D. 脑炎

E. 脑脓肿

(39、40 题共用题干)

患儿,男,6 岁。发热伴右耳下疼痛 3 天,腹痛半天入院,查体:体温 40℃,右腮腺肿胀压痛明显,上腹部压痛,无反跳痛。

39. 该患儿可能是腮腺炎并发( )

A. 脑膜炎  B. 胰腺炎

C. 睾丸炎  D. 卵巢炎

E. 胃肠炎

40. 为进一步明确诊断应立即协助医生做的检查是( )

A. 尿常规  B. 血常规

C. 血脂肪酶  D. 粪常规

E. 脑脊液

(41、42 题共用题干)

患儿,男,5 岁。于夏季突然出现高热,2 小时后抽搐,面色灰暗,四肢凉,血压下降,心肺未见异常,脑膜刺激征阴性。

41. 最可能的诊断为( )

A. 颅内出血  B. 结核性脑膜炎

C. 颅内肿瘤  D. 中毒型细菌性痢疾

E. 化脓性脑膜炎

42. 为确诊,应进一步检查( )

A. 血常规  B. 粪常规

C. 脑脊液  D. 脑电图

E. 头部 CT

(43～45 题共用题干)

患儿,3 岁。因发热、头痛、呕吐,精神不振 2 周,头痛、呕吐加剧 1 天,抽风 1 次入院治疗。患儿半年前曾患原发型肺结核,服异烟肼 3 个月,症状好转后,家长自行停药。查体:嗜睡,颈强直,心肺(—),脑膜刺激征(+)。

43. 该患儿的临床诊断是( )

A. 原发型肺结核  B. 结核隐性感染

C. 支气管淋巴结核  D. 结核性脑膜炎

E. 粟粒型肺结核

44. 该患儿的治疗是( )

A. 观察病情 3 个月

B. 给予预防性抗结核治疗 6～12 个月

C. 给予结核短程疗法

D. 给予结核标准疗法

E. 给予结核两段疗法

45. 该患儿最主要的护理问题是( )

A. 并发症:颅内压增高

B. 有窒息的危险

C. 有受伤的危险

D. 有皮肤完整性受损的危险

E. 营养失调

(李跃成)

# 第17章
# 寄生虫病患儿的护理

寄生虫病(parasitic disease)是儿童常见病、多发病。寄生虫病在全球广泛流行,据我国20世纪90年代初调查数据显示:我国寄生虫平均感染率为62.5%,其中0～15岁儿童感染率为55.3%～73.3%。本病对全球人类健康危害严重,对儿童的生长发育影响尤大,应重视对寄生虫病的防治。

## 第1节　蛔虫病

蛔虫病(ascariasis)是我国儿童最常见的寄生虫病之一,是由似蚓蛔线虫,简称蛔虫,寄生于人体小肠所引起疾病。严重者可累及其他系统、器官,并引起一系列并发症。

### 一、病原学及流行病学特征

蛔虫是人体最大的寄生线虫,成虫呈长圆柱形,形似蚯蚓。虫体微黄色或淡红色,体表可见横纹及两侧有明显的白色侧线。蛔虫为雌雄异体,繁殖能力强。雌虫每日产卵可达20万。蛔虫卵分受精卵与未受精卵,未受精卵不能发育,受精卵在潮湿、荫蔽的土壤或蔬菜上,可存活数月至数年。蛔虫卵对外界的抵抗力强,醋、辣、盐等一般的调味品及10%盐酸、硫酸、硝酸等均不能杀灭虫卵或影响幼虫发育。但其不耐高温、日晒,对有机溶剂如乙醚、乙醇等敏感。

受精卵在排出体外后,在适宜的环境中约经2周可发育成幼虫,幼虫经第1次蜕皮可成为第二期幼虫,此为感染期虫卵。人经口吞食此种虫卵,进入小肠。卵中幼虫在小肠孵化,进而侵入肠壁静脉,达门静脉系统至肝脏回流入右心到肺。幼虫也可入侵肠壁淋巴管,经胸导管入右心而到达肺。在肺内,幼虫第2次及第3次蜕皮,成为第四期幼虫。此期幼虫沿气管、支气管上行至咽部,再次被吞入食管,继而入胃到小肠。在小肠,幼虫第4次蜕皮最终发育为成虫。感染期虫卵发育成雌虫开始产卵需60～75天,成虫在人体内寿命通常为1年左右。

蛔虫病患者是本病的传染源。感染途径是粪-口传播,多为食入被感染虫卵污染的食物、水等;或用感染的手取食物;或虫卵随尘土入口被咽下等。人群普遍易感,感染率儿童高于成人,农村高于城市。

### 二、临床表现

蛔虫感染人体后,其幼虫、成虫均可致病。其中成虫危害较大,主要与其掠夺营养、损伤肠黏膜及变态反应等有关。

**1. 幼虫移行症**　当幼虫在肺部移行时,可出现肺部炎性细胞浸润、血嗜酸粒细胞升高,称肺蛔虫症。虫少时可出现轻微咳嗽;虫多时可出现干咳、哮喘和发热。当短期内大量感染性虫卵入肺可出现暴发性蛔虫性哮喘,患儿体温升高、咳嗽、哮喘、呼吸困难,严重者可继发感染,出现肺脓肿、脓胸,如不及时治疗可危及生命。

除肺外,幼虫还可移行至眼、脑、肝、肾等器官,引起相应症状:如视网膜炎、脑膜炎、癫痫、肝功能及尿的异常等。

**2. 成虫相关症状** 临床表现与蛔虫的多少及寄生部位有关。大多数病例无明显症状。可表现为食欲不佳、偏食、异食癖。儿童可有反复发作的脐周疼痛,多无压痛及肌紧张。大量成虫寄生时,虫体掠夺营养物质,还可使人体出现消化、吸收障碍,影响患儿生长发育甚至出现生长发育迟缓。

寄生蛔虫可使机体出现过敏反应,如荨麻疹、血管神经性水肿、皮肤瘙痒、中毒性脑病等。

婴幼儿或重症患者还可引起神经精神症状,如烦躁、易怒、夜惊、磨牙、智力低下等。

---

**案例 17-1**

患儿,男,6岁。近半年来常出现脐周腹痛,医生经检查诊断为蛔虫病,今日患儿突发剧烈腹痛,痛时在地上打滚,伴有呕吐胃内容物。体检:腹胀,腹部可见肠型及蠕动波,肠鸣音亢进,可扪及条索状包块。

讨论分析:

1. 该患儿目前诊断是什么?

2. 对该患儿实施的主要护理措施有哪些?

3. 本病的流行病学特征有哪些?

---

**3. 并发症** 当大量蛔虫寄生于肠道时,虫体可扭结成团堵塞肠管而出现肠梗阻,还可引起肠扭转、肠套叠等。蛔虫有钻孔的习性,当患者出现发热、胃肠道不适或服用驱虫药剂量不得当时,蛔虫可钻入开口于肠道的各个腔道,引起相应并发症。临床上常见有胆道蛔虫症、肝脓肿、蛔虫性阑尾炎、肠穿孔和腹膜炎等;蛔虫甚至可钻出口腔、气管、支气管、鼻孔、尿道等,引起严重临床后果。

(1)蛔虫性肠梗阻:最常见的并发症之一。常见于10岁以下儿童,尤以2岁以下多见。蛔虫多在回肠下段扭结成团,造成不完全性或完全性肠梗阻。患儿多表现为脐周或右下腹痛,呈阵发性绞痛,伴有恶心、呕吐,甚至吐出蛔虫。腹部可扪及蛔虫性包块及痉挛肠管,其包块软、无痛,形状和部位可变化。

(2)胆道蛔虫症:蛔虫钻孔进入胆总管、肝胆管或胆囊引起的并发症。表现为右上腹阵发性剧烈绞痛,痛时尖叫打滚、屈体弯腰、面色苍白、大汗淋漓,疼痛可放射至右肩。常伴有恶心、呕吐,可吐出胆汁或蛔虫。腹部体检可有右上腹轻度深压痛,无反跳痛及肌紧张,即症状重、体征轻。

# 三、辅 助 检 查

**1. 粪便检查** 粪便涂片检查找出蛔虫卵是本病确诊的依据。3张涂片检出率可达95%。

**2. 血常规** 血中嗜酸粒细胞增高。

**3. 其他检查** 当疑有并发症时可行B超(胆道蛔虫症)、X线(肠梗阻)、内镜等检查。

# 四、处 理 原 则

**1. 驱虫治疗** 可选用阿苯达唑(肠虫清)、甲苯达唑(安乐士)、奥苯达唑、噻嘧啶、左旋咪唑、枸橼酸哌嗪等驱虫药。

**2. 对症治疗** 腹痛时予颠茄或阿托品解痉;过敏时予抗过敏治疗。

**3. 并发症的治疗** 根据并发症情况采取相应的内、外科治疗。蛔虫性肠梗阻应禁食、胃肠减压、解痉镇痛、补液,待疼痛缓解后予驱虫治疗;必要时行外科手术治疗。胆道蛔虫症的治疗原则是镇痛解痉、利胆、控制感染、纠正水电解质紊乱及驱虫治疗;出现严重并发症时考虑手术治疗。

## 五、护 理 问 题

**1. 营养失调:低于机体需要量**　与蛔虫夺取肠道营养及影响消化吸收有关。

**2. 急性疼痛**　与蛔虫引起的肠痉挛或其并发症有关。

**3. 潜在并发症**　蛔虫性肠梗阻、胆道蛔虫症、蛔虫性阑尾炎、肠穿孔、腹膜炎等。

**4. 知识缺乏**　缺乏个人卫生及饮食卫生知识。

## 六、护 理 措 施

**1. 饮食护理**　应给予高能量、高蛋白质和维生素丰富、易消化的食物。如牛奶、鸡蛋、鱼、豆腐、瘦肉、新鲜蔬果等,同时注意食物的制作以提高患儿的食欲。

**2. 减轻疼痛**　患儿出现腹痛时应首先鉴别疼痛是否存在急腹症,若无急腹症可予按揉或局部热敷。按医嘱给予解痉镇痛药及驱虫药。注意观察大便是否有虫体排出。

**3. 病情观察**

(1)若患儿突然出现脐周或右下腹阵发性绞痛、恶心、呕吐,腹部可扪及包块、肠鸣音亢进,考虑为蛔虫性肠梗阻。应及时报告医生,给予禁食、胃肠减压、解痉镇痛、补液,病情缓解后予驱虫治疗。

(2)若患儿突然右上腹阵发性剧烈绞痛、尖叫打滚、屈体弯腰、面色苍白、大汗淋漓、恶心、呕吐,吐出胆汁或蛔虫,考虑为胆道蛔虫症。应及时报告医生,给予镇痛解痉、利胆、控制感染、纠正水电解质紊乱及驱虫治疗,必要时做好手术准备。

## 七、健康教育/出院指导

**1. 宣传教育**　向患儿家长介绍本病的病因及流行病学特征。讲解蛔虫病对身体的危害,宣传防治方法:注意个人、环境卫生及饮食卫生;不随地大小便;饭前便后清洁双手;瓜果、生菜、腌菜洗净后再食用;不喝生水;消灭苍蝇,减少感染的机会。患者和带虫者予驱虫治疗是控制传染源的重要措施。

2. 指导患儿家长正确服用足量驱虫药,学会护理患儿及观察病情,患儿腹痛应及时就诊,不可擅自服用止痛药物。

---

**案例 17-1 护理分析**

1. 患儿目前诊断是蛔虫病合并肠梗阻。

2. 主要护理措施:①缓解疼痛、解痉镇痛。②给予禁食、胃肠减压、补液,病情缓解后予驱虫治疗,必要时予手术治疗。

3. 本病的传染源为蛔虫病患者;传播途径为粪-口传播;人群普遍易感。

---

# 第 2 节　蛲　虫　病

蛲虫病(enterobiasis)是蛲虫寄生于人体肠道的一种寄生虫病。本病以夜间肛周皮肤瘙痒为主要特征,多发于小儿。

## 一、病原学及流行病学特征

蛲虫,又称蠕形驻肠线虫,成虫细小,长 2～13mm,呈乳白色。寄生于人体的盲肠、结肠及回肠下段,严重感染时可至小肠上断、胃及食管等部位。蛲虫为雌雄异体,交配后雄虫死亡,雌虫移行至肠腔下段,当宿主熟睡时肛门括约肌松弛,从而爬出肛门,受温度、湿度和空气的刺激而大量产卵。雌虫产卵后大部分死亡,少数可再进入肛门、阴道、尿道等引起异位损害。虫卵黏附在肛周皮肤约经 6 小时发育成为感染期虫卵。患者搔抓肛周皮肤,手指被污染,进入污染食物经口造成自身感染。感染期虫卵有较强的抵抗力,在室内可存活 3 周左右,若虫卵散落在衣裤、被褥、空气等,可经口感染自身或他人。感染期虫卵在肠内孵化,向小肠下段和结肠移行,经 2 次蜕皮后发育成成虫。虫卵亦可在肛周皮肤孵化出幼虫,幼虫从肛门逆行至肠道,进而发育为成虫,此为逆行感染。从感染期虫卵至发育成熟并产卵需 2~4 周。雌虫寿命 1~2 个月。

蛲虫病在全球广泛流行,发病率儿童高于成人,城市高于农村。蛲虫病患者是唯一传染源。传播途径为肛门-手-口传播。此病易在家庭、幼儿园、小学等集体儿童机构流行。

## 二、临 床 表 现

蛲虫病的临床表现以局部症状为主,当异位寄生时可累及其他器官或系统。

**1. 局部症状** 最主要的表现是夜间肛周瘙痒,这是因为夜间肛门括约肌松弛,雌虫移行至肛门周围并在此产卵,刺激皮肤,引起会阴部瘙痒。部分患儿可因瘙痒而至局部皮炎或继发感染。重度感染时可导致胃肠功能紊乱,出现呕吐、腹泻、发热、腹痛等。

**2. 全身症状** 肛周皮肤奇痒可影响患儿睡眠,表现为夜间烦躁、哭闹、遗尿等行为。也可出现注意力不集中、好咬指甲、心情怪癖等心理行为异常。蛲虫感染严重时,虫体的机械性刺激可使患儿出现食欲不振、恶心、呕吐、腹痛、腹泻等症状。

**3. 异位寄生表现**

(1)蛲虫性阑尾炎:蛲虫可钻入阑尾腔,引起阑尾炎,甚至导致穿孔。

(2)泌尿生殖系统炎症:蛲虫可逆行进入女童尿道或外阴,引起尿道炎或外阴炎、阴道炎、盆腔炎甚至腹膜炎。

此外,蛲虫残体或虫卵还可使上述部位形成脓肿或肉芽肿。

## 三、辅 助 检 查

从肛周皮肤检出蛲虫成虫或蛲虫卵是本病的确诊依据。具体可采用清晨患儿大便前用透明胶纸粘卵法或夜间于肛周寻找成虫法。

## 四、处 理 原 则

**1. 驱虫治疗** 可选用阿苯达唑、噻嘧啶、甲苯达唑等驱虫药。

**2. 局部止痒治疗** 予蛲虫软膏(含 30%百部浸膏及 0.2%甲紫)或噻嘧啶塞肛以杀虫止痒。

**3. 并发症治疗** 针对不同并发症予以相应治疗。

## 五、护 理 问 题

**1. 舒适的改变** 与虫体刺激肛周皮肤致瘙痒有关。

**2. 潜在并发症** 阑尾炎、尿道炎、阴道炎、盆腔炎、腹膜炎等。

**3. 知识缺乏** 缺乏对蛲虫病的认识。

## 六、护 理 措 施

**1. 驱虫止痒** 按医嘱给予口服驱虫药。每晚睡前清洁会阴部,于肛周涂擦蛲虫软膏或噻嘧啶塞肛。

**2. 观察病情,防治并发症** 密切观察病情,若患儿出现腹痛、尿频、尿急等症状应鉴别是否存在阑尾炎、盆腔炎、腹膜炎、尿道炎等并发症。应及时报告医生配合治疗。

# 七、健康教育/出院指导

**1. 宣传教育** 告知患儿家长蛲虫病的传播途径及危害,强调家庭及学校等集体机构中的成员同时治疗的必要性。

**2. 避免重复感染** 患儿睡觉穿满裆裤、戴手套,衣物、被褥用开水烫洗、日晒,玩具、座椅、地面等予以清洁、消毒。

**3. 预防措施** 养成良好的卫生习惯,饭前便后洗手,经常剪指甲等。

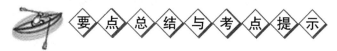

要 点 总 结 与 考 点 提 示

1. 蛔虫病及蛲虫病的病因及流行病学特征。
2. 蛔虫病及蛲虫病的临床特征及护理措施。
3. 胆道蛔虫症的临床特征及护理措施。

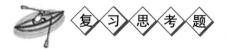

复 习 思 考 题

**【A₁型题】**

1. 蛔虫病的传播途径是( )

　A. 呼吸道传播　　　　B. 粪-口传播

　C. 肛门-手-口传播　　D. 直接接触传播

　E. 消化道传播

2. 以下哪项是蛲虫病最主要的表现( )

　A. 肛周瘙痒　　　　　B. 腹痛

　C. 夜间睡眠不安　　　D. 并发肠梗阻

　E. 食欲改变

**【A₂型题】**

3. 患儿,男,6岁。近半年来夜间睡眠不安,磨牙,常用手挠肛门。平日易怒,上课注意力不集中,食欲较前下降,偶有腹泻,体重不增。考虑患儿可能患蛲虫病,以下哪项检查不符合此病特征( )

　A. 血嗜酸粒细胞升高

　B. 粪常规检查见白细胞

　C. 肛周皮肤找到蛲虫虫卵

　D. 肛周皮肤找到蛲虫

　E. 粪便涂片找不到虫卵

**【A₃型题】**

(4～6题共用题干)

　患儿,女,8岁。1小时前突发上腹部剧烈疼痛,尖叫哭闹,不时在床上翻滚,伴有恶心、冒冷汗,呕吐胃内容物,呈非喷射性。疼痛发作数分钟可稍缓解,但易反复。查体:右上腹有深压痛,无反跳痛及腹肌紧张。

4. 考虑患儿可能的诊断是( )

　A. 急性肠梗阻　　　　B. 急性胰腺炎

　C. 坏死性小肠炎　　　D. 急性胆囊炎

　E. 胆道蛔虫症

5. 为明确诊断,首选以下哪种辅助检查( )

　A. 血常规　　　　　　B. 大便常规

　C. B超　　　　　　　D. 腹部X线片

　E. 尿淀粉酶

6. 针对该患儿的治疗原则,错误的是( )

　A. 紧急手术治疗　　　B. 解痉镇痛

　C. 控制感染　　　　　D. 利胆

　E. 维持水、电解质平衡

(何晓秋)

# 第18章

# 常见急症患儿的护理

## 第1节 惊　厥

**案例 18-1**

患儿,男,2岁。因发热、咳嗽、流涕2天,抽搐1次入院。当时测体温39.5℃,脉搏130次/分,咽部充血,扁桃体不大,两肺呼吸音清,未闻及啰音,余未见异常。

讨论分析:

1. 根据患儿目前状况,其主要的护理问题有哪些?

2. 对该患儿实施的主要护理措施有哪些?

3. 应如何开展健康教育?

惊厥是指全身或局部骨骼肌群突然发生不自主收缩,常伴意识改变,是儿科常见的急症,儿童期发生率为4%～6%,为成人的10～15倍,年龄愈小,发病率愈高。这是由于小儿大脑皮质功能未发育完善,各种较弱刺激也能在大脑引起强烈的兴奋与扩散,导致神经细胞突然大量异常反复放电活动,从而出现惊厥发作。惊厥反复发作可引起脑组织缺氧性损害。

## 一、病　因

惊厥可分为有热惊厥和无热惊厥两种。

### (一)有热惊厥

**1. 全身感染性疾病**　如肺炎、破伤风、败血症、中毒性菌痢等,由急性上呼吸道感染引起的高热惊厥,在婴幼儿期较为常见,一般只要高热解除,惊厥即可缓解,惊厥停止后神志即可恢复正常。

**2. 中枢神经系统感染疾病**　如流行性脑膜炎、乙型脑炎、中毒性脑病、脑性疟疾、脑脓肿等引起的惊厥,常表现为反复多次发作,每次发作时间较长,可呈持续状态,惊厥发生后有高热、嗜睡、谵妄、昏迷。

### (二)无热惊厥

**1. 非感染性中枢神经系统疾病**　如新生儿颅内出血、脑缺氧、脑肿瘤、颅脑外伤、脑发育不全、癫痫及各种脑炎、脑膜炎的后遗症等。大多伴有智力落后、意识障碍、运动功能异常。

**2. 非感染性全身疾病**　如维生素D缺乏性手足搐搦症,婴儿痉挛症,低血糖,尿毒症,糖尿病酸中毒,急性肾炎所致高血压脑病以及颠茄类、有机磷、一氧化碳中毒等都可发生惊厥。

## 二、临　床　表　现

部分患儿惊厥发作前可有先兆,如烦躁不安、精神状态改变等,但多数患儿表现为突然发生全身性或局部肌群的强直性或阵挛性抽搐,双眼上翻、斜视或凝视,常伴有不同程度的意识改变,发作大多在数秒或几分钟内停止,严重者可持续数十分钟或反复发作。如惊厥发作持续 30 分钟以上或两次惊厥发作间歇期意识不能恢复者称惊厥持续状态。根据抽搐表现可将惊厥分为 3 种类型。

**1. 全身性强直阵挛性抽搐**　躯干及四肢对称性抽动,眼球上翻固定,呼吸暂停,面色苍白或发绀,意识丧失。

**2. 强直性抽搐**　全身肌肉强直收缩伴意识丧失,常可使患儿固定于某种姿势,多表现为上下肢伸直,前臂旋前,足跖屈,有时呈角弓反张状。

**3. 限局性抽搐**　表现为面颈或四肢某部分的强直或阵挛性抽动,如一侧眼轮匝肌、口轮匝肌的抽动,呼吸肌的痉挛抽搐可使呼吸运动减慢,呼吸节律不匀或呼吸停止,表现为阵发性苍白或发绀。限局性抽搐多见于小婴儿,如限局性抽搐恒定不变,则有定位意义。

高热惊厥为婴幼儿最常见的惊厥,70％以上由上呼吸道感染引起,具有如下特点:①首次发作年龄为生后 6 个月至 3 岁间,绝大多数 5 岁以后不再发作。②惊厥多发生在热性疾病初期体温骤然升高时。③惊厥发作形式多为全身性强直阵挛性发作,持续时间短暂,在一次发热疾病过程中,大多只发作一次,发作后意识恢复快,无神经系统异常体征。④热退后 1 周做脑电图检查示正常。⑤部分病儿可有反复发作及阳性家族史。

# 三、辅 助 检 查

因根据病情需要,可有选择地进行血、尿、便常规检查,血生化检查(血糖、血钙、血钠等),脑脊液检查,眼底检查,脑电图,颅脑 B 超,头颅 CT 及 MRI 等。

# 四、处 理 原 则

控制惊厥,防治脑水肿,积极治疗原发疾病,预防惊厥复发。

# 五、护 理 问 题

**1. 有窒息的危险**　与惊厥发作、意识障碍、呕吐物误吸等因素有关。

**2. 有受伤的危险**　与惊厥发作有关。

**3. 潜在并发症**　颅内压升高。

**4. 知识缺乏(家长)**　家长缺乏惊厥的急救、护理及预防等知识。

# 六、护 理 措 施

**1. 控制惊厥发作,预防脑水肿发生**

(1)惊厥发作时应就地抢救,不要搬运。评估并记录惊厥发作的特点、次数、发作时间、意识状态、惊厥的伴随症状、生命体征等基本情况。

(2)可用指压及针刺人中止惊(此法适用于药物暂时缺如时)。

(3)遵照医嘱选用适宜的止惊药物,常用的有地西泮(安定)、苯巴比妥、10％水合氯醛等,必要时可选用苯妥英钠或硫喷妥钠。

(4)惊厥较重及持续时间较长者给予吸氧,密切观察血压、呼吸、脉搏、意识、瞳孔等变化,若惊厥持续时间长,频繁发作,患儿出现收缩压升高,脉率减慢,呼吸节律慢而不规则,双侧瞳孔扩大,则提示颅内压升高,应及时报告医生并按医嘱应用脱水药。

(5)评估并记录患儿用药后的反应。

**2. 预防窒息的护理**

(1)立即松解患儿衣扣,以防衣服对颈、胸部的束缚影响呼吸,并使患儿去枕仰卧,头偏向一侧,以防呕吐物误吸发生窒息。

(2)及时清除口腔及呼吸道分泌物,保持呼吸道通畅,将舌轻轻向外牵拉,以防舌后坠阻塞呼吸道。

(3)遵医嘱应用止惊药,控制惊厥发作。

**3. 预防外伤的护理**

(1)设置防护床档,防止惊厥发作时坠地摔伤;有栏杆的儿童床应在栏杆处放置棉垫,防止患儿抽搐时碰在栏杆上;注意移开床上的硬物及尖锐物品,防止抽搐时发生损伤。

(2)已出牙的患儿在上下磨牙之间放置牙垫或纱布包裹的压舌板,防止抽搐时舌咬伤。

(3)在患儿的手中及腋下放置软布,以免抽搐发作时皮肤擦伤。

(4)患儿正在发作抽搐时,切勿强行按压肢体或用力搂抱患儿,以免造成骨折、脱臼及影响呼吸。

(5)为患儿提供安静、舒适的环境,避免不必要的刺激,以减少惊厥发作;对有可能发生惊厥的患儿要有专人守护,以防患儿惊厥发作时受伤。

# 七、健康教育/出院指导

**1. 宣传疾病知识** 评估患儿及家长的知识层次及接受能力,采取适当的方式解释惊厥的病因及基本护理常识,如保持安静,惊厥发作时就地抢救,不要摇晃患儿、紧紧搂抱患儿及用力按压肢体,以免加重惊厥、造成肢体损伤及影响患儿呼吸等。

**2. 预防惊厥发作** 对有再次发作惊厥可能的患儿,应告知家长预防惊厥发作的基本知识,如反复发作高热惊厥的患儿,应及时控制体温过度升高并于体温升高时预防性服用止惊药物(患儿家中应常备退热药及止惊药);癫痫患儿应按时服药,不要随意停药,以免诱发惊厥发作。

**3. 病情观察** 对反复发作且持续时间较长的患儿,应提示家长密切观察患儿有无肢体活动障碍、智力低下等神经系统后遗症,以便及时干预和指导康复训练。

**4. 心理护理** 关心、爱护患儿,给予家长心理支持,帮助其树立战胜疾病的信心。

---

**案例 18－1 护理分析**

1. 主要护理问题:①有窒息的危险;②有受伤的危险;③潜在并发症:颅内压升高;④知识缺乏(家长)。

2. 主要护理措施:①控制惊厥发作,预防脑水肿发生;②预防窒息的发生;③预防外伤的发生。

3. 健康教育:①解释惊厥的病因及基本护理常识;②告知家长预防惊厥发作的基本知识;③提示家长密切观察患儿神经系统后遗症,以便及时干预和指导康复训练;④关心、爱护患儿,给予家长心理支持,帮助其树立战胜疾病的信心。

---

# 第2节　充血性心力衰竭

充血性心力衰竭,又称泵衰竭,通常是指心肌收缩功能明显减退,使心排血量降低,伴有左心室舒张末压增高,临床上引起肺淤血和周围循环灌注不足的表现,以及两者不同程度的合并存在。

# 一、病因及发病机制

小儿时期心力衰竭以1岁以内发病率最高,其中尤以先天性心脏病引起者最多见。心肌炎、心内膜弹力纤维增生症、心糖原累积症等亦为重要病因。其诱发心力衰竭的原因常为肺炎,以婴幼儿支气管肺炎、毛细支气管炎引起的心力衰竭最为常见。儿童时期则以风湿性心脏病和急性肾炎所致的心力衰竭较多见。此外,克山病、重度贫血、甲状腺功能亢进、维生素 B₁ 缺乏、电解质紊乱及缺氧等也可引起心衰。

当心脏发生心肌病损或长期负荷过重,心肌收缩逐步减退。早期通过加快心率、心肌肥厚和心脏扩大等进行代偿,调整排血量,以满足机体的需要,这个阶段为心功能代偿期,临床上不出现症状。后期心功能进一步减退。当上述代偿措施已不能维持足够的心排血量时,则出现静脉回流受阻,体内水分潴留、脏器淤血等心力衰竭的临床表现。

## 二、临 床 表 现

婴幼儿心力衰竭的临床表现有一定特点。常见症状为呼吸快速、表浅,喂养困难,体重增长缓慢,烦躁多汗,哭声低弱,肺部可听到干啰音或哮鸣音,肝增大达肋下 3cm 以上。心脏增大,心率增快达 150～200 次/分,可出现奔马律。水肿首先见于颜面、眼睑等部位,严重时鼻唇三角区呈现发绀。

年长儿心力衰竭的临床表现与成人相似,表现为:①心排血量不足:出现心动过速、心脏扩大、奔马律、脉细弱、肤色苍白、湿冷、全身乏力或烦躁,厌食。②体循环淤血:肝大、颈静脉怒张、肝颈静脉反流试验阳性、水肿、尿量减少。③肺循环淤血:呼吸困难、气促、端坐呼吸、鼻翼扇动、青紫、肺部可闻及湿啰音、咳嗽、声音嘶哑。

心力衰竭临床诊断指征如下:①安静时心率增快,婴儿>180 次/分,幼儿>160 次/分,不能用发热或缺氧解释者。②呼吸困难,发绀突然加重,安静时呼吸达 60 次/分以上。③肝大达肋下 3cm 以上,或在密切观察下短时间内较前增大 1.5cm,而不能以膈肌下移等原因解释者。④心音明显低钝,或出现奔马律。⑤突然烦躁不安,面色苍白或发灰,而不能用原有疾病解释。⑥尿少、下肢水肿,已除外营养不良、肾炎、维生素 B₁ 缺乏等原因所造成者。上述前四项为临床诊断的主要指征。尚可结合其他几项及 1～2 项辅助检查进行综合分析。

## 三、辅 助 检 查

**1. 胸部 X 线检查**　心影普遍增大,搏动减弱,肺纹理增多,肺部淤血。

**2. 心电图检查**　不能表明有无心力衰竭,对病因诊断及指导洋地黄应用有帮助。

**3. 超声心动图检查**　心室和心房腔扩大,心室收缩间期延长和射血分数降低。心脏舒张功能不全时,二维超声心动图有助于诊断。

## 四、处 理 原 则

重点是去除病因,治疗原发疾病,增加心功能,去除潴留的钠和水分,以及降低氧的消耗和纠正代谢紊乱。如为先天性心脏病所引起,则内科治疗往往是术前的准备,而且术后尚需继续治疗一个时期。

**1. 洋地黄制剂**　由于地高辛的吸收和排泄迅速,作用可靠,给药途径方便(静脉、肌内注射、口服),故儿科应用最广。地高辛肌内注射局部疼痛,且吸收速度不稳定,故一般少用。若病情较重或不能口服者,可选用地高辛或毛花苷 C 静注。可采用洋地黄化,即将总量的 1/2、1/4、1/4每间隔 4～6 小时 1 次;在完成洋地黄化量后 12 小时,可开始给予口服地高辛维持量。将每日平均维持量分 2 次,隔 12 小时分服。对于轻度慢性心力衰竭者,也可连续用地高辛维持量 5～7天,进行缓慢洋地黄化。

**2. 利尿剂**　利尿剂为控制水钠潴留、治疗心力衰竭的一项重要措施。在应用一般治疗及洋地黄类药物后心力衰竭仍未控制时,或对严重水肿、急性肺水肿的病例,应在使用洋地黄类药物的同时兼用利尿剂。长期使用利尿剂易致电解质失衡,应密切注意。

**3. 血管扩张剂** 常用药物有肼屈嗪(肼苯达嗪)、卡托普利(巯甲丙脯酸)、硝普钠及酚妥拉明(苄胺唑啉)。近年来应用血管扩张剂治疗顽固性心力衰竭取得一定疗效,但在小儿心力衰竭治疗中应用经验尚不多,须谨慎使用。

# 五、护 理 问 题

**1. 心输出量减少** 与心肌收缩力降低有关。
**2. 气体交换受损** 与肺循环淤血有关。
**3. 体液过多** 与心功能下降、微循环淤血、肾灌注不足、排尿减少有关。
**4. 恐惧** 与疾病的危险程度及环境改变有关。
**5. 潜在并发症** 药物副作用。

# 六、护 理 措 施

**1. 休息** 病室应安静舒适,避免各种精神刺激,防止用力过度,保持大便通畅,必要时用开塞露通便。体位取半坐卧位(小婴儿取 15°～30°斜坡卧位),使膈肌下降,有利于呼吸运动。休息原则以心力衰竭程度而定。Ⅰ度:可起床活动,增加休息时间;Ⅱ度:限制活动,延长卧床休息时间;Ⅲ度:绝对卧床休息,病情好转后逐渐增加活动量,以不出现症状为限。

**2. 供氧** 有呼吸困难、发绀、低氧血症者给予供氧。为急性肺水肿患儿吸氧时,湿化瓶应用20%～30%乙醇溶液,间歇吸入,每次 10～20 分钟,间隔 15～30 分钟,重复 1～2 次。

**3. 控制水盐摄入** 轻者可给少盐饮食,每日饮食中钠盐不超过 0.5～1g;重者无盐饮食,指在食物烹调时不加食盐或其他含盐食物。尽量减少静脉输液或输血,必须输时每日总量宜控制在 75ml/kg 以下,输入速度宜慢,以每小时<5ml/kg 的速度为宜。

**4. 心理护理** 根据患儿的心理特点采用相应的对策,主动与患儿沟通,给予安慰鼓励,取得合作,避免患儿抗拒哭闹,加重心脏负担,同时鼓励家长陪伴,减少离开亲人的创伤,使患儿情绪稳定。

**5. 密切观察生命体征变化** 定时测量心率、心律,注意心音、血压、呼吸等,必要时进行心电监护,如有变化及时与医师联系。

**6. 用药护理**

(1)洋地黄制剂:①使用药物前应了解患儿的基本临床资料,如症状、体征、脉搏、心率和心律,血电解质、肝肾功能、心电图表现及近 2～3 周洋地黄使用情况。一般脉率为新生儿<120次/分,婴儿<100 次/分,幼儿<80 次/分,学龄儿童<60 次/分或出现心电图 P-R 间期较用药前延长,心律失常时应及时报告医师决定是否停药。②应严格按时、按剂量给药,婴幼儿用量甚小,注射时每次用量少于 0.5ml 时要用生理盐水稀释后用 1ml 注射器吸药,口服药则要与其他药物分开服用。③钙剂与洋地黄制剂有协同作用,应避免同时使用。④用药期间应密切观察洋地黄的毒性反应。小儿洋地黄中毒最常见的表现为心律失常,如房室传导阻滞、期前收缩、心动过速、心动过缓;其次为胃肠道反应,有食欲不振、恶心、呕吐;神经系统症状如嗜睡、头晕、色视等则较少见。未成熟儿及出生 2 周内的新生儿,肝肾功能障碍,电解质紊乱、低钾、低镁、高钙,严重弥漫性心肌损害及大量使用利尿剂后均易发生洋地黄中毒。一旦发现中毒应立即停用。⑤用药后应密切观察患儿症状、体征的改善情况,洋地黄制剂达到疗效的主要指标是:心率减慢、肝脏缩小、气促改善,安静、胃纳差好转、尿量增加。长期使用洋地黄制剂者,要监测血清地高辛浓度。

(2)血管扩张剂:①按时准确给药,并密切观察病情变化,以指导用药。②注意药物的副作用,主要是血压下降,其次是心悸、头痛、恶心。在用药前应测量血压、心率,用药过程中应监测复查,酌情调节滴速,发现不良反应,应及时通知医师做好处理。③应用硝普钠治疗时要严格掌握剂量,使用监护仪专人监测血压改变。同时输液瓶、管要用黑布包裹避光。

(3)利尿剂:①掌握用药时间,根据利尿剂的利尿作用时间安排给药,并尽量在早晨及上午给药,避免夜间排尿过多而影响休息。②详细观察水肿的体征变化,定时称体重及记录尿量。③密切观察电解质失衡症状,使用碱性利尿剂易引起低血钾,要警惕在与洋地黄制剂并用时易出现洋地黄中毒反应。长期应用利尿剂时应注意有无精神委靡、乏力、腹胀、心音低钝、心律失常等低血钾的临床表现,必要时可查心电图和血钾,以便确诊,用药期间应补充含钾丰富的食物,如香蕉、桔类、绿叶蔬菜等。

**7. 防止继发感染**　由于体循环及肺循环瘀血,患儿机体抵抗力低下,应视病情而定,建立合理的生活制度,协助做好生活护理和身体的清洁卫生,长期卧床及有水肿者,定时翻身按摩受压部位,预防压疮。感染与非感染患儿分室居住,避免呼吸道感染。注意饮食卫生,防止肠道感染。

## 七、健康教育/出院指导

教会家长掌握出院后的用药和护理。

# 第 3 节　　急性呼吸衰竭

**案例 18-2**

　　患儿,男,出生后 3 小时。呻吟 3 小时。患儿系 2 胎 2 产,孕 33 周自然分娩,呻吟进行性加重伴哭声低弱,口周青紫,口吐白沫,四肢青紫。体格检查:T35.5℃,P160 次/分,R70 次/分,体重 1.2kg,身长 49cm,一般情况差,营养差,嗜睡,反应差,哭声低弱,有呻吟,四肢青紫,皮肤弹性差,前囟 2.0cm× 2.0cm,三四征(十),双肺呼吸音低,未闻及干、湿啰音,余未见异常。血气分析显示呼吸性酸中毒+代谢性酸中毒。胸片显示双肺透光度减低,可见支气管充气征。

　　**讨论分析:**

　　1. 该患儿最可能的诊断是什么?

　　2. 根据患儿目前状况,其主要的护理问题有哪些?

　　3. 对该患儿实施的主要护理措施有哪些?

急性呼吸衰竭简称为呼衰,为小儿时期常见急症之一,系指累及呼吸中枢或呼吸器官的各种疾病,导致肺氧合障碍和(或)肺通气不足,影响气体交换,引起低氧血症和(或)高碳酸血症,并由此产生一系列生理功能和代谢紊乱的临床综合征。

## 一、病　　因

小儿急性呼吸衰竭的病因很多,新生儿以窒息、呼吸窘迫综合征、上呼吸道梗阻、颅内出血和感染比较常见。婴幼儿以支气管肺炎、急性喉炎、异物吸入和脑炎为主。儿童则以支气管肺炎、哮喘持续状态、多发性神经根炎和脑炎常见。

## 二、病 理 生 理

急性呼吸衰竭主要分为中枢性和周围性两种。中枢性呼衰是因呼吸中枢的病变,呼吸运动发生障碍,通气量明显减少。周围性呼衰常发生于呼吸器官的严重病变或呼吸肌麻痹,可同时发生通气与换气功能障碍。在临床上,这两种呼衰有密切关系。两者的最终结果是发生缺氧、二氧化碳潴留和呼吸性酸中毒,脑细胞渗透性发生改变,出现脑水肿。呼吸中枢受损,使通气量减少,其结果又加重呼吸性酸中毒和缺氧,形成恶性循环。严重的呼吸性酸中毒则影响心肌收缩力,心搏出量减少,血压下降,肾血流量减少,肾小球滤过率降低,导致肾功能不全,产生代谢性酸中毒,酸中毒程度加重,血红蛋白与氧结合能力减低,血氧饱和度进一步下降,形成又一个恶性循环。

# 三、临 床 表 现

除原发病的症状外,主要为呼吸系统症状以及低氧血症和高碳酸血症的症状。

## (一)呼吸系统症状

**1. 呼吸困难** 气道阻塞性疾病常见呼吸频率加快及鼻翼扇动,辅助呼吸肌活动加强。呼吸中枢受累常表现为呼吸节律紊乱,呈潮式呼吸、叹息样呼吸、抽泣样及下颌呼吸等。

**2. 呼吸抑制** 可由神经系统疾患及镇静、安眠药中毒所致。有呼吸中枢抑制神经损害和呼吸肌麻痹等表现。

## (二)低氧血症

**1. 发绀** 以唇、口周、甲床等处为明显。$PaO_2 < 40mmHg(5.3kPa)$,$SaO_2 < 0.75$ 时出现发绀。但在严重贫血、血红蛋白低于 $50g/L$ 时可不出现发绀。

**2. 心血管功能紊乱** 急性缺氧早期,血压上升,心率增快,心排血量增加。以后则因心率减慢,心律不齐,心排血量减少,致血压下降而出现休克。

**3. 神经精神症状** 早期有烦躁、易激动、视力模糊,继之神志淡漠、嗜睡、意识障碍,严重者可有颅内压增高、脑疝的表现。

**4. 消化系统症状** 消化道出血,常与脑病、休克并存。肝严重缺氧时,可发生小叶中心坏死,转氨酶升高、肝功能改变等。

**5. 肾功能障碍** 少尿或无尿,尿中出现蛋白、红细胞、白细胞及管型,严重者可出现肾衰竭。

## (三)高碳酸血症

$PaCO_2$ 增高时,患儿出现出汗、摇头、烦躁不安、意识障碍等,由于体表毛细血管扩张,可有皮肤潮红;$PaCO_2$ 继续增高则出现惊厥、昏迷、视盘水肿,$H^+$ 浓度不断增加,pH 下降,形成呼吸性酸中毒。pH 降至 7.20 以下时,将严重影响循环功能及细胞代谢。

# 四、辅 助 检 查

**1. 血气分析** 呼吸衰竭早期或轻症,$PaO_2 < 50mmHg(6.65kPa)$,$PaCO_2$ 正常(Ⅰ型呼衰,即低氧血症型呼衰);晚期及重症,$PaO_2 < 50mmHg$,$PaCO_2 > 50mmHg$(Ⅱ型呼衰,即低氧血症并高碳酸血症型呼衰)。在海平面、休息状态、呼吸室内空气的情况下,$PaO_2 < 60mmHg(8kPa)$,$PaCO_2 > 45mmHg(6kPa)$,$SaO_2 < 0.91$,为呼吸功能不全;$PaO_2 \leqslant 50mmHg(6.65kPa)$,$PaCO_2 \geqslant 50mmHg(6.65kPa)$,$SaO_2 \leqslant 0.85$,可确诊为呼吸衰竭。

**2. 根据可能的病因做相应的检查,如胸部 X 线片,颅脑 CT 等。**

# 五、处 理 原 则

基本原则是治疗原发病及防治感染;改善呼吸功能;纠正酸碱失衡及电解质紊乱,维持心、肺、脑、肾功能,及时进行辅助呼吸。

**1. 病因治疗及防治感染** 根据病史、体检及实验室检查结果,尽快查明呼衰的病因及诱因,及时处理。选用敏感抗生素防治感染。

**2. 改善呼吸功能**　保持气道通畅,解除支气管痉挛,给氧。

**3. 纠正酸碱失衡和电解质紊乱**　静脉输液供给应有的热量、水和电解质,以防止脱水及电解质失衡。呼吸性酸中毒以改善通气为主,合并代谢性酸中毒时给予碳酸氢钠。

**4. 维持心、脑、肺、肾功能**

(1)呼吸兴奋剂:中枢性呼衰可用山梗菜碱、尼可刹米等交替肌内注射或静脉给药。

(2)强心剂及血管活性药物:伴发严重心力衰竭时,及时应用毒毛花苷 K 等快速强心剂,量宜小并缓慢给予。血管活性药物主要选择酚妥拉明或东莨菪碱。呼衰纠正后,不宜骤然停药,应逐渐减量和延长每次给药间期,以防反跳。

(3)脱水剂:治疗脑水肿是打断通气功能衰竭—呼吸性酸中毒—脑水肿恶性循环的重要环节,常用 20%甘露醇。

(4)利尿剂:防治肺水肿是治疗呼衰的措施之一。可用呋塞米或乙酰唑胺。

(5)肾上腺皮质激素:可增加患儿应激机能,减少炎症渗出,缓解支气管痉挛,改善通气,降低脑血管通透性,减轻脑水肿及抗过敏作用等;一般采用地塞米松。

**5. 人工辅助呼吸**　气管插管或气管切开,采用呼吸机进行人工辅助呼吸。

# 六、护 理 问 题

**1. 气体交换受损**　与肺通气及换气功能障碍有关。

**2. 不能维持自主呼吸**　与呼吸肌麻痹及呼吸中枢功能障碍有关。

**3. 恐惧**　与病情危重有关。

# 七、护 理 措 施

**1. 维持呼吸道通畅,改善呼吸功能**

(1)密切观察病情:监测呼吸及循环系统,包括呼吸频率、节律、类型、心率、心律、血压及血气分析。注意观察患儿全身情况、皮肤颜色、末梢循环、肢体温度变化。准确记录出入量。

(2)协助排痰:鼓励清醒患儿用力咳痰,对咳嗽无力的患儿定时翻身拍背,边拍背边鼓励患儿咳嗽,使痰易于排出。

(3)吸痰及雾化吸入:无力咳嗽、昏迷、气管插管或气管切开的患儿,定时给予吸痰,一般每 2 小时吸痰 1 次。吸痰前充分给氧,取仰卧位,吸出口、鼻、咽部、气管内黏痰。吸痰时动作轻柔,负压不宜过大,吸痰时间不宜过长。雾化吸入,以超声雾化器进行雾化的雾粒小(通常 1～5μm),易达呼吸道深部,效果较好,每次 15 分钟,每日 3～4 次。雾化器内可同时加入解痉、化痰、消炎等药物,以利于通气和排痰。

(4)合理用氧:以温化吸入氧气为佳,若湿化不足,气体可引起纤毛上皮变性,影响纤毛运动功能,故应将氧气装置的湿化瓶盛 60℃左右的温水,使吸入氧温湿化。一般采用鼻导管、口罩、头罩或面罩等给氧。通常氧流量为 1～2L/min,浓度 25%～30%。严重缺氧、紧急抢救时,可用 60%纯氧,但持续时间以不超过 4～6 小时为宜。长期使用高浓度氧,可使早产婴儿晶状体后纤维组织增生,导致失明,还可使肺泡表面活性物质减少,产生肺不张,肺间质纤维化,甚至支气管肺发育不良等。氧疗期间应定期作血气分析进行监护,一般要求 $PaO_2$ 保持在 65～85mmHg (8.65～11.3kPa)为宜。

(5)保证营养和液体供给:昏迷患儿应给予鼻饲或静脉高营养。

**2. 应用人工辅助呼吸,维持有效通气**

(1)机械通气方式:根据急性呼吸衰竭的病理生理及临床表现不同,可采用不同方法。

1)间歇正压呼吸(IPPV):为最常用的方法。

2)呼吸末正压呼吸(PEEP):它适用于呼吸窘迫综合征、肺不张、肺炎等。

3)持续正压呼吸(CPAP):仅用于患儿有自主呼吸时,无需插管,适用于新生儿肺透明膜病、低氧血症。

4)间歇指令通气(IMV):用于撤离呼吸机前锻炼自主呼吸能力。

(2)使用注意事项

1)为便于进行机械通气,应先做气管插管。

2)专人监护,根据患儿血气分析结果调整各项参数,同时做好记录;注意观察患儿的胸廓起伏、神态、面色、周围循环等,防止通气不足或通气过度,随时观察有无堵管或脱管发生。

3)防止继发感染,每天消毒呼吸机管道,室内用紫外线灯照射,每日1~2次,每次30分钟。每天更换湿化器滤过纸和消毒加温湿化器,雾化液要新鲜配制,以防污染。

4)保持呼吸道通畅,定时为患儿翻身、拍背、吸痰,特别要注意更换体位,以改善肺部循环和促进痰液引流。

5)做好撤离呼吸机前的准备,要做好解释工作,帮助患儿进行自主呼吸锻炼,若脱离呼吸机2~3小时患儿无异常,则可考虑撤离呼吸机。在撤离前要备好吸氧装置、吸痰设备、解痉药品及再插管物品,停用呼吸机后密切观察患儿呼吸、循环等生命体征以防发生意外。

**3. 心理护理支持**　关心体贴患儿,耐心向患儿及家长解释有关问题,树立患儿信心,减轻患儿及家长的恐惧心理。

# 八、健康教育/出院指导

**1. 疾病知识的介绍**　向患儿及家长讲解疾病的发病机制、发展和转归。语言力求通俗易懂。

**2. 保健教育**　教会患儿缩唇呼吸、腹式呼吸、体位引流、有效咳嗽、咳痰的技术,提高患儿的自我保健及护理能力,促进康复,延缓肺功能恶化。教会患儿及家属合理使用氧疗,不要自行调大或减小氧流量。

**3. 用药指导**　指导患儿遵医嘱用药,熟悉药物的剂量、用法和注意事项。

**4. 生活指导**　指导患儿制订合理的活动及休息计划,教会患儿减少氧耗量的活动与休息方法。注意增强体质,避免引起呼吸衰竭的各种诱因,教会患儿预防呼吸道感染的方法,如冷水冲凉等耐寒训练。加强营养,增强体质,避免吸入刺激性气体。避免对机体的不良刺激,如劳累、情绪激动等。尽量减少与呼吸道感染者的接触,少去或不去人群拥挤的地方,避免交叉感染的发生。

**5. 自我病情监测**　学会识别病情变化,如咳嗽加剧、痰液增多、色变黄、呼吸困难加重或神志改变,应及早就医。

---

**案例 18-2 护理分析**

1. 患儿所患疾病:急性呼吸衰竭。

2. 主要护理问题:①气体交换受损;②不能维持自主呼吸;③恐惧。

3. 主要护理措施:①维持气道通畅;改善呼吸功能;②应用人工辅助呼吸,维持有效通气;③心理支持。

---

# 第 4 节　急性颅内压增高

急性颅内压增高,简称颅内高压,是多种疾病引起脑实质及其液体量增加所致的一种较为常见的综合征。重者可迅速发展成脑疝而危及生命。

# 一、病因和发病机制

**1. 病因**　最常见的原因为感染、脑缺氧、颅内出血、脑肿瘤等。

**2. 发病机制**　在正常情况下,密闭的颅腔内脑实质、脑脊液及脑血流量保持相对恒定,使颅内压维持在正常范围内。如脑组织、脑脊液或颅内血管床中任何一种内容物体积增大时,其余内容物的容积则相应地缩小或减少以缓冲颅内压的增高。当代偿功能超过其所能代偿的限度时即发生颅内压增高,严重时迫使部分脑组织嵌入孔隙,形成脑疝,导致中枢性呼吸衰竭,甚至呼吸骤停,危及生命。

# 二、临 床 表 现

**1. 头痛**　早起时重。当咳嗽、大便用力或改变头位时可使头痛加重。婴幼儿表现为烦躁不安、尖叫或拍打头部,新生儿表现为睁眼不睡和尖叫。

**2. 呕吐**　常为喷射性呕吐,多不伴恶心。

**3. 意识障碍**　表情淡漠,嗜睡或躁动,进一步发生惊厥和昏迷。

**4. 头部体征**　婴儿可见前囟紧张隆起,失去正常波动,前囟迟闭,可有颅骨骨缝裂开。

**5. 眼部特征**　可出现复视、落日眼、视觉模糊甚至失明等。眼底多有双侧视盘水肿,但婴儿前囟未闭者不一定发生。

**6. 生命体征改变**　收缩压开始升高,继而脉率减少,呼吸节律慢而不规则。生命体征改变乃因脑干受压所致,若不能及时治疗,颅内压将继续上升发生脑疝。

**7. 脑疝**　出现瞳孔大小不等,对光反射消失,昏迷加重,呼吸节律不整甚至骤停。

# 三、处 理 原 则

及早消除病因。积极降低颅内压,对部分疾病所致的颅内高压者,需穿刺放液或手术处理。

**1. 急诊处理**　意识障碍严重,疑有脑疝危险时需做气管插管保持呼吸道通畅,$PaCO_2$维持在$25\sim35mmHg(3.3\sim4.7kPa)$、$PaO_2$在$90mmHg(12kPa)$左右。快速静脉注入 20%甘露醇,每次 1g/kg,有脑疝表现时可 2 小时给药 1 次。有脑干受压体征和症状者,应行颅骨钻孔减压术。也可做脑室内或脑膜下穿刺以降低和监测颅内压。

**2. 降低颅内压**　使用高渗脱水剂,首选 20%甘露醇,每次 $0.5\sim1g/kg$,$6\sim8$ 小时重复 1 次。为避免大剂量甘露醇引起脱水或静脉压下降,可同时使用白蛋白、血浆等保持胶体渗透压。

**3. 病因治疗**　去除病因,防止病变发展,如抗感染、纠正休克与缺氧、改善通气、消除颅内占位病变等。

**4. 对症治疗**　如抗惊厥,控制体温。保持水、电解质、酸碱平衡等。

# 四、护 理 问 题

**1. 疼痛**　与颅内压增高有关。

**2. 急性意识障碍**　与颅内压增高有关。

**3. 有窒息的危险**　与意识障碍及呕吐有关。

**4. 有皮肤、黏膜完整性受损的危险**　与局部血液循环障碍有关。

**5. 潜在并发症**　脑疝。

# 五、护 理 措 施

**1. 避免颅内压增高加重**　保持患儿绝对安静,避免躁动、剧烈咳嗽,检查和治疗尽可能集中进行,护理患儿时要动作轻柔,不要猛力扭动患儿头部和翻身,抬高床头 30°左右,使头部处于正中位以利于颅内血液回流,疑有脑疝时以平卧为宜,但要保证呼吸道通畅。

**2. 气道护理** 根据病情选择不同方式供氧,保持呼吸道通畅,及时清除气道分泌物,以保证血氧分压维持在正常范围。备好呼吸器,必要时人工辅助通气。

**3. 用药护理** 按医嘱要求调整输液速度,按时应用脱水剂、利尿剂等减轻脑水肿。静脉使用镇静剂时速度宜慢,以免发生呼吸抑制。

应用脱水剂的注意事项:①20%甘露醇应在 15~30 分钟内静脉注射或快速滴入才能达到高渗利尿的目的,注射过快,可产生一过性头痛加重、视力模糊、眩晕及注射部位疼痛;注射过慢将影响脱水效果。②避免药物外漏,以防组织坏死,一旦发生药物漏出血管,需尽快用京万红软膏外敷,或用 25%~50%硫酸镁局部湿敷和抬高患肢。③甘露醇在室温较低时易产生结晶,冬季使用时需略加温溶解后静脉注射,静脉滴入时最好应用带过滤网的输血器,以防甘露醇结晶进入血管内。

**4. 皮肤、黏膜的护理** 预防感染。防止中耳炎、口腔炎、吸入性肺炎及压疮等。

**5. 病情观察** 严密观察病情变化,定时检测生命体征、瞳孔、肌张力、意识状态等,若发生脑疝,立即通知医生,并配合抢救。

# 六、健康教育/出院指导

向家长介绍患儿的病情及预后,安慰鼓励他们树立信心。解释保持安静的重要性及头肩抬高的意义,取得家长的合作,并做好相应的保健指导。

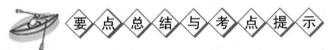

1. 惊厥分类及常见的病因、典型临床表现、治疗要点及护理。
2. 充血性心力衰竭的临床表现、治疗要点及护理。
3. 急性呼吸衰竭的病因、概念、典型临床表现、治疗要点及护理。
4. 急性颅内压增高常见的病因、典型临床表现、治疗要点及护理。

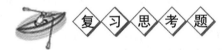

**【A₁型题】**

1. 关于小儿惊厥下列哪项描述正确( )
   A. 全身或局部肌群张力过高所致
   B. 脑神经细胞异常放电所致
   C. 神经系统损伤的表现
   D. 肌肉收缩力增强的表现
   E. 神经、肌肉发育不成熟的表现

2. 惊厥患儿家长的心理状况最多见的是( )
   A. 恐惧
   B. 焦虑
   C. 抱怨
   D. 沮丧
   E. 自责

3. 下列处理惊厥发作患儿的操作哪项不妥( )
   A. 立即送往医院
   B. 松解衣领,平卧头侧位
   C. 将舌轻轻向外牵拉
   D. 手心或腋下放置纱布
   E. 用纱布包裹压舌板置于患儿上下磨牙间

4. 心力衰竭患儿应用强心苷时下列哪项护理措施不妥( )

   A. 配药时必须用 1ml 注射器准确抽吸药物
   B. 每次注射前测患儿心率(脉搏)1 分钟
   C. 不与其他药物混合注射
   D. 多补充含钾食物
   E. 多进食含钙高的食物

5. 发生呼吸衰竭时最早出现的症状是( )
   A. 呼吸困难
   B. 面色发灰
   C. 心率增快
   D. 意识障碍
   E. 心律失常

6. 护理急性呼吸衰竭患儿,下列哪项操作是错误的( )
   A. 立即将患儿送入监护室
   B. 患儿取半卧位或坐位休息
   C. 用面罩给患儿吸氧
   D. 勤给患儿吸痰,保持呼吸道通畅
   E. 痰黏稠时可给予超声雾化吸入

7. 呼吸衰竭患儿气管插管后护理要特别强调
   A. 持续给氧
   B. 观察患儿呼吸频率

C. 及时吸痰,一般 6 次/日

D. 严格无菌操作

E. 插管时间不宜过长

8. 患儿出现颅内压增高的表现,遵医嘱静脉给予 20% 甘露醇,下列操作错误的是(　　)

　A. 用药前要检查药液是否有结晶

　B. 不能与其他药液混合静脉滴注

　C. 若药液有结晶可加碱性液使其消失再用

　D. 静脉注射时不能漏到血管外

　E. 应在 30 分钟内快速静脉滴注

【A₂型题】

9. 患儿,男,3 个月。因肺炎入院,现病情加重,阵发性喘憋,呼吸急促,口周发绀,心率 186 次/分,心音低钝。护理措施中错误是(　　)

　A. 将患儿安排在单人房间

　B. 患儿床头抬高 15°～30°

　C. 输液速度宜慢

　D. 给予吸氧

　E. 用洋地黄类药物,同时给予钙剂

10. 患儿,男,9 个月。突然发生全身抽搐、眼球上翻、意识不清。体检:体温 36.2℃,呼吸 32 次/分,心率 110 次/分,营养中等,有"鸡胸"。该患儿惊厥的原因最大可能是(　　)

　A. 原发性癫痫　　　B. 颅内出血

　C. 血清钙降低　　　D. 药物中毒

　E. 低血糖

【A₃型题】

(11～13 题共用题干)

患儿,男,10 岁。因头痛、呕吐、发热、颈强直入院,现发生全身抽搐、意识丧失,初步诊断为"化脓性脑膜炎"。

11. 该患儿首优的护理诊断/问题是(　　)

　A. 体温升高　　　B. 疼痛

　C. 有体液不足的危险

　D. 急性意识障碍

　E. 潜在并发症:惊厥

12. 对该患儿的处理下列哪项不妥(　　)

　A. 立即进行物理降温

　B. 按医嘱静脉给抗生素

　C. 保持安静少翻身

　D. 按医嘱应用止惊药物

　E. 立即针刺人中穴止惊

13. 为协助医生确定该患儿是否为"流脑",下列做法哪项正确(　　)

　A. 立即取血做细菌培养

　B. 立即做脑 CT 检查

　C. 立即取呕吐物送检

　D. 立即取大、小便送检

　E. 抽搐停止后做腰椎穿刺取液送检

(14～16 题共用题干)

患儿,女,5 个月。清晨突然发生全身抽搐、眼球上翻、意识不清。体检:体温 36.5℃,呼吸 35 次/分,心率 120 次/分,发育正常,营养中等,有"枕秃"。

14. 下列对该患儿的护理操作哪项错误(　　)

　A. 按医嘱用止惊药物

　B. 针刺人中穴

　C. 立即伴送抢救室

　D. 保持安静,避免刺激

　E. 避免用力约束患儿肢体

15. 若该患儿持续抽搐可能引起(　　)

　A. 心力衰竭　　　B. DIC

　C. 肾衰竭　　　　D. 神经肌肉兴奋性增高

　E. 呼吸衰竭

16. 为明确此患儿的病因还应收集的资料是(　　)

　A. 血培养结果

　B. 血电解质检查结果

　C. 颅脑 CT 结果

　D. 颅脑透照实验结果

　E. 脑脊液检查结果

(17～19 题共用题干)

患儿,女,9 个月。主因咳嗽,咳痰 2 天,喘息伴发绀 1 小时入院。查体:T 37.9℃,P188 次/分,R 68 次/分,呼吸困难,口周发绀,鼻翼扇动,三凹征明显,心音低钝,双肺大量细湿啰音,X 线片示双肺大小不等的片状阴影。诊断为肺炎合并心力衰竭。

17. 首先需采取的护理措施是(　　)

　A. 保持安静,避免烦躁、哭闹

　B. 清理患儿呼吸道

　C. 患儿取右侧卧位

　D. 给予物理降温

　E. 限制钠,水入量

18. 输液速度应是每千克体重每小时(　　)

　A. <2ml　　　　　B. <5ml

　C. <8ml　　　　　D. <11ml

　E. <14ml

19. 按医嘱给予洋地黄药物时为预防中毒必须做到(　　)

　A. 与其他药物混合注射

　B. 注射前先测患儿心率 1 分钟

　C. 心率<60 次/分须报告医生

　D. 注射速度要快

　E. 及时补充含钙食品

(李彦丽)

# 参 考 文 献

陈翔,陈顺烈,黄汉津.2003.儿科药物手册.北京:科学出版社

陈永红.2006.儿科教学案例选编.北京:北京大学医学出版社

崔焱.2006.儿科护理学.第4版.北京:人民卫生出版社

崔焱,2012.儿科护理学.第5版.北京:人民卫生出版社

范玲.2006.儿科护理学.第2版.北京:人民卫生出版社

贺鸿远.2010.儿科护理.北京:科学出版社

胡嫦.2005.儿科护理学.北京:中国医药科技出版社

胡亚美,江载芳.2002.儿科学.北京:人民卫生出版社

胡亚美,江载芳.2005.诸福棠实用儿科学.第7版.北京:人民卫生出版社

黄力毅,张玉兰.2011.儿科护理学.北京:人民卫生出版社

刘苓,汪昌玉.2002.儿科住院患儿家属的心理健康状况及护理对策.中华护理杂志,37(2),91—94

罗先武,雷良蓉.2011.2011护士执业资格考试轻松过.北京:人民卫生出版社

沈晓明,王卫平.2007.儿科学.第7版.北京:人民卫生出版社

史学,陈建军.2008.实用儿科护理及技术.北京:科学出版社

王丽霞,臧伟红.2007.儿童护理.北京:科学出版社

王雁,谢玲莉.2012.儿科护理学.北京:中国医药科技出版社

王野坪.2007.儿科护理学.南昌:江西科学技术出版社

向凤玲.2011.儿科住院患儿家属心理需求调查及护理对策.中国实用护理杂志,27(26),60—61

熊杰平.2008.儿科护理.南昌:江西科学技术出版社

薛辛东.2005.儿科学.北京:人民卫生出版社

杨锡强,易著文.2004.儿科学.第6版.北京:人民卫生出版社

叶春香.2010.儿科护理.北京:人民卫生出版社

叶广俊,渠川琰,戴耀华.2004.儿童少年卫生与妇幼保健学.北京:化学工业出版社

张静芬.2007.儿科护理学.上海:上海科学技术出版社

张静芬,周琦.2010.儿科护理学.北京:科学出版社

张梅珍.2010.儿科护理学笔记.北京:科学出版社

张萍,吕淑华.2006.家长心理护理对住院患儿康复的影响.护士进修杂志,21(10),953—955

周莉莉.2003.儿科护理学.北京:高等教育出版社

朱念琼.2006.儿科护理学.北京:人民卫生出版社

朱延力.1999.儿科护理学.第2版.北京:人民卫生出版社

# 复习思考题参考答案

**第1章**

1. E  2. E  3. D  4. B  5. C  6. B  7. B
8. B  9. C  10. B  11. D

**第2章**

1. C  2. C  3. C  4. C  5. B  6. D  7. D
8. B  9. E  10. E  11. C  12. C  13. E
14. C  15. D  16. C  17. C  18. B  19. D

**第3章**

1. A  2. E  3. D  4. E  5. B  6. D
7. C  8. D  9. B  10. E  11. C  12. A
13. A  14. C  15. D  16. D  17. A  18. D
19. D  20. E  21. C  22. A  23. E  24. E
25. E

**第4章**

1. C  2. A  3. D  4. E  5. B  6. E
7. C  8. B  9. B  10. D  11. C  12. B  13. B
14. C  15. D  16. A  17. E  18. D

**第5章**

1. E  2. C  3. B  4. C  5. C  6. D  7. B
8. C  9. D  10. E  11. C  12. B  13. A
14. A  15. A  16. E  17. D  18. D  19. A
20. B  21. B  22. B  23. B  24. D  25. A
26. C  27. C  28. B  29. E
30. E

**第6章**

1. C  2. B  3. C  4. A  5. C  6. A
7. B  8. D  9. B  10. B  11. B  12. A  13. E
14. C  15. C  16. E  17. B  18. A  19. A
20. B  21. D  22. D  23. C  24. E  25. B
26. B  27. C  28. E  29. B  30. E  31. C
32. B  33. C  34. A  35. E  36. C  37. B
38. E  39. B  40. E

**第7章**

1. A  2. B  3. D  4. C  5. A  6. B
7. C  8. D  9. C  10. E  11. A  12. C
13. D  14. D  15. E  16. B  17. C  18. A
19. D  20. C  21. E  22. B  23. A  24. C
25. B  26. E  27. A  28. A
29. A  30. B  31. B  32. C  33. D  34. B
35. C  36. C  37. B  38. A  39. A  40. B
41. C  42. B  43. C  44. B  45. C  46. D

**第8章**

1. C  2. C  3. D  4. E  5. B  6. E  7. E
8. C  9. D  10. D  11. B  12. C  13. E  14. D

15. C  16. B  17. D  18. D  19. D  20. B

**第9章**

1. E  2. B  3. D  4. C  5. A  6. D
7. B  8. D  9. B  10. E

**第10章**

1. A  2. D  3. B  4. A  5. D  6. D
7. D  8. E  9. C  10. D  11. B  12. A
13. C  14. A  15. C

**第11章**

1. D  2. D  3. E  4. D  5. D  6. A
7. A  8. E  9. B  10. A  11. A  12. D
13. C  14. E  15. C  16. B  17. A

**第12章**

1. B  2. E  3. E  4. D  5. B  6. D
7. A  8. C  9. D  10. D  11. C  12. A
13. E  14. A  15. C  16. A  17. C

**第13章**

1. E  2. A  3. E  4. A  5. A  6. E
7. A  8. D  9. C  10. A  11. C

**第14章**

1. E  2. B  3. B  4. A  5. B  6. A
7. A  8. A  9. E  10. D  11. D  12. E
13. D  14. A  15. D  16. B  17. A  18. B
19. D  20. A  21. D  22. E  23. A

**第15章**

1. A  2. A  3. D  4. A  5. E  6. E
7. D  8. B  9. A  10. C  11. C  12. D
13. B  14. B

**第16章**

1. C  2. D  3. D  4. C  5. C  6. E
7. B  8. C  9. E  10. B  11. E  12. A  13. B
14. C  15. C  16. B  17. B  18. A  19. C
20. B  21. B  22. E  23. E  24. A  25. A
26. C  27. D  28. C  29A  30. C  31. C
32. C  33. C  34. D  35. E  36. D  37. B
38. A  39. B  40. C  41. D  42. B  43. D
44. E  45. A

**第17章**

1. B  2. A  3. B  4. E  5. C  6. A

**第18章**

1. B  2. A  3. A  4. E  5. A  6. D
7. D  8. C  9. E  10. C  11. E  12. E  13. E
14. C  15. D  16. B  17. A  18. B  19. B